肝胆胰脾

机器人外科手术学

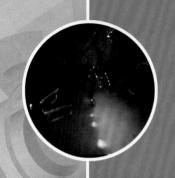

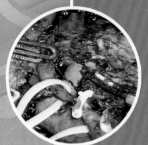

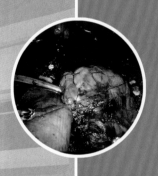

刘 荣 著

人民卫生出版社

图书在版编目（CIP）数据

肝胆胰脾机器人外科手术学/刘荣著.—北京：
人民卫生出版社,2019
　　ISBN 978-7-117-28099-0

　　Ⅰ.①肝…　Ⅱ.①刘…　Ⅲ.①机器人技术-应用-肝
疾病-外科手术②机器人技术-应用-胆道疾病-外科手术
③机器人技术-应用-胰腺疾病-外科手术　Ⅳ.①R656-39

　　中国版本图书馆 CIP 数据核字(2019)第 026205 号

人卫智网	www.ipmph.com	医学教育、学术、考试、健康，购书智慧智能综合服务平台
人卫官网	www.pmph.com	人卫官方资讯发布平台

版权所有,侵权必究!

肝胆胰脾机器人外科手术学

著　　者：刘　荣
出版发行：人民卫生出版社(中继线 010-59780011)
地　　址：北京市朝阳区潘家园南里 19 号
邮　　编：100021
E - mail：pmph @ pmph.com
购书热线：010-59787592　010-59787584　010-65264830
印　　刷：北京顶佳世纪印刷有限公司
经　　销：新华书店
开　　本：889×1194　1/16　印张：15
字　　数：486 千字
版　　次：2019 年 3 月第 1 版　2019 年 3 月第 1 版第 1 次印刷
标准书号：ISBN 978-7-117-28099-0
定　　价：120.00 元

打击盗版举报电话：010-59787491　E-mail：WQ @ pmph.com
（凡属印装质量问题请与本社市场营销中心联系退换）

著者简介

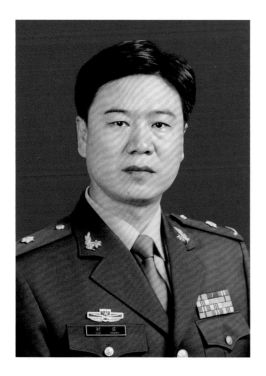

刘荣，男，1964 年出生，主任医师，教授，博士生导师。

现任中国人民解放军总医院全军肝胆外科研究所所长、肝胆外二科行政主任，《中华腔镜外科杂志》总编辑。担任中国研究型医院学会智能医学专业委员会主任委员、中国医学装备协会智能技术装备分会主任委员、中国医药教育协会肝胆胰外科专业委员会主任委员、中国医师协会医学机器人医师分会副会长、亚太肝切除发展委员会副主任委员、全军医学科学委员会肝胆外科专业委员会副主任委员、中华预防医学会循证医学分会副主任委员、中国研究型医院学会微创外科专业委员会副主任委员、国际腹腔镜肝切除委员会创办会员（Founding Member）、中华医学会外科分会委员、中国医师协会外科学分会常委，以及中国医师协会内镜医师分会常委等职务，为《中华外科杂志》《中国实用外科杂志》《中国微创外科杂志》《中华消化外科》《腹腔镜外科》《中华临床医师杂志》《解放军医学院学报》等杂志的编委和特约编委。

在肝胆胰脾外科临床及科研一线工作 30 余年，攻克了一系列微创外科技术瓶颈，创建了完整的肝胆胰脾外科腹腔镜技术体系和机器人技术体系，提出了以"拟切除区域的入、出血流控制"为特征的风险预控理论和以"损伤最小化"为特征的干预优化理论。主导制定原国家卫生和计划生育委员会《腹腔镜肝胆胰外科技术指南》和《机器人肝胆胰外科技术指南》等文件，著有英文专著 1 部，中文专著 2 部，多媒体手术著作 1 部。2014 年以第一完成人获得国家科学技术进步奖二等奖，2013 年以第一完成人获中华医学科技奖一等奖，2011 年及 2012 年分别以第一完成人获北京市科学技术奖二等奖及三等奖。

目前已完成肝胆胰腺肿瘤手术万余例，其中完成腹腔镜手术 3000 余例，机器人肝胆胰手术超过 2500 例，特别是机器人胰腺手术 1600 余例，其中机器人下胰十二指肠切除 650 余例，为国际最大宗机器人胰腺微创手术病例。相继开展了国际或国内首例腹腔镜半肝切除术、腹腔镜肝门部胆管癌切除术、腹腔镜肝右三叶切除术、腹腔镜下胰腺恶性肿瘤切除、"模式化"腹腔镜肝左外叶切除术、腹腔镜下经肝断面顺行胆道镜取石术、腹腔镜下肝段切除、复发性肝癌腹腔镜再切除、经小网膜腹腔镜胰腺切除术、脾结肠韧带入路腹腔镜胰腺切除、经结肠系膜孔的胰腺钩突肿瘤切除术、单孔腹腔镜肝脏切除术、后腹腔镜胰腺切除术、后腹腔镜肝脏切除术、单孔胰腺切除术、结直肠癌肝转移一期腹腔镜联合切除、"模式化"腹腔镜左半肝切除术、"模式化"腹腔镜右半肝切除术、机器人下Ⅲ型肝门部胆管癌根治术、单孔机器人下胰腺切除术、机器人后腹腔镜胰腺切除术、后腹腔镜右侧胰腺肿瘤切除术、机器人荧光显影肝脏切除、艾滋病患者机器人胰十二指肠切除术等 20 余项创新性术式。

长期致力于肝胆胰脾外科手术的微创化研究，多次在国际上进行学术讲座及手术直播演示。以第一作者或通讯作者发表论文 200 余篇，并承担多项国家和省部级课题，科研经费近 2000 余万元。

新兴科技的不断出现,快速推动了医学技术的进步。机器人(辅助)外科手术是一门新颖的手术,具有微创化、精细化和智能化的基本特征,同时也存在着诸多有待解决的问题。机器人手术具备患者恢复更快,整体创伤更小的优势,值得进一步深入研究和推广。但同时我们也应该看到,机器人微创手术尚未得到普及,除去传统观念的束缚之外,技术上的瓶颈往往是背后最主要的原因。面对这种情况,一方面需要不断在技术上形成突破,不断丰富肝胆胰外科医生的技术手段;另一方面也需要我们保持审慎严谨的态度,通过高质量的临床研究不断收集可靠证据,不断地丰富肝胆胰脾机器人外科的技术与科学内涵。

在肝胆胰脾手术微创化的历史进程中,刘荣教授是最早期投身于此项工作的主要学者之一。他所撰写的《肝胆胰脾机器人外科手术学》一书聚焦以机器人肝胆胰脾外科手术。内容新颖,细节详实,体系完备,评判客观。适合于具有一定微创外科基础的中高级肝胆胰脾外科医生放在案头阅读参考。

中国科学院院士

北京协和医院院长

2019 年 1 月 9 日

微创外科是21世纪外科的主旋律。腹腔镜技术开展以来,手术的微创化给广大患者带来了福音。在三十余年的腹腔镜技术探索中,随着手术器械与电外科设备的不断改进、人们对人体解剖研究的不断深入,尽管腹腔镜外科手术的适应证不断扩大,但对于复杂性手术,仍存在着众多的不足,需要进一步的克服与突破。

机器人外科手术的出现,再次推动了外科微创化的发展。特别是机器人手术系统精密的缝合技术、放大的三维手术视野、仿真人手设计的手术器械、更加适合术者的人体工学等,能够有效克服腹腔镜技术的诸多短板,在进行复杂以及精细手术的操作方面有着绝对的优势,且更能够完成恶性肿瘤的根治性手术。同时,机器人手术系统可以进行手术的模拟训练,更加有效地缩短手术的学习曲线,快速掌握微创手术技术。但我们也要看到,机器人手术的高额医疗费用、机械臂缺乏的力反馈等不足,仍需要引起外科医师的重视,同时我们也相信,随着设备的国产化与普及,医疗费用会进一步降低。

刘荣教授作为国内外肝胆胰微创外科手术的开拓者,积累了大量的临床经验,先后出版《腹腔镜肝脏外科手术操作要领与技巧》与《腹腔镜胰腺外科手术操作要领与技巧》专著,在腹腔镜肝胆胰外科领域提出了独到见解。同样,作为国内外最早一批开展机器人肝胆胰手术的医师,时至今日,已经完成机器人肝胆胰手术近3000例,特别是机器人胰十二指肠切除术,已经成为国际上最大宗病例。其不但在机器人肝胆胰手术数量上创造了奇迹,更是在技术方面有了自己独到的见解与创新。如提出了机器人肝胆胰手术中"L"孔与"R"孔,解决了手术中十二指肠以及胰腺钩突部游离困难,镜下进行屈氏韧带游离、胃肠吻合操作不便等难题。还创建了机器人胰腺端端吻合重建的胰腺中段切除术、机器人后腹腔镜胰腺手术等。

《肝胆胰脾机器人外科手术学》是刘荣教授在机器人肝胆胰外科手术的探索与临床经验的总结。书中从机器人基础知识讲起,内容涉及肝脏、胆道、胰腺等手术操作以及围术期管理等方面,非常具体而且系统。该著作有着较强的实用性和创新性,特别是在当前机器人手术快速发展的今天,有着重要的参考与学习价值。

在此,衷心祝贺《肝胆胰脾机器人外科手术学》的出版,同时向国内同行推荐此书,希望对于开展机器人肝胆胰手术的同道有所裨益。

中国科学院院士
香港中文大学和声书院院长
卓敏外科研究教授

刘允怡

2019年1月28日

前　言

肝胆胰脾外科手术技术复杂,难度大、风险高,该领域微创手术的开展与其他专业(如妇产科、泌尿外科、普通外科等)相比,相对落后,这与肝胆胰脾外科专业手术特点有着极大关系。

近三十年来,随着腹腔镜技术的普及,肝胆胰微创外科领域取得了可喜成果,如腹腔镜下半肝切除、肝三叶切除等复杂肝脏手术,腹腔镜下胰十二指肠切除等高难度胰腺手术,腹腔镜下肝门部胆管癌等胆道精细手术均有了突破性进展,同时此前笔者也总结了15年来腹腔镜在肝胆胰外科手术中的经验与成果,先后出版《腹腔镜肝脏外科手术操作要领与技巧》和《腹腔镜胰腺外科手术操作要领与技巧》两本专著,并获得广大同行认可。

在腹腔镜肝胆胰外科手术领域,虽然我们积累了一定经验并取得了一定成绩,但也认识到,腹腔镜在肝胆胰外科领域的进程任重道远,仍存在众多不足。如腹腔镜下肝脏手术切除,手术复杂,操作时间长,术者疲惫,且要求操作精细;腹腔镜胰腺外科下的胰腺空肠吻合、胆肠吻合、胃肠吻合等涉及消化道重建手术时,腹腔镜下操作困难,难以实现像开放性手术那样,吻合确切、快速、牢靠。年轻医生成长为一个熟练的腹腔镜肝胆胰外科医生,学习曲线较长,导致很多医疗中心对肝胆胰微创外科手术望而却步。

机器人手术设备的出现,让外科医师看见了继腹腔镜外科手术技术产生以来,微创外科手术的又一次突破性进展。

第一台手术机器人最早可以追溯到1985年,美国洛杉矶医生使用Puma560,但是真正的医疗机器人是在20世纪90年代初诞生,其中以ROBODOC为代表,而当前我们所广泛采用的达芬奇机器人是最为成功的医疗机器人,迄今为止已经发展到第4代产品。机器人的出现,给微创外科发展注入了新的动力,且研究表明,微创外科手术技术在患者,特别是高龄、体弱患者的手术中获益明显。但国内机器人引入历程较短,最早的达芬奇机器人引入国内为2006年,迄今仅有10余年头。达芬奇手术在泌尿外科、妇产科、普通外科领域获得大量临床经验与数据,并有相应专著发表,但因肝胆胰手术复杂,且风险较高,进展缓慢,未有大量临床经验可供参考。

笔者从2011年开展机器人下肝胆胰脾手术以来,重点探索与总结达芬奇机器人手术在肝胆胰脾外科领域中的应用,历时7年,机器人肝胆胰手术总量已经超过2500余例,其中机器人胰十二指肠切除,代表肝胆胰外科最为高难度的手术,已经突破650余例,为国际最大宗病例数,多次在国内外进行手术直播展示及大会交流;在肝脏外科,肝门部胆管癌根治等方面,笔者也取得一定成绩,提出了诸多的创新性理论与方法,如达芬奇机器人下的"LRPD"与"RLPD",胰肠吻合中的"1+2"或"1+1"式的胰肠吻合方法等众多创新点。

近年来,国内机器人装机速度日渐加快,每年新增机器人数量多达近20台。然而对于这一新生事物,众多同行仍心存疑虑,踌躇不前。

本着填补国内外当前无一本系统阐述达芬奇机器人在肝胆胰脾外科领域应用的专著,且当前国内机器人外科手术发展迅猛,笔者总结临床经验,完成《肝胆胰脾机器人外科手术学》,以供广大同道参考,不足之处,还请批评指正。

刘荣

2018 年 8 月

内容简介

本书共分四篇,第一篇为基础篇,共三个章节:第一章就国际上机器人手术在肝胆胰脾外科手术中的应用及进展进行了分析,并就肝胆胰脾外科医师在机器人手术培训提出见解。第二章在对当前国内外机器人在肝胆胰脾外科手术中使用现状进行总结分析,先从基础开始,阐述机器人设备的基本组成、使用技巧、故障处理及设备维护等,能够帮助零基础、零起点的外科医生,很快熟悉和掌握机器人的基本操作与使用。同时,第三章对患者的术前准备及麻醉等进行详细介绍。

第二篇为机器人肝脏外科手术篇,内容共十章,全面阐述机器人肝左外叶切除、左右半肝切除、肝尾状叶切除以及肝段切除等内容,同时对机器人下中肝切除、ALPPS 等也进行总结,其代表当前肝脏微创外科的难点。

第三篇为机器人胆道外科手术篇,内容共六章,主要涉及机器人下胆总管囊肿切除、肝内外胆管结石的治疗、肝门部胆管成型、肝门部胆管癌治疗、胆管中段癌及胆囊癌根治术,其中肝门部胆管癌治疗中多数是联合半肝及尾状叶切除,手术难度较大,操作相对复杂,手术技术要求更加高。

第四篇为机器人胰脾外科手术篇,内容共十三章。胰腺外科手术复杂,术后并发症相对较多。本部分内容中将重点介绍机器人下胰腺体尾切除,其中涉及是否保留脾血管;联合腹腔干的胰腺体尾部癌根治(APPLEBY)及胰腺体尾部癌根治术。机器人胰十二指肠切除为胰腺外科中的难点,本章中详细讲解手术过程,提出了我们特有的"LRPD"与"RLPD"的概念与方法,并重点推出我们提出的"1+1"式胰肠吻合方法。机器人联合腹腔镜胰十二指肠切除中,介绍钩突先导的腹腔镜下钩突离断方法,解决了腹腔镜下钩突部离断困难的瓶颈。

本着以零起点、零基础为对象,向全面的、复杂的、高难度的阶梯式手术培训模式前进,为促进机器人肝胆胰脾外科的专业发展,完成该专著。因此,本专著可以为广大从事机器人肝胆胰外科领域或普通外科领域的临床医师参考与学习。

目　录

第三篇　机器人胆道外科手术篇

第四篇　机器人胰脾外科手术篇

第一篇

基础篇

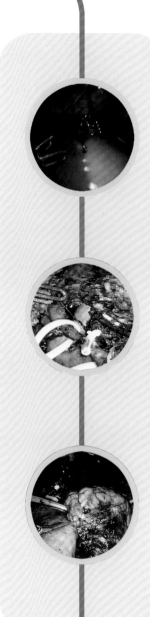

第 一 章

机器人肝胆胰脾外科手术的应用及医师培训

第一节　机器人肝胆胰脾外科手术的应用

外科手术的微创化是 21 世纪的主旋律,如何最大程度减少患者手术创伤、获得最大手术收益,是当代医学及所有外科医生不断追求及努力的方向。20 世纪 80 年代,腹腔镜外科技术的出现,开启了外科手术的"微创化"新时代,特别是在妇科、普通外科、泌尿外科等领域,腹腔镜微创化手术发展迅猛,取得了诸多可喜成就。但腹腔镜设备有着自身的局限性,如手术器械活动角度受限、长时间手术术者及助手疲劳、二维的手术视野等。虽然在当前发展了 3D 腹腔镜技术,但在伪 3D 视野下的操作,仍有着一定程度手术视野的拉伸、变形,影响到术中对手术视野深度的判定。

肝胆胰脾外科手术因其解剖结构以及解剖位置特殊、手术复杂、学习曲线较长等特点,相对其他学科专业,发展缓慢。经过一代又一代肝胆外科医生的不断探索与追求,腹腔镜技术在肝胆胰外科手术领域有了成果,如在腹腔镜下已经完成肝脏的半肝切除、扩大肝叶切除、腹腔镜远端胰腺切除、腹腔镜下胰十二指肠切除等复杂、高难度手术,但在胆道外科精细手术,胰十二指肠切除消化道重建等手术中,仍有着较多"瓶颈"难以逾越。

机器人手术的出现,以其全新的理念与效果,被外科医生所接受,并给外科手术微创化带来再一次历史性的革命,已经逐渐成为 21 世纪微创外科手术的新潮流。

一、机器人在肝脏外科手术中的应用

原发性肝癌是世界第六大恶性肿瘤,且 80% 的原发性肝癌均存在一定程度的肝硬化基础,特别是国内患者,肝癌多数由肝炎、肝硬化发展而来。肝癌的有效治疗方法仍以手术为主,早发现、早治疗,效果确切,且复发性肝癌再次行手术治疗,仍能够取得良好效果。

原发性肝癌的手术治疗,多数诊疗中心仍以开放性手术治疗为主,特别是对于半肝切除及较大肝肿瘤切除时,而腹腔镜肝切除主要集中在大的诊疗中心。自 1991 年首次报道腹腔镜肝切除以来,腹腔镜在肝脏肿瘤切除中的应用发展迅速,已经取得良好效果,成为众多大型诊疗中心原发性肝癌的首选治疗手段,且腹腔镜肝脏肿瘤切除,以 Ⅱ～Ⅵ段肝肿瘤切除为最佳适应证,对于肝脏Ⅰ段、Ⅶ段及Ⅷ段肿瘤,手术难度相对较大,虽然有多中心报道,但不建议初学者进行尝试。

Himpens 等于 1997 年完成了第一例机器人胆囊切除术,2001 年 Marescaux 横跨大西洋远距离遥控位于法国的机器人成功进行了胆囊切除术,而在 2002 年 Giulianoti 教授完成了第一例的机器人肝切除手术,开始了机器人肝脏外科手术的新时代。

机器人手术的出现,弥补了腹腔镜肝切除中器械的灵活度受限、操作精细度不足等缺点,使得肝脏的Ⅶ段及Ⅷ段肿瘤切除能够很好实现。既往腹腔镜下肝脏Ⅷ段肿瘤切除,难度较大,为腹腔镜肝切除的极限,不做为腹腔镜肝切除的理想适应证,后腹腔镜肝切除能够在一定程度上实现肝脏裸区肿瘤的切除。手术机器人的机器臂为仿真手,能够模仿人手进行灵活旋转,可以有效达到肝脏Ⅷ段位置,进行肝段切除。

机器人肝脏手术当前已经涉及肝段肿瘤切除、肝左外叶切除以及半肝切除等,此类手术与腹腔镜肝切除相比较,在手术操作时间、术中出血量及R0切除方面等,优劣程度各家所言不一,这可能与腹腔镜手术术者技术熟练程度有关。但对于复杂肝脏手术,如联合肝脏离断和门静脉结扎二步肝切除术(associating liver partition and portal vein ligation for staged hepatectomy,ALPPS)等,仍建议机器人手术下进行,能减少术者疲劳感以及手术器械颤抖导致的不必要副损伤等。机器人肝切除中,涉及胆道重建手术以及镜下缝合手术,如术中出血,进行快速缝合止血等,较腹腔镜手术有着明显优势。腹腔镜下肝断面止血,仍以借助电能量器械为主,但在镜下缝合难度相对较大。

机器人下肝脏切除在世界范围内发展仍相对缓慢,无大宗病例报道。截至2017年上半年,全球达芬奇机器人数量为3500台,而我国大陆为65台,国内进行机器人肝切除亦有报道。在国内,机器人肝切除发展相对缓慢,可能与两方面因素有关:一方面,机器人高昂的费用,相对常规手术,费用明显增加;另一方面,常规腹腔镜肝切除已经达到良好效果,腹腔镜下肝叶切除、半肝切除等,在手术时间、出血量、预后等方面,有着与达芬奇机器人手术同等的疗效。个别腹腔镜肝切除甚者明显优于机器人肝切除技术,如腹腔镜下模式化肝左外叶切除,报道的最短手术时间为20分钟,且可以实现零出血情况。

在复杂肝脏肿瘤、肝尾状叶肿瘤切除、大块肝肿瘤切除、ALPPS等手术方面,机器人有着明显优势,其手术效果明显要高于常规腹腔镜技术。未来如果能将CT或MRI下肝脏肿瘤的三维重建,并与机器人进行智能化连接,则可做到完全精确的机器人下独立的肝脏切除手术。

2011年,Giulianotti等采用达芬奇机器人完成了世界首例活体右肝移植术。意大利更是于2012年,完成全球首次达芬奇机器人部分肝移植手术。而我国复旦大学附属中山医院樊嘉教授团队,于2014年完成亚洲首例达芬奇手术机器人辅助下成人-幼儿肝移植术。机器人在肝脏外科手术领域推动了肝脏移植外科向微创化方向的进展。

二、机器人在胆道外科手术中的应用

1991年我国开始第1例腹腔镜胆囊切除,做为胆道外科的基本手术,腹腔镜胆囊切除是治疗胆囊良性疾病的金标准。胆道外科的微创化治疗发展最早,但进展最为缓慢,且开展早期,胆道并发症的发生率较高。随着腹腔镜技术的进步,在胆道外科方面,腹腔镜下已经能够实现胆囊切除、胆总管切开取石、先天性胆总管囊肿切除等手术方式,但对于胆道恶性疾病,如胆囊癌根治、肝门部胆管癌根治手术等,由于其手术过程复杂,涉及肝门淋巴结清扫或者联合肝脏切除,部分情况下,需要联合肝尾状叶切除等,手术难度高,传统腹腔镜难以完成,部分情况下即使开放性手术也很困难。

机器人手术系统的出现,为胆道外科的微创化带来曙光,已经有较多文献报道机器人下胆道恶性肿瘤的微创化治疗。2011年,周宁新等报道了机器人下肝外胆管切除、胆囊癌、胆总管切开取石等180例手术,并发症发生率为13.8%,病死率为3.4%,Zhu等报道了一例重度黄疸的肝门胆管癌患者,一期行胆道引流,右肝血管控制,10周后二期行右半肝切除,胆道重建,患者随访一年未见肿瘤复发;2015年,刘荣等报道了机器人Ⅲ型肝门部胆管癌根治术,进行了左半肝联合尾状叶的手术切除。机器人下能够完全可以完成肝门部胆管癌、肝外胆管癌等复杂胆道手术。

三、机器人在胰腺外科手术中的应用

1994年,Gagner等报道了第一例腹腔镜胰十二指肠切除术;1996年,首次报道胰腺肿物剜除术,Cuschieri等首次报道腹腔镜下胰腺体尾部联合脾脏切除术。随着近30年腹腔镜技术的发展,腹腔镜在胰腺外科已经能够完成胰十二指肠切除、全胰腺切除、胰腺体尾部切除等各种复杂手术。但是,腹腔镜胰腺手术复杂,特别是腹腔镜胰十二指肠切除等,存在手术时间长、镜下缝合困难等诸多难题。机器人不但有着机械臂的7种自由度,并有高清3D视野,且去除了器械的颤抖等弊端,克服了常规腹腔镜手术的不足。

机器人辅助胰腺外科对几乎所有胰腺疾病都是安全可行的。2001年Giullianoti完成世界上第一例达芬奇机器人胰十二指肠切除(robot-assisted pancreaticoduodenectomy,RAPD),并在2003年首次报道8例机器人胰十二指肠切除术。截至2017年,已经有多家医疗中心报道了机器人胰十二指肠切除。Giullianoti教授已经完成超过百例机器人胰十二指肠切除，刘荣教授团队已经完成650余例机器人胰十二指肠切除手术，机器人胰腺手术数量已经超过1600余例，为国际最大宗病例报道。数据表明，机器人在胰腺外科的应用是可行的、安全的，且机器人胰十二指肠切除术后并发症发生率及死亡率与开放手术相近，在减少出血及淋巴结清扫等方面较开放手术有显著优势，这与机器人下放大了的手术视野相关。尽管目前一系列研究显示，机器人胰十二指肠切除似乎较开放及传统腹腔镜胰十二指肠切除术（laparoscopic pancreatoduodenectomy，LPD）具有更好的短期效果，特别是相比较LPD、在手术时间、术中出血量、住院天数、围术期死亡等方面有着明显优势，但在胰瘘的发生方面，两者未见明显差异情况。有学者认为，对比LPD，RAPD有更低的手术中转率，更容易施行联合血管切除的胰十二指肠切除。

机器人胰腺体尾部切除（robot-assisted distal pancreatectomy，RADP）较腹腔镜胰腺体尾部切除（laparoscopic distal pancreatectomy，LDP），有着明显优势。Waters等报道的77例RADP与LDP的对比，前者手术时间延长（298分钟 vs 222分钟），但出血量明显减少（279ml vs 661ml），脾脏保留率达到了65%，而在腹腔镜组保脾率仅29%。RADP组未发生胰漏，LDP组胰漏发生率为11%。Kang等报道的20例RADP和25例LDP，在出血量、住院天数、胰漏发生率和围手术期死亡率方面无统计学差异，但RDP组保脾率高达95%，而LDP组为65%。

Giovanni G等认为RADP相对LDP的优势还有争议，他报道了22例RADP和21例LDP的对比，结果两者中转率及住院时间无明显区别，在术后胰瘘方面，腹腔镜组为57.1%，机器人组为50%，主要为A级胰瘘，两者也不存在明显差异情况，且两组均达到R0切除。

RADP相对RAPD的学习曲线较短，Napoli等认为，经过10例RADP手术后，手术的并发症发生率明显降低。其分析了55例手术患者，无中转开腹及死亡患者，但术后并发症发生率为61.8%，胰瘘率为52.7%，无C级瘘情况，4例（7.2%）患者出现术中输血，3例患者再入院治疗，1例需要二次手术治疗。经过对10例手术前后手术时间（421.1±20.5分钟 vs 248.9±9.3分钟）的对比，作者指出10例手术为学习曲线的截止点。经过学习曲线后，在手术并发症的发生率、手术时间、术中出血量以及淋巴结清扫等方面，均有明显改善。

因此，RADP有望成为胰体尾切除的金标准，对于恶性疾病，RADP也被认为是胰体尾切除的首选。目前已有足够的证据显示，RAD在保证胰体尾切除瘤切缘及淋巴结清扫彻底性方面不差于腹腔镜或开放方式。

四、机器人在肝胆胰外科手术中的发展趋势

21世纪是以生命科学为主导的新世纪，外科学领域正面临着前所未有的发展良机，手术的微创化、个体化，更加重视功能的保留和生活质量的提高是目前手术治疗的发展方向和目标，微创外科作为外科领域的技术革命迅速风靡全球。关于微创外科的定义，黄志强院士认为，微创外科的目的是使患者达到最佳的内环境稳定状态、最小的手术切口、最轻的全身炎症反应、最少的瘢痕愈合、更好的医疗效果、更短的医疗时间以及更好的心理效应。腹腔镜外科是微创外科领域发展最快的技术之一，它通过腹腔镜胆囊切除而进入外科领域，带来了里程碑式的外科技术革命，今天腹腔镜技术已在很多外科疾病治疗中占主导地位。然而，腹腔镜外科却受到诸如二维空间图像、需要助手控制视野等因素的制约。腹腔镜手术使用的多为直杆器械，缺乏类似于人类手腕的关节运动；由助手控制摄像的二维图像，使医师失去了视觉的深度感和平稳直观的术野，削弱了外科医师的眼功能，因而降低了手眼的协调性，增加了缝合等操作的难度。

达芬奇手术机器人系统（美国Intuitive公司研制）是近年发展的一项微创外科新技术，是传统腹腔镜技术的延伸和突破。机器人手术系统的出现和广泛的临床应用，为微创手术带来了革命性的变革。

笔者团队，自2011年11月开始开展达芬奇机器人手术，至今已完成2500余例肝胆胰手术，其中机器人胰十二指肠切除术已经超过650余例，为国际最大宗病例报道。手术还同时涉及机器人下半肝切除、肝三叶切除、肝门部胆管癌根治术、胆囊癌根治术等足多肝胆胰手术方式，提出了"1+1"式的胰肠吻合、"L"式、"R"式的胰十二指肠切除等理论，将机器人手术推广至肝胆胰外科的所有手术领域。

尽管达芬奇手术机器人优势明显，但是其内在缺陷短期内不可能被克服，尚不能代替所有传统的腹腔镜及开腹手术。可以预测，随着系统的更新和技术的改进，未来的达芬奇机器人手术系统会更加小型化、智能化、普及化，必将掀起微创外科乃至整个外科的又一次新技术革命浪潮。而将机器人技术和互联网技术完美

结合的远程手术的开展,意味着在不久的将来,世界上任何一个患者都可以得到远隔重洋的世界级专家的亲自手术操作。并且,手术机器人和远程手术在未来战争及灾害救治时的作用将是无可替代的,未来的战场及抗灾现场救治的概念和模式都会随之而发生改变。

第二节　机器人肝胆胰脾外科手术的医师培训

达芬奇技术自 2006 年引入国内以来,经过 10 余年的发展,截至 2018 年 7 月,我国大陆已经有 72 台机器人设备在临床使用,一台在用于临床教学。机器人设备不断引进,且机器人手术的数量也已经有了很大量的提升。2006-2017 年,我国大陆累计完成达芬奇机器人手术 67 643 例,其中泌尿外科占 44%,普外科占 29%,胸外科占 12%,妇产科占 11%(图 1-1),平均每台达芬奇机器人完成手术 393.5 例,每周完成 7.6 例。2017 年,国内完成达芬奇手术量达到 26 765 例,且呈现逐年增长趋势(图 1-2)。

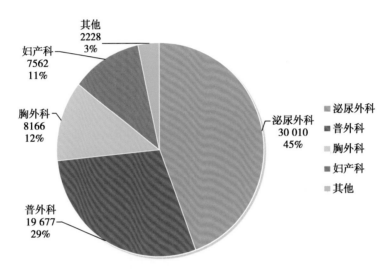

图 1-1　2006-2017 年,机器人完成手术统计表

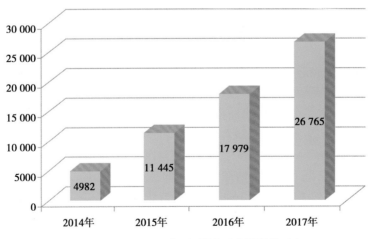

图 1-2　2014-2017 年,机器人手术增长情况表

达芬奇机器人手术的快速开展以及达芬奇设备的不断增加,对医师的需求量越来越大,而医师的培训,在当前尤为重要。达芬奇机器人技术的培训主要在欧美一些国家,亚洲主要位于韩国与中国香港地区,而我国大陆的培训,主要依靠我国香港地区的威尔士亲王医院李嘉诚微创中心的达芬奇技术培训中心。2017 年 2 月,长海医院成立了国内首个达芬奇技术国际培训中心,并完成了 142 位主刀医师的培训,但面对快速开展的达芬奇机器人技术的发展,医师培训中心远远不足,当前仍依靠着相同专业外科医师间的学习与介绍进行

培训。

2015 年,中国人民解放军总医院肝胆外二科成立达芬奇机器人肝胆胰外科技术培训基地,并进行了相关技术的培训,先后举办达芬奇机器人肝胆胰外科手术高级培训班 8 期,进行国际手术同步直播演示 10 余次。希望有助于达芬奇机器人肝胆胰脾外科的广大同道借鉴、学习以及培训经验分享。

一、主刀医师培训

主刀医师的操作主要位于医生控制台,因此对于主刀控制台的认识是最为重要的,对达芬奇机器人设备的充分认识及掌握,主要在机器设备使用技巧方面。

二、达芬奇机器人的基本操作培训

具体设备操作要求,本章不做阐述,可以参考第二章"机器人设备组成、操作技巧及手术室布局"或达芬奇机器人使用说明,本节主要介绍主刀医师培训中需要注意的事项。

1. **主控制台调整**　将主控制台调整到一个理想高度,适合自己视野,并以进行操作时不感觉劳累为主。设定术者自己的记忆模式,每次手术时,直接打开术者本人的操作模式即可。根据各自手术操作特点,设定操作手臂与机械臂操作速度比率,可以设定为 1∶1.5 或 2∶1 的速度比。初学者建议设定为 2∶1 的操作速度比(图 1-3、图 1-4)。

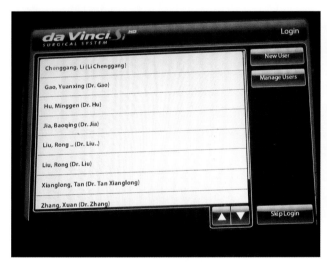

图 1-3　术者主控制台模式设定

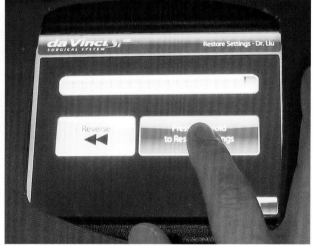

图 1-4　术者模式选择与复位

2. **定位器位置**　定位器的位置调整到适合位置,以手臂小臂弯度与大臂弯度在 90°~120°(源自达芬奇年报)之间,能够方便手臂操作有足够空间,防止定位器过于靠近术者或者远离术者,导致操作不便。一般可以将定位器位于近术者 1/3 处。在实际操作中,要不断调整定位器的位置,以达到适合操作的空间(图 1-5)。

3. **脚控踏板调整**　脚控踏板主要有能量控制器、控制电凝钩的电凝与电切、超声刀的快慢,同样需要调整到理想位置,距离不应离术者过远,避免在实际操作中下肢需要过伸后,才能触及操作器械踏板。

4. **镜头对焦**　手术操作中,主刀存在误操作,导致镜头对焦不准情况,要根据助手提醒,及时调整镜头焦距。同时,因主刀为双侧目镜,而助手视野一般为单侧视野(采用左眼视野或右眼视野),当单侧视野污染后,术者因双侧视野,可能未能及时发现,需要助手进行提醒,以及时清洁镜头。

5. **术中出血中转的器械处理**　任何微创手术都面临术中出血中转开腹的可能,机器人手术仍有着这种可能情况,如何进行应急处理,对术者及助手都有着极高的要求。小的出血,均能在镜下进行有条不紊的处理,对于类似门静脉出血、肝动脉出血等较大血管的快速出血处理,为手术的难点。

门静脉或脾静脉出血:反复进行显露,导致血管撕裂,本是小的出血点,导致出血创面加大,从而难以进行镜下控制。此时,要及时中转开腹。术中评估短时间内出血量大于 800ml,要进行中转开腹手术。术中给

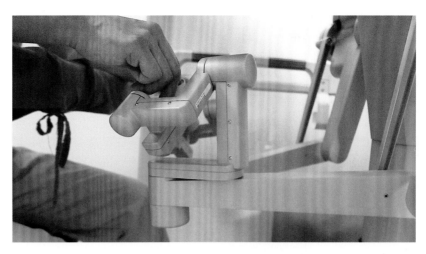

图 1-5　定位器位置

予止血纱布或纱布进行压迫,先控制出血或减少出血速度,此时多数情况下,主刀操作机器臂进行控制出血点,尽可能改成助手控制出血。能够有效全部撤掉机器人器械为最佳,若不能有效撤掉机器人器械臂,要尽可能减少器械臂在腹腔内,防止镜头撤掉后,误伤其他组织器官。

助手应快速撤掉机器人器械臂,中转开腹,进入腹腔内,进行手控出血点或压迫止血,由主刀或台下巡回护士等,再次撤掉其余机器人器械臂,完成中转开腹过程。

6. 镜下缝合　当前达芬奇机器人不存在力反馈情况,不能像开腹或腹腔镜手术一样,在进行组织牵拉、分离以及缝合中,感受到组织的张力情况。因此,在进行机器人手术操作的初期,多数外科医师进行镜下缝合时,会导致缝合线的牵拉断裂,部分结扎组织或血管时,导致组织或血管损伤。

在进行机器人下组织游离时,禁忌采用镜下器械夹持血管,此种情况会导致血管内膜损伤,特别是动脉内膜损伤,引起术后动脉瘤出血,这也是机器人手术术后大出血的主要原因,而是采用夹持血管周围结缔组织或者外膜,进行牵拉与游离,同时,注意组织张力,不可过大。

缝合技术的练习,可以进行胃肠道下,组织的缝合开始,要充分利用手术视野中,对组织的张力以及缝线处,缝合组织的凹陷程度,来判定缝合的松紧情况。伴随经验的积累,能有效提高缝合效率与安全性,同时,也盼望具有力反馈系统的新一代机器人手术设备的出现,克服该项弊端。

三、能量器械的认识与选择

主刀医师在认识设备操控后,要进一步认识手术中使用的器械,并关注器械的使用技巧情况。达芬奇肝胆胰脾外科手术中主要涉及的器械为双极电凝、无创圆头抓钳、单极电凝钩、超声刀、大号针持、小号针持、中号钛夹钳、单极电剪刀等。熟悉各种器械的使用特点,如肝脏实质离断中,主要采用超声刀进行肝实质离断,但机器人下超声刀很难进行角度调整,只能进行直线切割作用,因此术前预判切线,设计合理的穿刺孔非常关键;而电凝钩可进行多角度转换,因此,在进行肝脏周围韧带游离过程中,进行左右三角韧带及冠状韧带游离时,可以借助电凝钩多角度转换的特点,使得肝脏游离更为便捷。近第二肝门处,进行肝内管道结扎时,多数情况下因助手孔位置偏下,导致常规腹腔镜器械,如可吸收夹钳长度不够,助手难以协助血管的夹闭,需要主刀采用机器人下外科夹钳的夹闭,能够达到稳定、精细操作的特点。充分了解各种器械的特点,在实际操作中,总结与感受各个器械的工作特征,手术中及时更换不同器械,进行手术操作。

达芬奇机器人肝胆胰手术中的基本功练习,主要在游离、切割、缝合等操作,而其中的难点当属缝合操作。缝合中,因机器人器械臂无力反馈作用,早期练习中,经常出现缝合线断裂情况。因此,在进行缝合中,可以采用先行机器人下胃肠道的缝合练习,并观察缝合中组织压迫程度。术者视野中,明确手术中组织收紧,有凹陷,多数情况已经缝合良好,应掌握的组织的缝合是适当的张力缝合,而不是过紧的缝合方法。笔者在部分二次手术中,观察术中缝合线情况,均能达到开腹下缝合的组织张力。对于血管的结扎,在早期不能进行有效评估结扎效果的情况下,不建议主刀医师采用机器人下缝线打结,特别是对于动脉的处理,容易导致动脉内膜损伤,从而成为术后动脉瘤的潜在缝线因素。

机器人抓钳力度很大,正常情况下,多数术者因开腹手术中采用镊子夹持血管的习惯,而在刚开始学习达芬奇机器人手术时,往往存在着类似习惯,这也是早期开展机器人手术出现术后并发症出血的主要因素之一。对于血管的夹持,应夹持血管周围结缔组织或者血管外膜,对于更为困难的,应采用血管吊带进行悬吊的方法,禁忌抓钳直接夹持组织血管。

四、手术思路的调整

机器人下手术方式与开腹手术方式有着很大的不同,与腹腔镜手术有着相似的地方。仍采用开腹手术思路进行达芬奇手术时,会遇到操作困难、思路不清、组织解剖不明等难题。

达芬奇手术视野为放大手术视野,组织的解剖结构更加清晰,且在解剖中,对组织间隙的要求更高。手术视野是由下向上,由局部到整体的手术视野,而不是开腹手术的时有着整体的手术视野,且手术视野是由正上方向下的手术操作。因此,进行达芬奇机器人手术操作,若无腹腔镜手术操作基础,要充分了解手术中组织结构的局部解剖,且不同于开腹手术的视野方式,而是采用由下向上的视野方式,由左向右,由右向左,两侧向中心进行的手术思路,进行解剖结构分析。

外科医生的思路决定手术方式的变革,而不是手术决定手术,因此,要从思路上彻底解放,才能有效掌握达芬奇机器人手术的操作技巧与方法,具体内容,本书在各个分章节中进行体现。

五、助手医师培训

国内多数达芬奇手术的培训注重主刀医师的培训,而忽视助手医师的培训,认为有一个良好的主刀医师,在主刀医师的指导下,即可有效完成手术。多数情况下,这是能够实现手术的完成,但对于一个要求高效的手术,需要良好的团队配合精神。在笔者所在的中心,进行主刀与助手的一对一常规相对固定配合方式,有效提高了手术效率,如机器人胰十二指肠切除等,使得手术时间最短在 2 小时以内。因此,对于助手医师的达芬奇技术培训,仍不能忽视。

解放军总医院肝胆外二科刘荣教授的机器人手术培训模式与既往刘荣教授的腹腔镜模式培训方法类似,采用以主刀操作为主导,以助手操作为辅助的培训模式。

助手医师的操作范围以手术台为主,主要涉及手操作台的认识与操作,手术过程的掌握。

1. **熟悉每种手术的手术方式**　在整个手术过程中,助手医师要术前明确手术方式,是否存在手术方式的更改及中转可能等,在术中才能有效协助主刀医师进行解剖的显露以及准备必要的手术器械,如直线切割闭合器等。

2. **患者体位设计**　助手医师协助巡回护士进行患者体位的摆放。在机器人肝右后叶切除、机器人胰腺体尾部手术切除等,需要特殊体位的患者,要提前与巡回护士进行沟通,调整患者体位,因达芬奇机器人手术开始后,术中不能进行体位调整。如何进行体位摆放,需要经过良好的术前培训工作。本书中,对于特殊体位的摆放已经有详述,此处不再赘述。

3. **设备的准备**　根据每个术者的习惯,进行手术器械的准备,如能量器械的准备,术者是否需要使用 Ligasure 进行脾胃韧带的离断,是否需要百克钳在肝脏切除中的断面止血等。同时,熟悉每个器械的安装与使用方法,仍是助手医师培训的重点。

4. **穿刺孔的建立**　机器人下穿刺孔的建立在一定程度上影响手术的成功与否,以及手术是否能够进行快速有效进行。不同的手术方式,有着不同的手术穿刺孔,具体可见每个章节中对穿刺孔布局的设计。要掌握达芬奇机器人手术中 Trocar in Trocar 的方法,便于在机器人手术中切割闭合器的使用(图 1-6)。所有穿刺器的置入,均应垂直腹壁进入腹腔内,以穿刺器为中心的活动,不受限制为最佳。

5. **达芬奇机器人设备线的放置与固定**　每个助手的能量器械及气腹管、吸引器管等放的位置不同。笔者习惯将能量器械连线及吸引器管与气腹管等,经患者头侧向下引导,呈现扇形分布,在手术中,助手的手术操作区域,无各种连线的干扰(图 1-7)。

6. **机器人器械臂的安装**　患者手术平台,经头侧进入患者手术床后,中间立柱位置与患者中心对齐,并

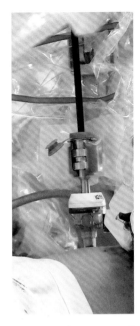

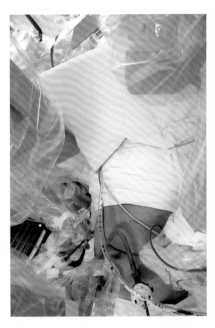

图 1-6　机器人手术中 Trocar in Trocar 技术　　　　图 1-7　机器人能量机械连线机气腹管等布线情况

靠近患者,以各个器械臂安装后器械臂不至于过多拉伸为主。器械臂的安装,建议先行远侧器械臂,如机器人胰十二指肠切除中,先行 3 号臂的安装,再行 2 号机械臂的安装,然后 1 号机械臂的安装,最后选择镜头臂的安装。镜头臂安装注意"甜蜜点"(图 1-8),即三角形对准蓝色区域,勿超过该范围。同时,要各个机械臂数字朝前对正,对于 3 号机械臂,尽可能对正。

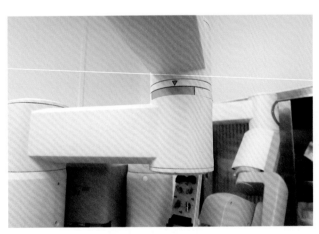

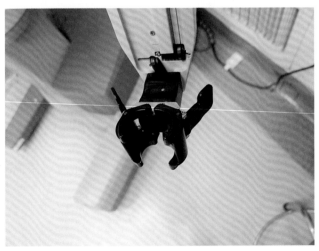

图 1-8　"甜蜜点"位置设定　　　　　　　　　图 1-9　打开 Trocar 固定器

　　7. 穿刺器的固定方法　机器人器械臂摆好位置后,进行穿刺器的固定,多数情况下固定采用以下方法:打开"耳朵"(图 1-9);右手拇指压、食指按(图 1-10);左手送穿刺器;右手关闭"耳朵"(图 1-11)。

　　8. 视频数据的采集　大量的临床视频资料,应进行有效保存。现在的视频采集设备较多(图 1-12)。达芬奇机器人视频的输出支持 DVI 和 SDI 两种高清格式,因此,建议在进行视频采集设备选购时,选用该两种接口设备进行视频的采集。视频的输出口一个在主刀操控台后面(图 1-13),一个是在视频成像系统后面(图 1-14),将视频线与视频采集设备相连接。同时,注意设定达芬奇机器人视频输出端的信号分辨率(图 1-15)。

　　手术配合的培训,需要进行不断的手术操作与实践才能达到良好的配合,同样需要助手对手术过程全面了解,并能够熟悉主刀医师的手术习惯及使用的器械种类等,做到良好的配合,进行术中充分的显露,具体可以参照书中其他章节内容。

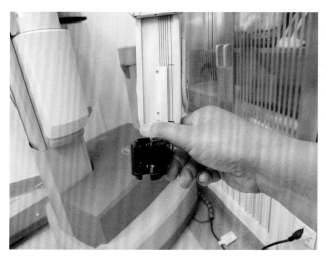

图 1-10　移动机器臂前臂

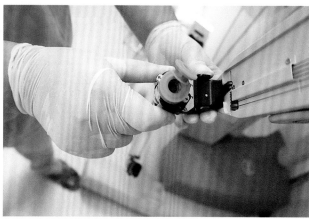

图 1-11　闭合 Trocar 固定器

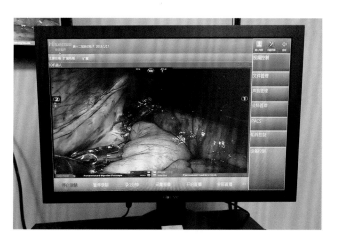

图 1-12　视频采集系统

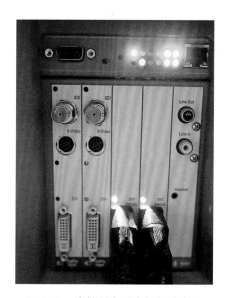

图 1-13　主控制台后方视频输出口

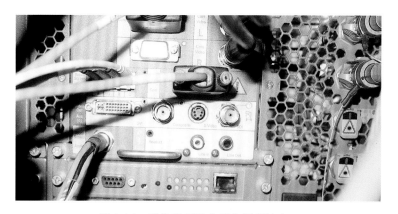

图 1-14　影像处理平台后方视频输出口

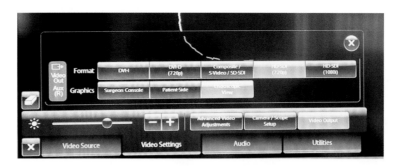

图 1-15　视频输出分辨率的调整

参 考 文 献

1. 黄志强. 微创外科与外科微创的总体研究. 中国微创外科杂志,2004,4(1):1-5.

2. Patel HR,Linares A,Joseph JV. Robotic and laparoscopic surgery:cost and training. Surg Oncol,2009,18(3):242-246.

3. Marescaux J,Lcroy J,Gagner M,et al. Transatlantic robot assisted te-lesurgery. Nature,2001,413:379-380.

4. Butturini G,Damoli I,Crepaz L,et al. A prospective non-rando-mised single-center study comparing laparoscopic and robotic distal pancreatectomy. Surg Endosc,2015,29:3163-3170.

5. Kaouk JH,Haber GP,Goel RK,et al. Single port laparoscopic surgery in urology:initial experience. Urology,2008,71(1):3-6.

6. Kwon W,Jang JY,Park JW,et al. Which method of pancreatic surgery do medical consumers prefer among open,laparoscopic,or robotic surgery? A survey Ann Surg Treat Res,2014,86:7-15.

7. Marescaux J,Smith MK,Folscher D,et al. Telerobotic laparoscopic cholecystectomy:initial clinical experience with 25 patients. Ann Surg,2001,234(1):1-7.

8. Vigano L. The learning curve in laparoscopic liver resection:improved feasibility and reproducibility. Ann Surg,2009,250:772-782.

9. Ji WB,Wang HG,Zhao ZM,et al. Robotic-assisted laparoscopic anatomic hepatectomy in China:initial experience. Ann Surg,2011,253(2):342-348.

10. Giulianotti PC,Sbrana F,Bianco FM,et al. Robot-assisted laparo-scopic extended right hepatectomy with biliary reconstruction. J Laparoendosc Adv Surg Tech A,2010,20:159-163.

11. Rutz DR,Squires MH,Maithel SK,et al. Cost comparison analysis of open versus laparoscopic distal pancreatectomy. HPB,2014,16:907-914.

12. Choi SB,Park JS,Kim JK,et al. Early experiences of robotic-assisted laparoscopic liver resection. Yonsei Med J,2008,49(4):632-638.

13. Kitisin K,Packiam V,Bartlett DL,et al. A current update on the evolution of robotic liver surgery. Minerva Chir,2011,66(4):281-293.

14. Giulianotti PC,Sbrana F,Bianco FM,et al. Robot-assisted laparoscopic pancreatic surgery:single-surgeon experience. Surg Endosc,2010,24(7):1646-1657.

15. Giulianotti PC,Sbrana F,Coratti A,et al. Totally robotic right hepa-tectomy:surgical technique and outcomes. Arch Surg,2011,146:844-850.

16. Napoli N,Kauffmann EF,Perrone VG,et al. The learning curve in robotic dis-tal pancreatectomy. Updates Surg,2015,67:257-264.

17. Yen CO,Chi RY,John W,et al. Robotic-assisted laparoscopic radical prostatectomy:learning curve of first 100 cases. Int J Urol,2010,17(7):635-640.

18. Cheng-Maw Ho,Go W,Hiroyuki N,et al. Systematic review of robot-ic liver resection. Surg Endosc 2013,27:732-739.

19. Boggi U,Caniglia F,Amorese G,et al. Laparoscopic robot assisted major hepatectomy. J Hepatobiliary Pancreat Sci,2013,21:3-10.

20. Eric CH,Lai MB,MRCS(Ed),et al. Robot-assisted Laparoscopic Partial Caudate Lobe Resection for Hepatocellular Carcinoma in Cir-rhotic Liver. Surg Laparosc Endosc Percutan Tech,2014,24:e88-e91.

21. Choi GH,Choi SH,Kim SH,et al. Robotic liver resection:technique and results of 30 consecutive procedures. Surg Endosc,2012,26:2247-2258.

22. Giulianotti PC,Kuechle J,Salehi P,et al. Robotic-assisted laparo-scopic distal pancreatectomy of a redo case combined with autolo-gous islet transplantation for chronic pancreatitis. Pancreas,2009,38(1):105-107.

23. Fuks D, Velayutham V, Nomi T, et al. 3D visualization reduces operating time when compared to high-definition 2D in laparoscopic liver resection：a case matched study. HPB, 2016, 18：e699.

24. Ito M, Asano Y, Shimizu T, et al. Comparison of standard laparoscopic distal pancreatectomy with minimally invasive distal pancreatectomy using the da Vinci system. Hepatogastroenterology, 2014, 61：493-496.

25. Lee KF, Cheung YS, Chong CC, et al. Laparoscopic and robotic hepatectomy：experience from a single centre. ANZ J Surg, 2016, 86（3）：122-126.

26. Giulianotti PC, Buchs NC, Addeo P, et al. Robot-assisted partial and total splenectomy. Int J Med Robot, 2011, 7（4）：482-488.

27. Caruso R, Vicente E, Quijano Y, et al. Robotic liver surgery. Early experience from a single surgical center. HPB, 2016, 18：e272.

28. Kingham TP, Leung U, Kuk D, et al. Robotic liver resection：a case-matched comparison. World J Surg, 2016, 40（6）：1422-1428.

29. Montalti R, Scuderi V, Patriti A, et al. Robotic versus laparoscopic resections of posterosuperior segments of the liver：a propensity score-matched comparison. Surg Endosc Other Interventional Tech, 2016, 30（3）：1004-1013.

30. Montalti R, Berardi G, Patriti A, et al. Outcomes of robotic vs laparoscopic hepatectomy：a systematic review and meta-analysis. World J Gastroenterol, 2015, 21（27）：8441-8451.

31. Kim JK, Park JS, Han DH, et al. Robotic versus laparoscopic left lateral sectionectomy of liver. Surg Endosc, 2016, 30（11）：1-9.

32. Packiam V, Bartlett DL, Tohme S, et al. Minimally invasive liver resection：robotic versus laparoscopic left lateral sectionec-tomy（provisional abstract）. J Gastrointest Surg, 2012, 16：2233e-2238.

33. Gagner M, Pomp A. Laparoscopic pylorus-preserving pancreatoduodenectomy. Surg Endosc, 1994, 8：408-410.

34. Melvin WS, Needleman BJ, Krause KR, et al. Robotic resection of pancreatic neuroendocrine tumor. J Laparoendosc Adv Surg Tech A, 2003, 13：33-36.

35. Duran H, Ielpo B, Caruso R, et al. Does robotic distal pancreatectomy surgery offer similar results as laparo-scopic and open approach? A comparative study from a single medical center. Int J Med Robot, 2014, 10：280-285.

36. Ryan CE, Ross SB, Sukharamwala PB, et al. Distal pancreatectomy and splenectomy：a robotic or LESS approach. JSLS, 2015, 19（1）：e2014 00246.

37. 周宁新, 陈军周, 刘全达, 等. 达芬奇机器人普通外科手术 180 例：中国单中心报道. 中国普外基础与临床杂志, 2011, 18（7）：698-704.

38. 刘荣, 赵国栋, 宋昱垚, 等. 机器人Ⅲ型肝门部胆管癌根治术. 中华腔镜外科杂志（电子版）, 2015, 8（6）：439-440.

第 二 章

机器人设备组成、操作技巧及手术室布局

da Vinci Si 内镜手术器械控制系统是一种完备的机械手平台,设计用于通过微创技术实现复杂的外科手术。

da Vinci Si 系统包括三个主要组件,如图 2-1 所示,从左至右分别为:医生控制台、患者手术平台和影像处理平台(图 2-1)。

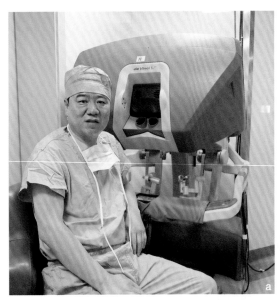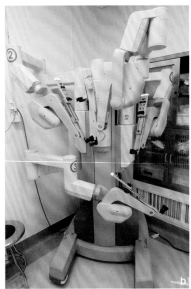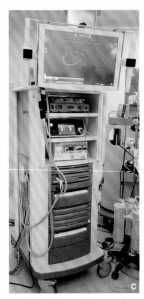

图 2-1　da Vinci Si 系统组成
a:医生控制台;b:患者手术平台;c:影像处理平台

一、医生控制台

医生控制台为 da Vinci Si 系统控制中心。主刀医生坐在医生控制台无菌区外,利用眼睛、手和脚,通过两个主控制器和脚踏板控制 3D 内镜和 EndoWrist 器械(图 2-2)。

正如在立体观察器中所见,器械头看起来与外科医生在主控制器上的手对齐。这一设计用意是模拟开放式外科手术中眼、手和器械的自然对准情况。而自然对准也有助于使手眼协调达到最佳。这就是说,da Vinci Si 系统可以使医生在微创手术中达到与开放外科手术相当的灵巧程度。它还通过运动缩放(motion scaling)和防抖提供了进一步的控制能力,使自然的手抖动或意外运动的影响降到最低。医生控制台操作员还可以选择将视图从全屏模式改变为多影像模式(TilePro™),在多影像模式下,显示手术野 3D 影像以及辅

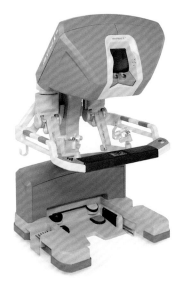

图 2-2　医生控制台

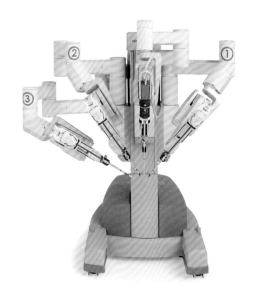

图 2-3　患者手术平台

助输入提供的最多两幅额外影像。最后,医生控制台有几个人体工程学调整装置,可以适用各种不同的体型,在实施外科手术时可提供最大的舒适性。

二、患者手术平台

患者手术平台为 da Vinci Si 系统操作组件,其主要功能为支持器械臂和摄像机臂(图 2-3)。

da Vinci Si 系统采用了遥控中心(remote center)技术。遥控中心是患者手术平台臂移动所包围的空间里一个固定点。通过遥控中心技术,系统就可以操纵手术位置的器械和内镜,而此时对患者体壁所施加的力变得非常小。

助手医师在无菌区域工作,通过切换器械、内镜及进行其他的手术器械的操作工作,辅助主刀医生完成手术。为了能确保患者安全,助手医师的手术操作动作优先级高于主刀医师的手术动作,也就是说,手术台上,助手医师进行器械及机械臂操作时,主刀医师在控制台上的手术操作动作是被锁止的,不能进行任何有效动作。

三、EndoWrist 器械

与无辅助措施的人手相比,EndoWrist 器械能让外科医生达到天然的灵活性,而运动范围则优于天然的运动范围。这样,可以在微创环境操作时达到更高的精度。通过设计,EndoWrist 器械与 da Vinci Si 系统一起使用时,可以实现所有外科平台所能达到的最迅速和最准确的缝合、解剖和组织调整。

EndoWrist 器械为多用途器械,可以供应 12mm、8mm 和 5mm 规格的产品。

机器人肝胆胰脾常用机器人手术操作机械主要为机器人下双极电凝、无创抓钳、超声刀、电凝钩、电剪刀以及 Hemolock 抓钳等(图 2-4)。

四、影像处理平台

影像处理平台内装系统的中心处理和影像观察设备。它包括一个 24 英寸触摸屏监视器,还提供一个可调设备架,用于安放外科辅助设备选件,如电外科设备(Electricity surgical unit,ESU)和气腹机。外科手术中,音像观察车架由非无菌人员操作(图 2-5)。

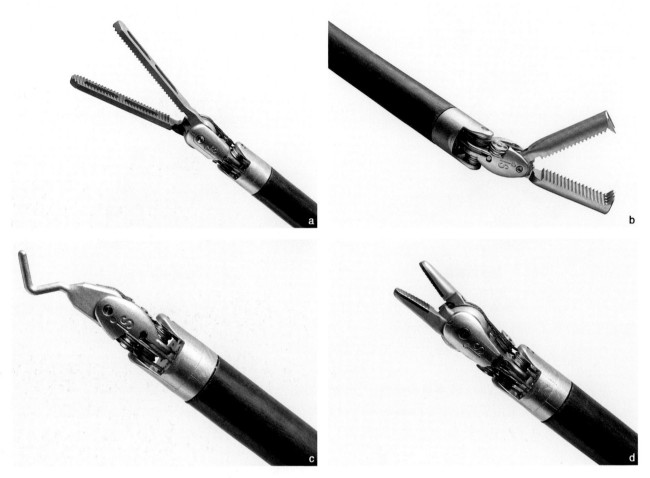

图 2-4 EndoWrist 器械示例

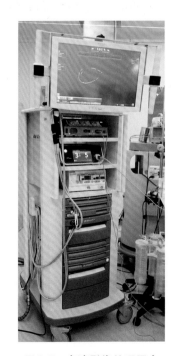

图 2-5 高清影像处理平台

第二节　机器人设备基本操作与技巧

一、主控制器

主控制器给外科医生提供了控制患者体内器械和内镜的手段。主控制器设计为允许在天然运动范围内运动,即使在长时间手术中,它也可以达到人体工程学舒适性(图2-6)。

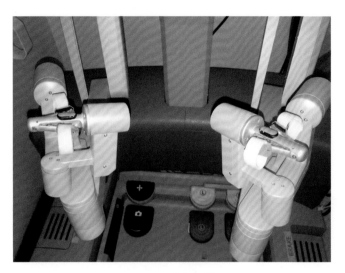

图 2-6　主控制器

要使用主控制器,医生控制台操作员需用食指(或中指)和拇指握住两个控制器。操作员通过将食指(或中指)与拇指捏合或松开来启动和控制 EndoWrist 器械;通过移动手和(或)臂操纵患者体内的器械和内镜。这些运动被准确和无缝地复制到患者手术平台上,从而将操作员的手虚拟地延伸到外科手术野。

控制器、手操作杆,要放置在术者自己的最佳操作空间,不要过多拉伸操作杆或过靠近术者胸前,均不利于手术操作杆的操作。

通过主控制器(masters),医生控制台操作员可以控制患者手术平台器械和内镜。主控制器有两个主要部件:一个定位平台,一个定位臂。

1. 定位平台　可在外科环境中移动器械。定位运动分为3:1(精细)、2:1(正常)或1.5:1(快速)三档运动比。

2. 定位臂　可转动器械头,还可以打开和关闭器械夹具。

二、立体观察器

立体观察器向医生控制台操作员提供视频影像。依据人体工学而设计的观察口可以使头和颈在长时间手术中更加舒适(图2-7)。

内镜启动时,立体观察器集成的左和右视频通道向外科医生提供连续的 3D 视频,将外科医生的影像观察能力延伸到外科手术野中。立体观察器还显示传达 da Vinci Si 系统状态的消息和图标。

调整内镜高度到合适位置,能够减少长时间的手术疲劳,目镜高度不易过高或过低。

三、触摸板

触摸板位于医生控制台扶手中央,通过它可以选择各种系统功能(图2-8)。

四、左侧机盒和右侧机盒

左侧和右侧机盒分别位于医生控制台扶手两侧。左侧机盒提供人体工学控制器,而右侧机盒则是电源

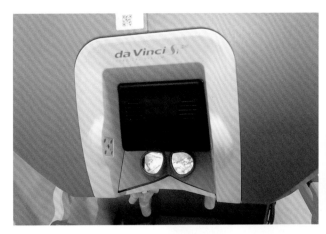

图 2-7　立体观察器

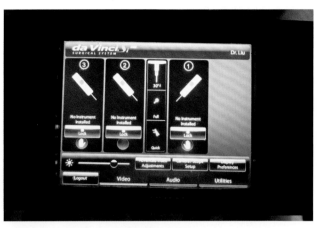

图 2-8　触摸板

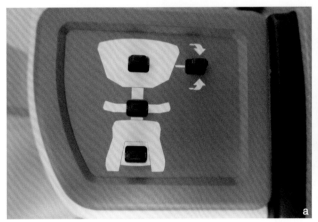

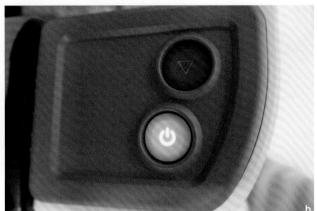

图 2-9　扶手台双侧机盒
a:左侧机盒;b:右侧机盒

按钮和紧急停机按钮安装位置(图 2-9)。

　　必要时,可随时按下红色紧急停机按钮使系统停止工作。按紧急停机按钮时,系统将此情况归类为可恢复故障,可以在触摸板上按 Recover(恢复)按钮强制忽略紧急停机信号。

五、脚踏开关面板

　　脚踏开关面板位于医生控制台操作员身体下方的地面上,它提供了各种外科工作的操作接口(图 2-10)。通过脚踏开关面板,外科医生不用将头移出立体观察器就可以控制摄像机、器械和 ESU。

　　同样,脚踏控制面板也可以移动,调整脚踏控制面板于适合位置,方便操作。

六、器械臂

　　在装好无菌防护罩后,器械臂可以给 En-doWrist 器械提供一个无菌操作接口(图 2-11)。开始手术前,患者手术平台操作员首先把器械臂放在空挡位置。医生控制台操作员使用主控制器移动器械臂。

　　通过合理的内镜插入轴设计,可使位置冲突

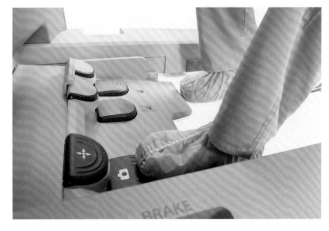

图 2-10　脚踏开关面板

的可能性降到最低,还可使患者手术平台操作员调整器械臂位置。另外,da Vinci Si 器械臂具有宽运动范围,有助于简化切口设置,并使医生可以更好地触及患者解剖结构。

臂的顶端有几个 LED 指示灯,指示各个臂的状态反馈(图 2-12)。

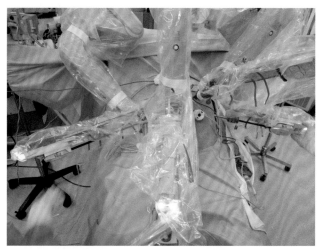

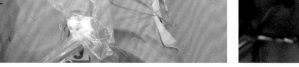

图 2-11　安装有器械的器械臂　　　　　　　　　　　图 2-12　臂上 LED 指示灯

器械臂的安装采用由远侧器械臂向内侧器械臂,由外侧向内侧的顺序。防止助手安装过程中,背部或其他部位接触到其他机械臂。

所有器械臂安装完成后,向上悬吊腹壁,可以增加手术操作空间,即使在气腹压较低情况下,仍能保证手术的正常进行。

七、摄像机臂

摄像机臂为 3D 内镜提供了一个无菌接口(图 2-13)。手术开始前,助手医师先将摄像机臂置于空挡位置。医生控制台操作员使用主控制器移动摄像机臂。摄像机臂遥控中心(remote center)位于靠近摄像机套管头处。在摄像机臂顶端为一个 LED 指示灯,提供臂状态反馈。

八、内镜

da Vinci Si 高清影像处理系统使用一个12mm 的 3D 内镜,内镜可以带直头(0°),也可以带弯头(30°),多数情况下采用 30°镜头。来自光源的光线通过光纤发送给内镜下轴(图 2-14),并被投射到手术位置。光纤散发的热量有助于减少内镜镜头起雾现象。内镜采集到的手术位置视频影像通过左和右通道送回摄像头。摄像头与摄像机控制单元(CCU)和光源相连(图 2-15)。

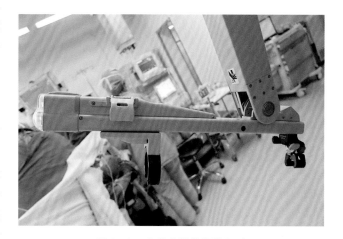

图 2-13　安装内镜的摄像机臂

内镜的数据线要在手术中盘绕于镜头机器臂上,并将视频光源线有效固定,防止视频光源线接触污染区(图 2-16)。

九、触摸屏

影像处理平台包括一个触摸屏,用于控制系统设置和查看外科影像(图 2-17)。其在助手与主刀进行的

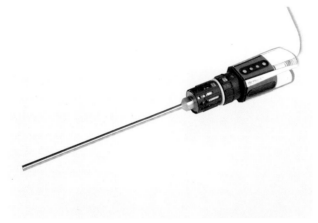

图 2-14　12mm da Vinci Si 高清内镜

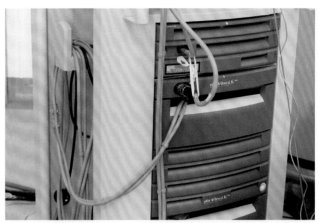

图 2-15　摄像头与摄像控制单元连接处

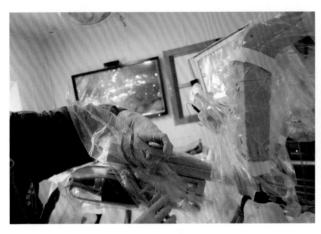

图 2-16　视频与光源线的固定

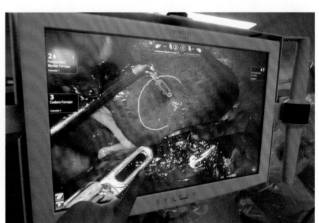

图 2-17　助手操作触摸屏

信息交互中有着重要作用,可以在触控屏上进行标识所要表达的内容。

十、操作 EndoWrist 器械

　　器械臂器械接口包括三个部分:插入轴、器械无菌适配器、套管。所有器械前端在取出或者置入套管前,均应与器械长轴在同一直线,且呈现关闭状态,要告知台上器械护士,及时做好器械清理工作。

　　套管的蓝帽要处在下端,呈现外展位,以防止在置入操作器械中,蓝帽阻断器械的进入,影响手术操作时间(图 2-18)。套管斜面可见一弧形缺口,确保位置朝向下方,蓝帽系带可以位于该斜面弧形槽内(图 2-19)。

　　成功插入器械后,可以使用有引导工具变动或通过手动离合器操纵,来进行器械的控制,待机械臂 LED 指示灯变为蓝色,此时表示外科医生可以控制器械臂。

十一、达芬奇肝胆胰手术中常用 EndoWrist 手术器械

　　达芬奇肝胆胰外科手术中常用的 EndoWrist 器械有:单极电凝钩(图 2-20)、圆形双极电凝钳(图 2-21)、无创圆形抓钳(图 2-22)、超声刀(图 2-23)、单极电剪刀(图 2-24)、中号钛夹钳(图 2-25)、持针器大号(图 2-26)以及持针器小号(图 2-27)等。要熟悉每种器械的特点与使用技巧情况,且术中根据需要进行及时更换设备,便于手术过程中的合理使用。

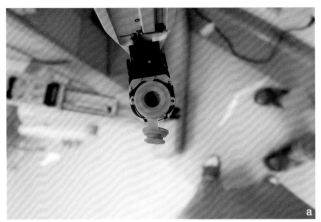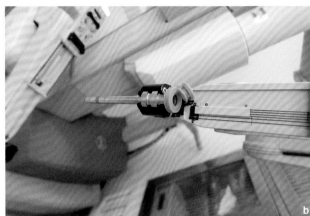

图 2-18　套管蓝帽位置安装图

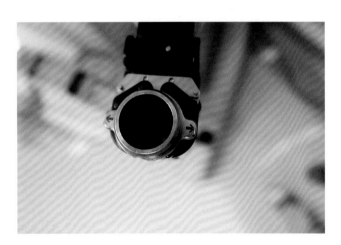

图 2-19　套管的弧形缺口

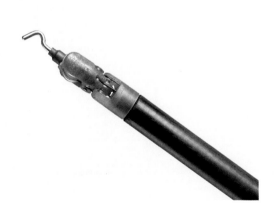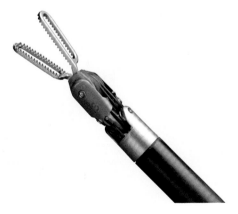

图 2-20　单极电凝钩　　　　　　　图 2-21　圆形双极电凝钳

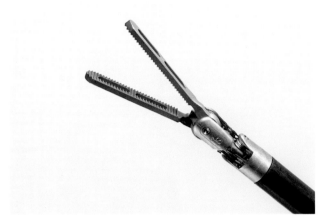

图 2-22　无创圆形抓钳

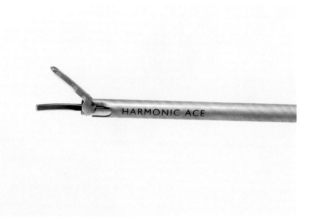

图 2-23　超声刀

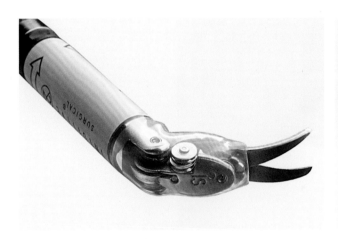

图 2-24　单极电剪刀

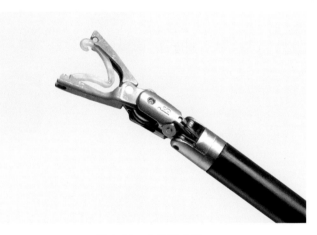

图 2-25　中号钛夹钳

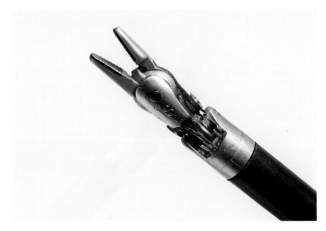

图 2-26　持针器大号

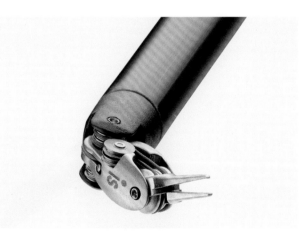

图 2-27　持针器小号

第三节　机器人手术室人员与设备要求

一、人员配备情况

人员包括机器人手术设备管理人员、手术操作人员、麻醉及护理配合人员等方面。手术设备的管理人员主要由达芬奇公司提供售后服务，但仍需要委派自身科室人员或医院专职人员进行设备管理，能够初步评估设备运转过程中故障情况，及时与设备供应商进行沟通，定期设备维护，多数情况下可以临床科室与手术室各安排一位专职人员进行管理与设备协助维护。

手术操作人员主要涉及主刀医师与助手医师。主刀医师应经过严格培训后上岗，部分单位可能存在无证上岗情况，但需要能够熟悉设备的使用，否则可能在手术中无法良好掌握设备，导致因设备操作失误而引起严重事故。零星存在设备故障引起的患者死亡事故的报道情况，应在源头杜绝该失误的发生。

助手医师理论上也应取得合格证后上岗。但多数中心，主刀的助手往往是随意的。需要对助手医师进行操作前的培训，熟练掌握各种设备的连接以及使用，特别是在应急情况下，对设备器械的处理，并明确注意事项。

手术麻醉人员与护理人员主要涉及患者的手术麻醉以及手术的配合、术后器械的清洗、保养等。麻醉特点，将在麻醉准备中有详细描述。对于护理配合人员，需要经过严格的护理培训，以配合机器人手术的完成，并进行严格的登记制度，记录器械的使用及运转情况。

二、手术室配备情况

当前多数中心建立机器人一体化手术室，常规配备了机器人手术及腹腔镜微创手术所需求的各种设备。但机器人手术间对空间要求较大，建议面积在 40 平米以上。墙面可以安装多个显像系统，便于助手及其他

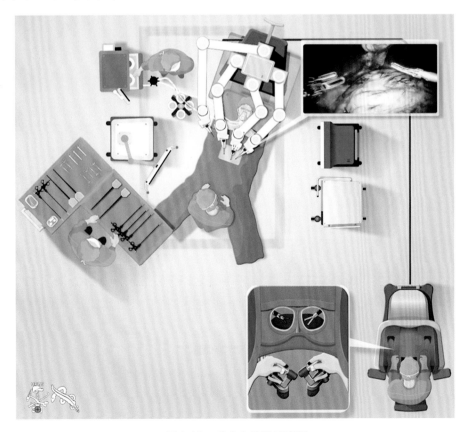

图 2-28　**手术室设置示意图**

参与人员、参观人员的学习使用,也可以建立远程手术观摩室,进行远程学习使用。

达芬奇机器人主控制台可以远离操作间,但一般情况下,仍建议放置在同一手术间,有利于主刀医师观察助手手术台上情况,同时也便于主刀与助手的沟通(图2-28、图2-29)。

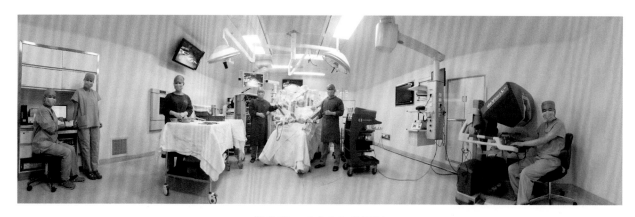

图2-29 手术实际设置图

参 考 文 献

1. 张乔冶.达芬奇手术机器人系统及其应用.医疗装备,2016,(9):197-198.

2. 闫志文,邬华阳.达芬奇Si手术机器人系统使用注意事项及常见故障处理.中国医疗器械信息,2016,(6):112-114.

3. 陈广飞,周丹,张茜.达芬奇手术机器人系统在医疗中的应用.机器人技术与应用,2011,(4):11-13.

4. 嵇武,李宁,黎介寿.达芬奇手术机器人的应用进展.东南国防医药,2010,12(5):427-430.

5. 王翰博,孙鹏,赵勇.达芬奇机器人手术系统的构成及特点.山东医药,2009,49(39):110-111.

第 三 章

机器人肝胆胰脾外科手术患者
术前准备及麻醉选择

第一节 术前准备

一、患者准备

1. 检查

【必须检查项目】

（1）胸片、心电图。

（2）肝脏：腹部 B 超或超声造影、肝胆胰脾 MRI 平扫+增强、肝脏储备功能检测（ICG 试验）。

（3）胰腺：胰腺 MRI 平扫+增强（薄层）或胰腺 CT 平扫+增强、常规 PET-CT 或生长抑素显像 PET-CT（神经内分泌肿瘤）。

（4）胆道：肝胆胰脾 MRI 平扫+增强、MRCP、PET-CT。

（5）脾脏：肝胆胰脾 MRI 平扫+增强。

【选择检查项目】

超声心动图、通气+换气功能检查、超声、超声造影、CT、胆囊收缩试验。

2. 检验

（1）血常规、血生化、凝血常规、ABO 血型鉴定、血清术前八项、尿常规、便常规。

（2）肿瘤标记物：常见肿瘤标记物与器官来源（表 3-1）。

表 3-1　常见肿瘤标记物与器官来源

肿瘤标记物种类	常见器官	肿瘤标记物种类	常见器官
糖类抗原 19-9（CA19-9）	胆道、胰腺	糖类抗原 72-4（CA72-4）	胃
甲胎蛋白（AFP）	肝脏	糖类抗原 125（CA125）	妇科系统及胸腹水产生
癌胚抗原（CEA）	消化道、妇科及泌尿系	糖类抗原 15-3（CA15-3）	乳腺

（3）肝脏：胆碱酯酶、HBV 和 HCV-DNA。

（4）胰腺：IgG4（免疫性胰腺炎）、血尿淀粉酶及脂肪酶、胰岛素释放指数及 C 肽测定（胰岛素瘤）、胃泌素测定（胃泌素瘤）。

（5）胆道：IgG4（胆源性胰腺炎）。

（6）脾脏：无特殊。

3. 营养评估　对入院患者完成营养评估，尤其是肿瘤患者（表 3-2、表 3-3）。

（1）中、重度营养不良或大手术者，术前应酌情给予营养支持。胃肠道允许者，首选肠内营养。胃肠道不允许者,可选肠外营养。肠外营养患者,为避免静脉炎出现,可行经外周中心静脉导管（peripherally inserted central catheter,PICC)或中心静脉导管(central venous catheter,CVC)。能量摄入标准:卧床患者20~25kcal/(kg·d),活动患者25~30kcal/(kg·d)。

表 3-2　欧洲肠外肠内营养学会营养风险筛查表　初筛表

问题	是	否
1. 体重指数(BMI)<20.5?		
2. 最近 3 个月内患者的体重有丢失吗?		
3. 最近 1 个星期内患者的膳食摄入有减少吗?		
4. 患者的病情严重吗?(如:在重症监护中)		

注:如果任何一个问题的答案为"是",则按表 3-3 进行最终筛查;如果所有问题的答案均为"否",每隔一周要重新进行筛查。如果患者被安排有大手术,则要考虑预防性的营养治疗计划,以避免大手术所伴随的风险。

表 3-3　欧洲肠外肠内营养学会营养风险筛查表　最终筛查表

营养状况			疾病严重程度(≈需要量的增加)		
无	0分	正常营养状态	无	0分	
轻度	1分	3 个月内体重丢失大于 5%;或前 1 周的食物摄入低于正常食物需求的 50%~75%	轻度	1分	髋骨折、慢性疾病有急性并发症;肝硬化、慢性阻塞性肺病、长期血液透析、糖尿病、恶性肿瘤
中度	2分	2 个月内体重丢失大于 5%;或者体重指数在 18.5~20.5 之间,且基本营养状况差;或前一周的食物摄入量为正常食物需求量的 25%~60%	中度	2分	腹部大手术、卒中、重症肺炎、血液系统恶性肿瘤
严重	3分	1 个月内体重丢失大于 5%(3 个月内大于 15%);或体重指数小于 18.5 且基本营养状况差;或前 1 周的食物摄入量为正常食物需求量的 0%~25%	严重	3分	颅脑外伤、骨髓移植、重症监护的患者(APACHE Ⅱ >10)
得分:			得分:		
年龄	如果年龄≥70 岁,在总分基础上加 1 分		总分:		

注:分数≥3:说明患者存在营养风险,需要营养支持;分数<3:患者需要每周重测。如果患者安排有重大手术,要考虑预防性的营养支持以避免联合风险状况。

(2)无胃排空障碍的择期手术患者不常规推荐术前 12 小时禁食,无特殊的误吸风险及胃排空障碍的手术患者,建议麻醉前 2 小时禁水,6 小时禁食。

(3)肠内营养作为唯一营养来源时,推荐剂量 20ml[30kcal/(kg·d)];高能量需求患者可增至 30ml[45kcal/(kg·d)];肠内营养作为补充营养时:一日可使用 1 瓶。肠外营养根据患者不同内环境情况调整能量及热量含量。

(4)常用肠外营养:TPF-D,适用于糖尿病患者;TPF-T,适用于癌症患者的肠内营养,对脂肪或 ω-3 脂肪酸需要量增高的患者;Sp,适用于肠道准备;TPF-DM,适用于肠道准备、糖尿病患者。

4. 下肢深静脉血栓形成及肺栓塞风险评估采用表 3-4。

评估后,术前对高凝患者可使用低分子肝素每日皮下注射预防血栓。

(1)心血管系统、呼吸系统、内分泌系统、风湿免疫系统等相关疾患患者,入院早期要积极联系相关科室会诊,听取会诊意见。

(2)血液指标异常:

表 3-4　下肢深静脉血栓形成及肺栓塞风险评估

静脉血栓栓塞（Venous thromboembolism，VTE）危险因素			
1. 深静脉血栓形成（deep vein thrombosis，DVT）或肺栓塞（pulmonary embolism，PE）病史	[□]	7. 服用雌激素避孕药史	[□]
		8. 肾病综合征	[□]
2. 制动或卧床≥3 天	[□]	9. 心脏或呼吸衰竭	[□]
3. 恶性肿瘤病史	[□]	10. 中心静脉插管	[□]
4. 血液系统疾病病史	[□]	11. 使用激素替代疗法	[□]
5. 体重指数（BMI）≥30kg/m²	[□]	12. 高凝血症	[□]
6. 下肢静脉系统疾病病史	[□]		

VTE 危险分级			
患者危险级别	级别	危险因素	年龄
[□]	低度危险	无	<40 岁
[□]	中度危险	有	<40 岁
		无	40~60 岁
[□]	高度危险	有	40~60 岁
		无	>60 岁
[□]	极高危险	≥2 个	>40 岁
		髋、膝关节成形术，髋部骨折，严重创伤，脊髓损伤，高凝血症	

预防措施	
基本措施	嘱患者多饮水、抬高患肢、踝关节活动、做深呼吸或吹气球及咳嗽动作。可能的情况下早期活动。 下床活动：　都能做到[□]　　部分能做到[□]　　　　不能做到[□]
物理措施	使用禁忌：心衰、下肢水肿、明显 VTE、腿部明显感染、严重下肢血管动脉硬化等。 1. 无　　[□] （1）间歇充气加压装置　　使用[□]　　拒绝使用[□] （2）梯度压力弹力袜　　使用[□]　　拒绝使用[□] 2. 有　　[□]
药物措施	使用禁忌：心衰、下肢水肿、明显 VTE、腿部明显感染、严重下肢血管动脉硬化等。 1. 无　　[□] 低分子肝素[□]　　利伐沙班口服[□]　　华法林口服[□]　　　其他[□] 2. 有　　[□]

1）凝血异常患者术前应积极纠正：活化部分凝血活酶时间（activated partial thromboplastin time，APTT）为内源性凝血指标，其增高者为Ⅷ、Ⅸ、Ⅺ因子缺乏。凝血酶原时间（Prothrombin time，PT）为外源性凝血指标，其增高者为Ⅱ、Ⅴ、Ⅶ、Ⅹ因子缺乏。血浆纤维蛋白原小于 1.5g/L 时，不容易止血。国际标准化比值越大，凝血功能越差。但存在血栓风险患者应保持在 2~2.5 小时，房颤患者保持在 2~3 小时。可酌情补充维生素 K_1、凝血酶原复合物、纤维蛋白原等。APTT、PT 大于正常值的 1.5 倍，血浆纤维蛋白原小于 1.5g/L 时，需要补充血浆。

2）血小板为（10~50）×10⁹/L 时，需预防输注血小板。同样可使用升血小板药物，如重组人血小板生成素、重组人白介素-11。血小板的存活时间为 7~15 天，正常 5~7 天功能消失，门脉高压脾功能亢进患者血小板破坏时间仅数小时，预防输注血小板基本无效，可在手术开始前和术中各用一个单位血小板。

3）血红蛋白低于 7g/dl 时，需输注红细胞和血浆。鉴于肝胆胰手术创伤较大，血红蛋白 7~9g/dl 时，依然建议术前输血补充血容量。可选择药物有重组人促红素注射液、蔗糖铁注射液、低分子量右旋糖酐铁注射液，口服硫酸亚铁、富马酸亚铁、琥珀酸亚铁等。

4）白细胞过低患者可使用重组人粒细胞集落刺激因子注射液、生白口服液、盐酸小檗胺片、鲨肝醇片、利可君片、氨肽素片、复方皂矾丸等。需要指出的是：1个单位红细胞为150ml，而1单位血浆为100ml、血小板为250ml、全血为200ml。

5）1单位红细胞或全血可升高血红蛋白5g/L。

6）红细胞、血浆及血小板取回来要在30分钟内输入，如果不能做到，红细胞和血浆要在4℃条件下保存，血小板要在22℃下震荡保存。

7）普通冰冻血浆只有胶体作用，无凝血因子。

8）离子紊乱：应酌情给予相应的内环境调整。

9）肝功能异常：

a：肝细胞膜保护剂：代表药物是多烯磷脂酰胆碱。保肝机制：特异性地与肝细胞膜结合，起到稳定、保护、修复细胞膜，促进肝细胞再生、协调磷脂和细胞膜功能、降低脂肪浸润、增强细胞膜的防御能力。

临床应用：对以细胞膜损害为主要损害的急慢性肝炎、药物性肝炎、酒精性肝病、中毒性肝炎等，有良好的治疗作用。

b：抗氧化剂：代表药物有还原型谷胱甘肽、硫普罗宁、维生素E。保肝机制：作为自由基清除剂保护肝细胞内线粒体内的含巯基酶类的活性，有效清除自由基，防御脂质过氧化，保护肝细胞免受损伤。加速酒精在体内的排泄，防止甘油三酯堆积，抑制过氧化物产生，促进坏死肝细胞的再生和修复。促进重金属盐的排放。临床应用：治疗急慢性肝炎、酒精性肝炎、药物性肝炎、脂肪肝和重金属中毒性肝损伤。

c：抗炎类药物：代表药物有复方甘草酸二铵、复方甘草酸胺、复方甘草甜素、异甘草酸镁注射液（天晴甘美）。保肝机制：是通过各种机制发挥抗炎作用，有类似激素的作用。临床应用：各型肝炎（病毒性肝炎、药物性肝炎、酒精性肝炎、脂肪性肝炎、自身免疫性肝炎）的治疗。引起肝脏损伤的原因虽然复杂多样，但最终的肝脏炎症反应却是产生肝脏损害的共同通道。

d：利胆保肝药物：代表药物有腺苷蛋氨酸、熊去氧胆酸、茵栀黄。保肝机制：促进胆汁分泌，减轻胆汁淤滞。临床应用：治疗自体免疫性肝炎以及胆汁性肝硬化、硬化性胆管炎等各种胆汁瘀积症。

e：促进肝细胞再生药物：代表药物有促肝细胞生长素、多烯磷脂酰胆碱。保肝机制：刺激正常肝细胞DNA合成，促进肝细胞再生或促进肝细胞膜再生、促进肝脏代谢。临床应用：重症肝病及肝切除术后肝功能不全。

f：解毒保肝药物：代表药物有肝泰乐（提供葡萄糖醛酸）、硫普罗宁（提供巯基）、青霉胺片。保肝机制：提供巯基或葡萄糖醛酸，增强解毒功能；络合重金属，形成稳定的水溶性物由尿排出，增强解毒功能。临床应用：治疗急慢性肝炎、酒精性肝炎、药物性肝炎、脂肪肝和重金属中毒性肝损伤。用于食物或药物中毒。

g：维生素及促进代谢类药物：代表药物有各种氨基酸制剂、各种水溶性维生素，如维生素C、复合维生素B、辅酶A、ATP、纤维蛋白降解产物（fibrinogen degradation products，FDP）、门冬氨酸钾镁等。脂溶性维生素剂量大时可能加重肝脏负担，除维生素K外，一般不用。保肝机制：促进物质代谢和能量代谢，保持代谢所需各种酶的活性。临床应用：各种肝病所致的维生素缺乏、物质代谢低下、能量代谢低下、凝血功能障碍、肝性脑病。

h：改善肝脏微循环药物：代表药物有前列腺素E1、中成药丹参等。保肝机制：改善肝脏微循环，增强肝细胞血供，改善肝细胞营养，有利于肝细胞再生和功能恢复临床应用：肝切除术后肝脏循环障碍、肝脏缺血在灌注损伤等所致肝功能不全及肝移植术后。

（3）肠道准备肝胆胰患者在无结肠联合切除时，可不必术前提前更改为流质饮食。仅须术前一天行肠道准备。对于禁食水患者，可行清洁灌肠处理。

1）聚乙二醇电解质散：目前为普遍推荐使用的肠道清洁剂，肝、肾及心功能不全的患者使用也较为安全，不影响肠道吸收和分泌，不会导致水电解质平衡紊乱。用法为稀释为等渗溶液2000～3000ml，每10分钟服用250ml，2小时内服完；不能耐受大剂量的可分2次服用，即一半剂量在前一日晚上服用，另一半剂量在当日术前提前4～6小时服用。

2）硫酸镁：用法为术前4～6小时，将硫酸镁50g稀释后一次性服用，同时饮水约2000ml。在导泻的同时,可刺激十二指肠黏膜,有引起肠黏膜炎症反应和溃疡的风险。还可反射性地引起胆总管括约肌松弛、胆囊收缩,促进胆囊排空,产生利胆作用,建议用于肝胆疾病的术前肠道准备。4~5 期慢性肾病为禁忌。

3) 磷酸钠盐口服溶液:与聚乙二醇相比,肠道清洗效果相似,但饮水量少(1500ml)。建议分 2 次服用,每次间隔 12 小时。每次 45ml 以 750ml 水稀释。可致使肠道液体和电解质丢失,应注意监测及补充。可作为聚乙二醇电解质散及硫酸镁不耐受的补充用药。老年人、肝肾功能不全、电解质紊乱、服用血管紧张素转换酶抑制剂的患者慎用。

4) 甘露醇(现基本已淘汰):可于 30 分钟内口服 10% 甘露醇溶液 1000ml,但应注意肠内积气,该药也可致使肠道液体和电解质丢失,也需注意监测及补充电解质。有利尿及升高血糖的作用,糖尿病患者禁用。肠内细菌被酵解产生爆炸气体(甲烷和氢气),禁用高频电治疗。

另外,不推荐使用促胃肠动力药辅助肠道准备;血管紧张素转化酶抑制剂(angiotensin converting enzyme inhibitors,ACEI)、非甾体类抗炎药(nonsteroidal antiinflammatory drugs,NSAIDs)在口服肠道清洁剂当日和之后的 72 小时内不应服药;口服利尿剂的患者应在口服肠道清洁剂时暂停 1 天。

(4) 辅助类用药:可酌情使用。

(5) 抑制胰腺分泌:

1) 蛋白酶抑制剂:生长抑素静脉持续泵入,奥曲肽皮下注射,可以通过直接抑制胰腺外分泌而发挥作用。

2) H_2 受体拮抗剂或质子泵抑制剂:可通过抑制胃酸分泌而间接抑制胰腺分泌。

3) 胰酶抑制剂类似物:乌司他丁能够广泛抑制胰酶地释放和活性,还可稳定溶酶体膜,改善胰腺微循环,减少并发症,主张早期足量应用。

(6) 预防性使用抗生素:

1) 腹腔镜或机器人Ⅰ类切口手术不使用或使用预防抗菌药物头孢唑啉或头孢拉定(一代)。

2) 头孢类抗菌药物过敏患者依然严格控制氟喹诺酮类药物作为外科围手术期预防用药。盐酸莫西沙星氯化钠为第四代氟喹诺酮类抗菌药物,不能与氟氯西林钠(异噁唑类青霉素)合用,可产生白色浑浊。可选用克林霉素预防葡萄球菌、链球菌感染,可选用氨曲南预防革兰阴性杆菌感染。必要时可联合使用。

3) 胆道以革兰阴性杆菌、脆弱拟杆菌等厌氧菌为主要预防指向;胃、十二指肠手术以革兰阴性杆菌、链球菌、口咽部厌氧菌为预防针对菌。

4) 肝胆系统手术:可选第二代头孢菌素,有反复感染史者可选头孢曲松或头孢哌酮或头孢哌酮/舒巴坦。头孢曲松应限制性用于急性胆囊炎或急性胆道感染等需要抗感染治疗的患者,但头孢曲松不能与钙剂合用,可产生致命性危险。

5) 抗菌药物给药频次:β内酰胺类等消除半衰期短者,应一日多次给药。氟喹诺酮类、氨基糖苷类等可一日给药一次(重症感染者例外)。

6) 肝肾功能严重减退患者,使用抗菌药物时应格外小心。

(7) 肝功能评估:可使用 Child-Pugh 分级、终末期肝病模型(model for end-stage liver disease,MELD)评分、慢性肝功能障碍(chronic liver dysfunction,cLD)评分及吲哚菁绿排泄试验(ICGR15)评价肝脏功能,多使用 Child-Pugh 分级结合 ICGR15 对肝切除进行大体预判,具体切除范围可灵活把握:

Child A 级患者或经围手术准备后 Child B 级患者:ICGR15<10% 时,可行半肝及三肝切除;ICGR15 为 10%~19% 时,可行 2~3 个肝段切除;ICGR15 为 20%~29% 时,可行单个肝段切除;ICGR15 为 30%~39% 时,可行局部肝切除;ICGR15≥40% 时,可行肿瘤剜除术。

(8) 患者及家属心理准备:最容易被忽略,却又万分重要。大量的临床观察后发现,心理准备与患者预后直接相关,积极调整患者及家属的心理至关重要。

二、常规器械准备

达芬奇外科手术机器人系统有其配套的固定操作设备:手术控制台、床旁机械臂系统、成像系统。需要外科医生准备的就是如何熟练地操作各种器械,熟知各种配套手术器械的特点、优劣和使用范围等。

1. **超声刀**　可以切割、止血、游离、抓持,相比于电凝钩更加安全稳定,烟雾少、焦痂少(图3-1)。超声刀的主要工作端位于刀头前1/3处,根据离断组织的不同,采用快慢挡结合的方法进行离断。

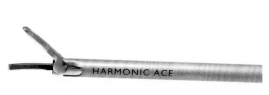

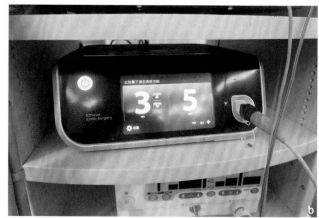

a

图 3-1　机器人下超声刀设备
a:刀头;b:主机

2. **电凝钩**　相比超声刀角度变化更加灵活,加快手术进程,手术游离更加便利(图3-2)。严格按照解剖间隙进行手术时,采用电凝钩进行分离,相对超声刀有着操作便捷、进程快等优点。但对于实质性组织离断,如胰腺组织离断、肝脏实质切开以及血管处理方面,不及超声刀具有优势。

3. **电剪刀**　锐性分离,对于显露胰管等细微的管道结构更加清晰(图3-3)。机器人下电剪刀仍有多个角度转换,与电凝钩相似。在进行组织分离中,需要锐性分离时,电剪刀有着分离与止血的优势(图3-4)。

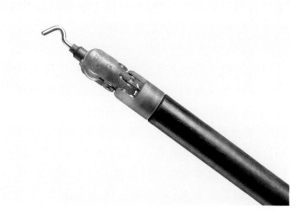

图 3-2　机器人下电凝钩

4. **双极抓钳**　无创抓钳且可以止血,部分情况下并可参与镜下缝合打结。对于机器人下进行血管的解剖与游离时,因机器人器械无力反馈,在进行抓持

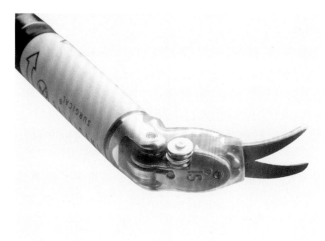

图 3-3　机器人下电剪刀

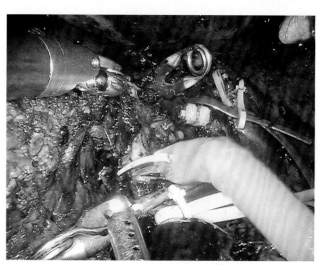

图 3-4　机器人下电剪刀的使用

血管,特别是动脉血管时,容易导致血管内膜损伤,引起术后动脉瘤,这也是早期开展机器人手术中导致术后出血的一个重要原因。因此,操作中应坚持无创、无接触原则,切忌抓持血管,可以抓持血管壁周围结缔组织或外膜。

5. **Maryland 钳**　精确抓持且可以止血,并在分离管道结构时更加便捷。

6. **Kadier 抓钳**　无创抓持及托举,最为常用的辅助机械臂。

7. **HemoLock 夹钳**　机器人下 Hemolock 夹钳能在助手进行处理血管或组织进行夹闭困难时,由主刀进行操作夹闭。该机械臂相对利用较少,主要用于肝脏切除中,对于肝静脉的处理与第 3 肝门的处理时,因助手角度不良,需要主刀进行夹闭血管处理(图 3-5)。

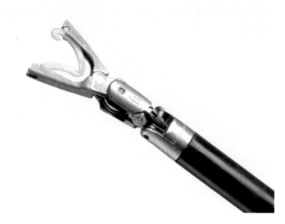

图 3-5　机器人下 Hemolock 钳

8. **腹腔镜常规器械**　如直角钳、血管夹钳、剪刀、腔镜下血管阻断钳等器械及辅助操作孔下电凝刀、氩气刀、切割闭合器等,与常规开腹手术及传统腹腔镜手术无明显差异。

腔镜下血管阻断钳是腹腔镜下肾门阻断钳,主要用于泌尿外科手术中。我们借助其在肝胆胰外科手术中,用于第 1 肝门不完全阻断,进行肝实质离断中有一定帮助,但因张力小,阻断效果不佳;或运用于胆管横断后,肝总管的临时夹闭,防止胆汁污染术区情况(图 3-6);同时,还运用于进行血管重建中,血管上下断端的阻断(图 3-7),但因其张力低,注意防止其脱落。

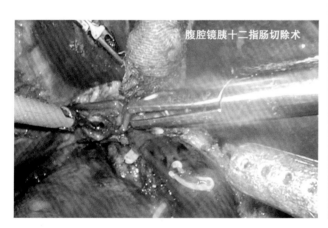

图 3-6　腔镜下血管阻断钳用于胆总管临时阻断

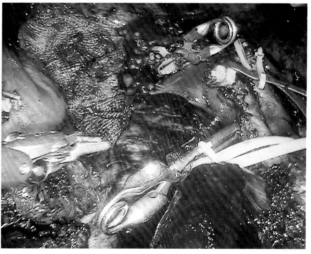

图 3-7　血管阻断钳用于腔镜下的血管重建

第二节　麻　醉　选　择

机器人手术与传统腹腔镜手术都属于微创手术范畴,均需要在人工气腹条件下进行镜下的精细手术操作。麻醉方式采用气管插管全麻,麻醉总过程无异于腹腔镜气腹状态。但麻醉机与机器人手术床旁操作系统的摆放需相互协调,不能影响各机械臂的操作活动范围。气腹压常在 12~14cmHg,但在肝切除手术中,低中心静脉压时,气腹压也可相应减少。气腹压过低,影响手术视野。气腹压过高,横膈上抬,影响术中呼吸功能,压迫下腔静脉,影响回心血量。麻醉过程中应严密监测患者动脉血气、呼吸峰值压力(peak respiratory pressure,PIP)和分钟通气量(minute ventilation volume,MV)。

　　机器人手术器械臂可以有牵拉作用,可以在降低气腹压的同时,依靠机器人手臂进行悬吊腹壁,扩大手术视野的同时,能够有效避免因长时间手术,二氧化碳气腹导致的高二氧化碳血症以及 pH 值增高。但是,要在保证有效麻醉前提下,给以足够的肌肉松弛药物。

　　麻醉选择在机器人肝胆胰脾外科手术中并无显著特别之处,在有经验麻醉师协助下,选择气管插管全麻,可保障肝胆胰脾机器人外科手术的顺利进行。

参 考 文 献

1. Kondrup J,Allison SP,Elia M,et al. ESPEN Guidelines for Nutrition Screening 2002. Clinical Nutrition,2002,22(4):415-421.

2. 李照,高鹏骥,高杰,等. 吲哚菁绿试验联合肝脏影像解读分析系统在肝脏手术中的应用. 中华普外科手术学杂志,2012,6:234-237.

3. 向明,张亚奇,林小军,等. 吲哚菁绿储留率判断切肝量及其与肝癌术后肝功能不全的关系. 癌症,2005,24:337-340.

4. Imamura H,Sano K,Sugawara Y,et al. Assessment of hepatic reserve for indication of hepatic resection:decision tree incorporating indoeyanine green test,J Hepatobiliary Pancreat Surg,2005,12:16-22.

第二篇

机器人肝脏外科手术篇

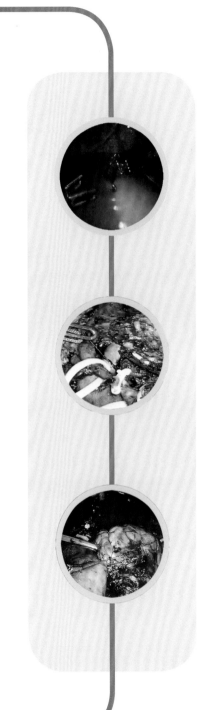

第 四 章

机器人肝左外叶(Ⅱ、Ⅲ段)切除术

一、概述

由于肝左外叶独特的解剖结构,腹腔镜肝左外叶切除(laparoscopic left lateral segment liver resection, LLLR)已经模式化、规范化,被认为是肝左外叶切除的"金标准"术式。达芬奇手术机器人系统具有放大的三维立体视觉、七个方向自由度的内腕式器械和过滤手的微颤等优势,有利于术者手术时的手眼协调,实现了手术操作的高度灵巧性和精确性,是传统腹腔镜技术的延伸和突破。

2002 年,Giulianotti 完成了首例机器人肝切除术。目前,文献报道的机器人肝切除手术数量逐年增加。术式涵盖各种经典肝切除术式,另有机器人肠癌肝转移同步切除、机器人联合肝脏及其他脏器切除、机器人 ALPPS 及机器人活体肝移植供肝切除等报道。本节主要介绍机器人肝左外叶(Ⅱ、Ⅲ段)切除术。

二、适应证

1. 肝左外叶良性病变、直径≤15cm;
2. 肝左外叶恶性肿瘤、直径≤10cm;
3. 患者肝功能要求在 Child-Pugh 分级 B 级以上,其他脏器无严重器质性病变,剩余肝脏能够满足患者生理需要;
4. 无复杂上腹部手术史。

三、禁忌证

除与开腹肝切除禁忌证相同外,还包括:不能耐受气腹者;腹腔内粘连难以分离暴露病灶者;病变紧贴或直接侵犯大血管者;病变紧贴第一、第二或第三肝门,影响暴露和分离者;肝门受侵难以用机器人完成者。

四、体位与穿刺孔布局

1. **体位** 头高脚低、改良小截石位,必要时左侧适当抬高。
2. **穿刺孔布局** 观察孔(12mm)置于脐下;1号机械臂(8mm)置于左侧锁骨中线腹直肌外侧缘;2 号机械臂(12m,采用 Trocar in Trocar 技术)置于右侧锁骨中线腹直肌外侧缘;助手孔置于 1号机械臂与观察孔连线中点偏下方(图 4-1)。

五、手术步骤

1. **探查及肝脏游离** 探查与游离同步进行

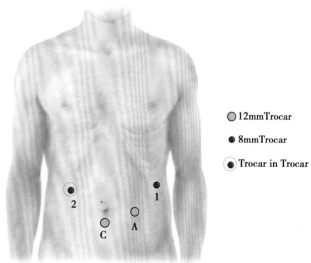

○ 12mmTrocar

● 8mmTrocar

◉ Trocar in Trocar

图 4-1 机器人肝左外叶切除穿刺孔布局示意图

（图 4-2），先用超声刀依次离断肝圆韧带、镰状韧带、左冠状韧带和左三角韧带（图 4-3、图 4-4）。助手将肝左外叶抬起，在采用机器人三个机械臂时，可以采用 3 号机械臂协助显露，然后超声刀离断小网膜直至静脉韧带根部附近（部分患者可不处理小网膜）（图 4-5）。

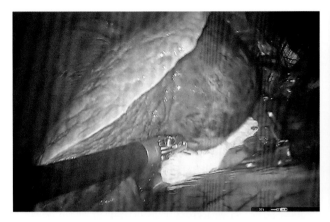

图 4-2　术中探查肿瘤位置

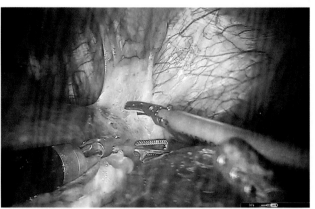

图 4-3　离断肝圆韧带、镰状韧带

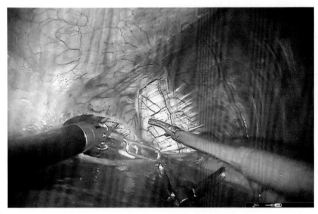

图 4-4　离断左三角韧带及冠状韧带

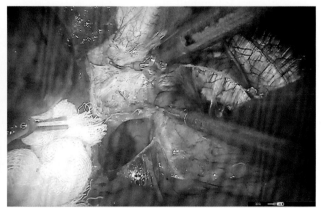

图 4-5　离断肝胃韧带，显露左肝静脉根部

2. 肝实质离断　沿肝圆韧带及镰状韧带左侧缘开始，经 1 号臂，若角度不佳，可以采用 2 号机械臂安装超声刀，用超声刀离断肝实质，从足侧向头侧由浅入深，逐步进行（图 4-6、图 4-7）。将Ⅱ/Ⅲ段血管蒂前方及上下肝组织适当离断；肝实质离断过程中如遇较粗大的管道，以 Hemolock 夹、钛夹或可吸收夹等夹闭后再予切断。

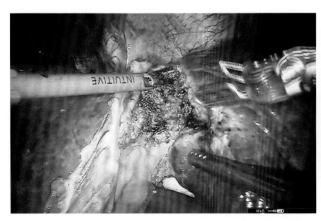

图 4-6　超声刀经过机械臂 2 号穿刺孔离断肝实质膈面

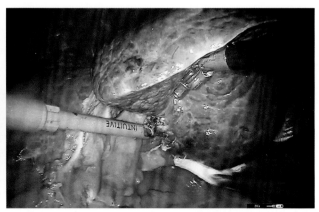

图 4-7　超声刀切开肝脏脏面实质

3. **离断Ⅱ、Ⅲ段 Glisson 蒂**　将Ⅱ、Ⅲ段 Glisson 蒂简单分离后,经2号臂置入直线切割闭合器,一并闭合切断Ⅱ、Ⅲ段 Glisson 蒂(图4-8、图4-9)。

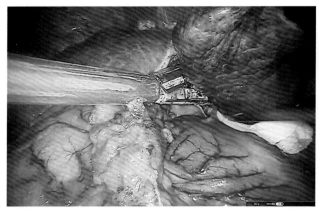
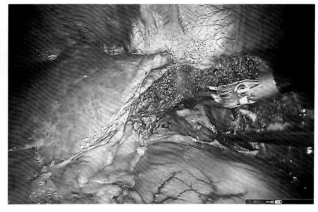

图 4-8　直线切割闭合器经过2号穿刺孔离断左外叶肝蒂　　　图 4-9　直线切割闭合器离断左外叶肝蒂后的切面

4. **显露及离断肝左静脉**　继续向肝左静脉根部方向离断肝实质,将肝左静脉上下方肝组织离断,显露肝左静脉根部,以直线切割闭合器离断肝左静脉或结扎夹夹闭后切断(图4-10)。将左外叶装入取物袋。

5. **肝断面处理及引流**　冲洗断面,氩气或双极电凝止血(图4-11),胆漏处予以缝扎,确认无明显出血和胆漏后,断面放置止血材料,选择性使用引流管,于肝断面下放置引流管一根,自2号机械臂孔引出体外。

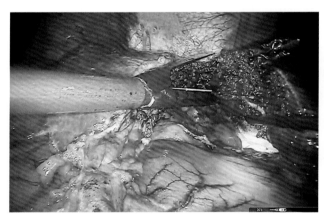
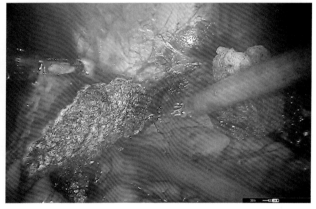

图 4-10　直线切割闭合器离断左肝静脉　　　　　　　图 4-11　左外叶切除创面止血

6. **标本取出**　将切除标本用一次性取物袋装好,标本经延长脐孔取出。

六、操作要点与技巧

1. **穿刺孔布局要点及技巧**　1号机械臂孔位于左侧锁骨中线腹直肌外侧,主要进行肝左外叶游离。2号机械臂(主操作孔)位于右侧锁骨中线腹直肌外侧,主要进行左外叶肝实质离断;2号机械臂可采用 Trocar in Trocar 技术,便于助手更换腹腔镜器械及切割闭合器的使用。助手孔置于观察孔与1号机械臂中点下方,或置于观察孔与2号机械臂中点下方。

2. **Ⅱ、Ⅲ段 Glisson 蒂离断技巧**　可分别显露Ⅱ、Ⅲ段 Glisson 蒂,Hemolock 夹分别夹闭后切断;也可采用直线切割闭合器一并闭合切断。若为可变化角度切割闭合器,可以经助手孔进入,若不能变换切割闭合器角度,需经2号机械臂穿刺孔进入操作。

3. **左肝静脉的离断**　无需刻意进行肝外显露或分离左肝静脉,可在离断Ⅱ、Ⅲ段 Glisson 蒂后,超声刀继续向深部离断肝组织,分离出左肝静脉,使用直线切割闭合器联合部分肝组织闭合左肝静脉,或以 Hemolock 夹夹闭左肝静脉后离断。

4. 引流管留置　术中止血彻底,且反复冲洗创面并检查无胆漏情况,可以不留置腹腔引流管,术后存在积液情况,再行穿刺引流。留置的腹腔引流管术后第一天即可拔除。

七、常见术后并发症处理

1. 术后出血　主要以肝创面的渗血为主,一般在密切监测生命体征的条件下,予以输血、药物止血等保守治疗,大多可以控制。术后大出血多数由血管断端的结扎夹脱落引起,一旦发生后果严重,必要时应及时再次手术探查止血。

2. 胆漏　肝断面的少量胆漏,症状较轻,通畅引流后多能自行愈合。严重的胆漏少见,一旦胆汁漏出量多、症状重,则需要再次探查、缝合漏口。

3. 气体栓塞　左外叶切除过程中,左肝静脉闭合不全可导致出血甚至引发空气栓塞。建议无需刻意进行肝外显露或分离左肝静脉;左肝静脉离断时,助手应协助主刀,自助手孔放入分离钳,抓住三角韧带,将左外叶向前下牵拉,使得直线切割闭合器闭合端头部露出,确保左肝静脉完全闭合,同时避免膈肌损伤。

八、与常规腹腔镜手术比较

目前,对于有经验的术者,机器人肝切除手术具有与腹腔镜肝切除手术同等的安全性和有效性。与腹腔镜肝切除术相比,机器人肝切除术在中转率、出血量、术后肝功能、并发症、死亡率、术后住院天数及 R0 切缘率、肿瘤患者生存期等疗效方面与腹腔镜肝切除类似。2014 年第二届国际腹腔镜肝切除共识会议亦指出,机器人肝切除技术优于或不劣于腹腔镜技术,且机器人肝切除技术的学习曲线短,易于学习。

笔者团队的腹腔镜肝左外叶切除技术已经规范化,建立了“模式化腹腔镜肝左外叶切除术”技术体系并取得了良好临床应用效果。自 2003 年 7 月~2010 年 8 月,采用模式化腹腔镜肝左外叶切除技术实施 71 例手术,平均手术时间为 75.0±30.8 分钟,出血量 58.0±36.4ml,术中未遇过大出血。术后胃肠道功能恢复时间 1.3±0.6 天,经口进食时间 1.7±0.6 天,47 例术后留置腹腔引流管,腹腔引流时间 2.6±1.7 天,术后住院天数 4.8±1.5 天。笔者团队自 2011 年 11 月开始了机器人肝脏手术的临床实践,截至 2017 年 5 月,已完成机器人肝左外叶切除 65 例,与同期进行的腹腔镜肝左外叶切除对比,两者术中出血量、术后平均住院时间、术后并发症等均无差异。但是机器人手术的平均手术时间稍长于腹腔镜手术,并且机器人手术的住院费用明显升高,上述结果与国外的研究报道相似。

因此,尽管机器人手术系统是传统腹腔镜手术的延伸和突破,是比传统腹腔镜更高级的平台;但不管是传统腹腔镜还是机器人手术,应相辅相成,协同发展,以期实现患者利益的最大化。

参 考 文 献

1. Abu Hilal M, Pearce NW. Laparoscopic left lateral liver sectionectomy: a safe, efficient, reproducible technique. Dig Surg, 2008, 25(4): 305-308.

2. 刘荣,赵国栋. 肝左外叶切除“金标准”术式: 腹腔镜肝左外叶切除术. 中华腔镜外科杂志(电子版), 2010, 3(6): 474-478.

3. Nota CL, Rinkes IH, Molenaar IQ, et al. Robot-assisted laparoscopic liver resection: a systematic review and pooled analysis of minor and major hepatectomies. HPB(Oxford), 2016, 18(2): 113-120.

4. Qiu J, Chen S, Chengyou D. A systematic review of robotic-assisted liver resection and meta-analysis of robotic versus laparoscopic hepatectomy for hepatic neoplasms. Surg Endosc, 2016, 30(3): 862-875.

5. 刘荣,赵之明. 正确认识“达芬奇”手术机器人在肝胆胰外科中的作用. 中华腔镜外科杂志(电子版), 2012, 5(2): 83-85.

6. Giulianotti PC, Coratti A, Sbrana F, et al. Robotic liver surgery: results for 70 resections. Surgery, 2011, 149(1): 29-39.

7. Giulianotti PC, Tzvetanov I, Jeon H, et al. Robot-assisted right lobe donor hepatectomy. Transpl Int, 2012, 25(1): e5-e9.

8. Vicente E, Quijano Y, Ielpo B, et al. First ALPPS procedure using a total robotic approach. Surg Oncol, 2016, 25(4): 457.

9. Xu JM, Wei Y, Wang XY, et al. Robot-assisted one-stage resection of rectal cancer with liver and lung metastases. World J Gastroenterol, 2015, 21(9): 2848-2853.

10. Ho CM, Wakabayashi G, Nitta H, et al. Systematic review of robotic liver resection. Surg Endosc, 2013, 27(3): 732-739.

11. Buchs NC, Oldani, Orci LA, et al. Current status of robotic liver resection: a systematic review. Expert Rev Anticancer Ther, 2014, 14

（2）:237-246.

12. Tsung A,Geller DA,Sukato DC,et al. Robotic versus laparoscopic hepatectomy:a matched comparison. Ann Surg,2014,259(3):549-555.

13. Montalti R,Berardi G,Patriti A,et al. Outcomes of robotic vs laparoscopic hepatectomy:A systematic review and meta-analysis. World J Gastroenterol,2015,21(27):8441-8451.

14. Lai EC,Tang CN. Long-term Survival Analysis of Robotic Versus Conventional Laparoscopic Hepatectomy for Hepatocellular Carcinoma:A Comparative Study. Surg Laparosc Endosc Percutan Tech,2016,26(2):162-166.

15. Montalti R,Scuderi V,Patriti A,et al. Robotic versus laparoscopic resections of posterosuperior segments of the liver:a propensity score-matched comparison. Surg Endosc,2016,30(3):1004-1013.

16. Wakabayashi G,Cherqui D,Geller DA,et al. Recommendations for laparoscopic liver resection:a report from the second international consensus conference held in Morioka. Ann Surg,2015,261(4):619-629.

17. 赵国栋,胡明根,刘荣. 模式化腹腔镜肝左外叶切除术:附 71 例临床应用报道. 南方医科大学学报,2011,31(4):737-739.

18. 刘荣,尹注增,赵之明,等. 应用机器人手术系统行肝胆胰手术单中心 1000 例报告. 中国实用外科杂志,2017,37(3):288-290.

19. Packiam V,Bartlett DL,Tohme S,et al. Minimally invasive liver resection:robotic versus laparoscopic left lateral sectionectomy. J Gastrointest Surg,2012,16(12):2233-2238.

20. Kim JK,Park JS,Han DH,et al. Robotic versus laparoscopic left lateral sectionectomy of liver. Surg Endosc,2016,30(11):4756-4764.

第 五 章

机器人肝段切除术

一、概述

肝脏恶性肿瘤常常因肿瘤细胞进入门静脉系统,再由门静脉系统扩散到各处。要根治性切除肿瘤,在肝脏功能良好或者肝硬化程度较轻时,半肝切除、肝叶切除是较为合理的术式。但是,绝大多数原发性肝癌合并病毒性肝炎、肝硬化,不少患者难以耐受大范围的肝脏切除术。

肝段是依据 Glisson 系统的分支与分布和肝静脉走行所划分的肝脏区域,是相对独立的肝脏功能区(图 5-1)。因此,肝段切除是可以最少肝组织的规则性切除的基础。

肝段切除术,既可以尽量多地保留无瘤肝段的体积和功能,又不影响肿瘤的根治性效果。严格的肝段切除符合当前肝脏外科精准手术的要求。

精准肝脏外科手术的手术基础为解剖性肝切除理论,严格按照肝段、肝叶的解剖分布进行手术,确保最大程度切除肝脏肿瘤,同时又保留

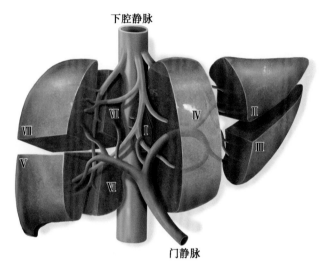

图 5-1 肝脏功能性分段

了正常肝脏组织,再结合进行肝功能评估,确保了精准肝切除手术的进行。

临床上常用的肝段边界确定的方法常见有三种:

1. 肝脏表面解剖标志联合术中超声的方法 通过肝脏表面的解剖性标志,如肝裂、肝静脉等,并采用术中超声定位的方法,来明确肝静脉及门静脉走行,进行确定肝段的入肝血流,并选择性阻断,然后再结合缺血区域,行肝实质离断。

2. 预先控制肝蒂的肝段切除方法 完全依托于肝脏解剖的一种肝段切除方法。根据肝内管道解剖结构,由肝外开始,向肝内分离,部分情况下降低肝门板。如:分离右侧肝蒂,顺行分离右前肝蒂及右后肝蒂,从而解剖出Ⅴ段、Ⅷ段分支及Ⅵ段、Ⅶ段分支;左侧分离,显露Ⅳ段、Ⅱ段、Ⅲ段分支。结扎后,能够明确缺血线,根据缺血线,进行对应肝段切除。

3. 超声引导下选择性肝段门静脉注射显色剂或门静脉分支球囊阻断技术 这种方法需要有较好超声技术,且能够根据超声进行明确肝内管道及其走行。腹腔镜及机器人下肝段切除,采用术中超声进行肝段定位,但进行穿刺注射显影剂相对困难。因此,在腹腔镜及机器人肝段切除中,进行肝段的明确定位,仍多数采用预先控制肝蒂的肝段切除,根据肝内管道解剖,先行阻断肝段的入肝血流。

腹腔镜及机器人肝切除手术,符合微创理念,特别是机器人肝切除手术,使得精确的肝段切除得以实现。肝脏Ⅳb、Ⅴ和Ⅵ段基于解剖的特点,一直被认为是腹腔镜肝切除的适应证,同样在机器人下完成比较容易。Ⅶ段及Ⅷ段之前认为不是腹腔镜肝切除术适应证,近年来腹腔镜下Ⅶ段、Ⅷ段切除术的报道逐渐增多,但腹腔镜下因手术器械的局限性,开展起来仍相对困难。开腹做解剖性肝段切除主要通过超声引导门静脉穿刺注射染

色剂或者解剖出预切肝段肝蒂,根据缺血分界线确定肝段切除范围。由于门静脉穿刺染色技术在机器人下进行较为困难,故机器人肝段切除术主要依靠肝脏解剖标志及术中超声进行切除平面的定位,部分情况下,根据肝内解剖进行,先行肝段、肝叶内入肝血流阻断,并采用荧光显影的方法协助进行准确的肝段切除。

本章将对机器人下的肝段切除做总结。

二、适应证

1. 肿瘤位于单独的肝段内或相邻两个肝段内,不累及其他肝段。

2. 肿瘤未侵犯第一和第二肝门,未侵犯主要肝静脉及门静脉。

3. 患者肝功能要求在 Child-Pugh 分级在 B 级以上,其他脏器无严重器质性病变,剩余肝脏能够满足患者的生理需要。

4. 无上腹部复杂手术史;无腹水、黄疸,无严重肝硬化及门静脉高压症。

5. 肝脏肿瘤无远处转移,且包膜完整性好,边界清楚。

三、禁忌证

1. 肿瘤侵犯第一肝门、下腔静脉或肝静脉根部,显露困难,不易控制出血。

2. 肿瘤合并肝内或远处转移、门静脉癌栓、肝门淋巴结转移或肿瘤边界不清。

3. 有上腹部复杂手术史,腹腔粘连严重。

4. 严重肝硬化、腹水、黄疸,门静脉高压者,为相对禁忌证。

5. 肝功能分级 Child-Pugh C 级,或合并其他重要脏器功能不全。

6. 肝脏病变影响第一和第二肝门暴露和分离。

7. 全身状况较差,难以承受较大手术和麻醉。

四、体位与穿刺孔布局

1. **体位**　Ⅳ、Ⅴ段切除一般采用头高脚低,低分腿位,Ⅵ、Ⅶ、Ⅷ段切除一般还需要右侧垫高 60°~90°,或右侧肾上腺手术体位,尽可能将右侧腰部手术区域展露,便于显露右肝肿瘤。

2. **穿刺孔布局**　采用五孔法操作。取脐下缘(或上缘,根据肿瘤位置及患者身高决定),开 1.5cm 纵向切口,刺入气腹针建立 CO_2 气腹,气腹压控制在 12~14mmHg,置入 12mm 穿刺器于脐下(或脐上)切口,插入机器人 30° 镜头。先探查腹膜、网膜、盆腔、肝脏其他部位有无转移灶,有无腹水,肿瘤是否与周围脏器粘连以及肝硬化的程度等。初步完成可切除性评估后,在直视下置入其他穿刺器。此孔在穿刺部孔结束后当做助

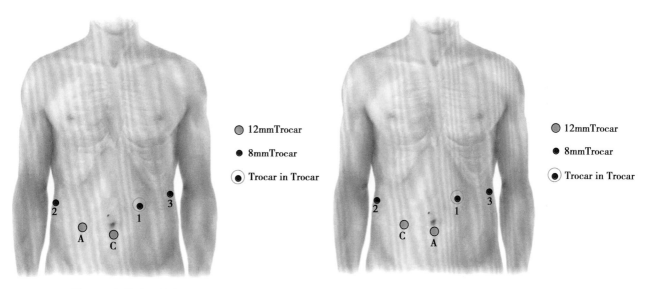

图 5-2　机器人肝Ⅳ段切除穿刺孔布局　　　　图 5-3　机器人肝Ⅴ、Ⅵ、Ⅶ、Ⅷ段穿刺孔布局

手孔。3号臂置于患者左腋中线紧靠肋弓下，为8mm Trocar；1号臂位于左侧腹直肌外侧缘（根据肿瘤位置不同适当调整），一般使用8mm Trocar，也可先置入12mm Trocar，再使用8mm Trocar套入（即Trocar in Trocar），方便在出现意外情况下助手可以拆下机器臂，进入其他器械。2号臂穿刺点位于右侧腋前线，右侧肋缘下约2cm，置入8mm Trocar；镜头孔平脐，位于肚脐右侧4~5cm。机器人下肝Ⅳ段穿刺孔布局可以采用左半肝切除手术的穿刺孔布局（图5-2），机器人下Ⅴ、Ⅵ、Ⅶ、Ⅷ段穿刺孔布局可以采用右半肝切除手术穿刺孔布局（图5-3），但Ⅵ、Ⅶ段切除中需要将患者进行体位调整。

五、手术步骤

1. 机器人肝Ⅳ段（肿瘤）切除术　S4段即左内叶，是一个位于左肝、体积占全肝体积10%左右的狭窄区域，位于肝中静脉与脐静脉裂之间，背侧为尾状叶。其主要的门静脉支是门静脉矢状部向右侧上行支与下行支，为门静脉的左内侧支，同时可以分为S4a、S4b段支，结扎后可以确定与右前叶（S5/8）界限（图5-4）。S4段肝蒂的切入标志，沿镰状韧带向肝内实质切开，可以第一步显露S4b段的肝蒂及入肝血流，进行阻断后可以显露S4段肝缺血区域。

（1）患者体位：肝S4段切除或S4b段切除，患者体位一般为小截石位，机器人手术平台由患者头侧进入，患者体位头高脚低体位，可以在45°~60°。

（2）穿刺孔布局：肝S4段切除时，采用5孔法或者4孔法，既可以使用机器人1、2、3号操作臂，也可以只是采用1、2号操作手臂，多数情况下仍建议建

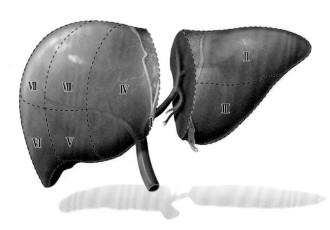

图5-4　肝 S4 肝蒂解剖

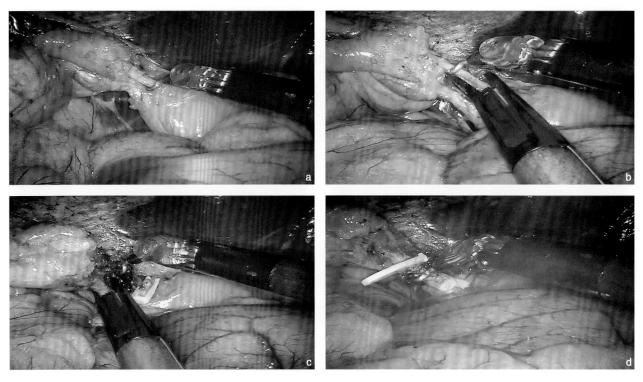

图5-5　胆囊的游离与切除
a:解剖及游离胆囊动脉；b:夹闭及离断胆囊动脉；c:解剖及游离胆囊管；d:结扎及离断胆囊管

立 3 号臂穿刺孔,必要时采用。具体穿刺孔布局可见图 5-2。

(3)胆囊切除:游离胆囊三角,显露胆囊管、胆囊动脉,结扎并离断,完整游离胆囊,切除胆囊(图 5-5)。可以根据胆囊位置情况,决定是否行胆囊切除,如果肿瘤未侵犯胆囊床,可以保留胆囊。

(4)肝门阻断带预置:显露第一肝门,打开小网膜囊,经过第一肝门后方,留置肝门预阻断带。原发性肝癌行肝 S4 段切除,可以不行肝门解剖,但要预先留置肝门阻断带,以备术中肝门阻断用(图 5-6)。

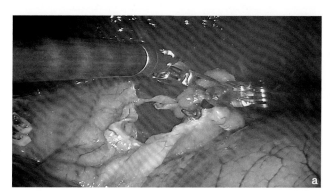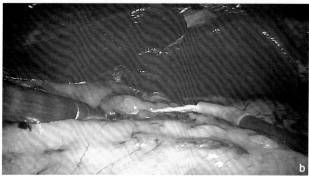

图 5-6　肝门预阻断带的建立
a:电凝钩打开小网膜囊;b:建立全肝门阻断

(5)肝周韧带游离:肝脏韧带选择性离断,离断镰状韧带,适当游离左、右三角韧带。需要时适当进行肝脏游离,特别是离断肝圆韧带、镰状韧带,解剖第二肝门,充分暴露肝中静脉及肝左静脉前方。

(6)肝实质离断:机器人 1 号臂安装超声刀,2 号臂安装双极电凝,3 号臂采用无创抓钳并向左侧牵拉肝圆韧带,1 号臂超声刀切开门静脉矢状部右侧浆膜,于镰状韧带右侧,超声刀切开肝实质(图 5-7),离断数支细小的门静脉内侧支,显露出门静脉矢状部右侧的上行支和下行支,分别予以结扎、离断(图 5-8),此时可见肝脏的缺血线(图 5-9)。

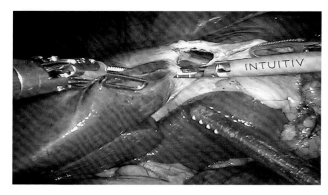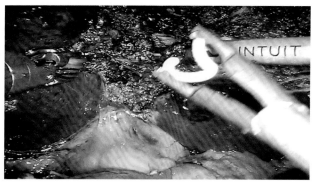

图 5-7　超声刀经镰状韧带右侧离开肝实质,进行处理肝 S4 段肝蒂

图 5-8　游离及结扎 S4b 段肝蒂

进行肝荧光显影(采用吲哚菁绿为显影剂)辅助确定肝缺血线,确定肝段切除区域(图 5-10)。

从肝脏下缘开始进行离断,逐个离断向左内叶分出的 Glisson 鞘,朝头侧方向进行肝脏实质的离断,注意不可损伤到左肝管。

(7)肝静脉游离及肝中静脉分支处理:与右前叶之间的肝实质的离断,可以根据需要将超声刀换到 2 号臂进行操作,需要一边显露肝中静脉主干,一边向头侧进行,直到到达肝中静脉根部,注意要处理好肝中静脉的较大分支。背侧的离断是在越过肝中静脉后向静脉韧带方向,在其与尾状叶之间进行离断,直至与左侧离断面汇合,完成肝切除。

(8)肝断面止血处理:肝 S4 段切除,即肝左内叶切除,因存在两侧切面,手术创面大,要充分止血处理,

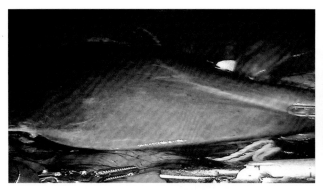 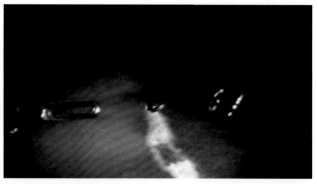

图 5-9　S4b 段右侧切缘缺血线　　　　　图 5-10　荧光显影下，显示 S4b 段无荧光显影，并与正常肝脏切除线明确

相对较小的渗血，可以采用双极电凝止血或百克钳进行止血处理，较大的活动性出血，建议仍采用缝扎止血处理。肝断面，不建议给予对拢缝合。

（9）标本取出及引流管放置：标本置入内镜取物袋内，经过脐切口延长后取出；引流管建议留置两根，经过文氏孔下方留置一根，肝断面留置一根。

2. 机器人肝脏Ⅴ段肿瘤切除术　S5 段即右前叶下段，影像学显示肝 S5 段，其主要的门静脉分支有 3～5 支，对于肝 S5 段入肝血流的解剖一般可以采用两种方法：一是根据肝中静脉走行情况，借助术中超声，确定左右肝分界线，从而确定Ⅴ段的左侧边界，并能明确 S5 段的肝蒂。二是沿右肝门静脉及肝动脉顺行显露肝Ⅴ段及Ⅷ段肝蒂，从而选择性进行阻断肝段供应血管支。此种显露方法需要先行切除胆囊后，降低肝门板，沿右肝动脉及门静脉，分别进行解剖及显露肝右前支血管。其手术步骤如下：

（1）体位及穿刺孔布局：肝 S5 段切除患者体位及机器人手术平台的安装方法与 S4 段基本相同。

（2）胆囊切除：胆囊绝大多数情况位于肝 S5 段，因此，在进行 S5 段切除中，需要进行胆囊切除。在进行肝右后叶切除中，因解剖右后肝门需要，同样需要先行切除胆囊后，进行解剖右后叶入肝血流等。

达芬奇机器人装机方法同前，装机成功后，需先行胆囊切除，解剖胆囊三角及游离胆囊管与胆囊动脉，可以采用外科夹或丝线结扎的方法，分别给予结扎后离断。

（3）第一肝门阻断带预置：肝段切除为规则性肝切除，我们采用区域性肝血流阻断方法，进行控制入肝血流，减少术中出血。但部分情况下，特别是对于肝硬化较重的情况，手术中，断肝实质过程仍存在出血风险。适当采用全肝血流阻断，能有效减少出血情况，但同时也增加术后肝功能衰竭的风险性。因此，建议术中对于第一肝门的阻断，应减少单次阻断时间，最好时间控制在 10 分钟以内。在进行镜下第一肝门阻断时，要采用一种便捷的阻断方法，能够快速反复进行第一肝门阻断。我们一般采用镜下的血管阻断夹或绕肝门阻断带、体外阻断方法等进行阻断，方便操作。

阻断前仍要先行打开小网膜囊，完全显露第一肝门。绕肝门阻断带法，经第一肝门后方，留置肝门阻断带，进行预置肝门阻断。

（4）肝蒂解剖及肝段血流阻断：需要进行第一肝门解剖，显露右肝动脉、门静脉右支，沿右肝动脉及门静脉右支，降低肝门板，显露肝右前支血管情况，并进行解剖及显露肝右前叶下段支血管，即 S5 段肝血管支，显露后，予以结扎及离断（图 5-11、图 5-12）。明确 S5 段缺血线（图 5-13），必要时可以采用术中超声或者荧光显影进行明确肿瘤情况，也可以进行逆显影，先行明确肿瘤情况。术前给以注射荧光显影剂吲哚菁绿，术中结扎及离断肝段入肝血流后，再行荧光显影，进行对比（图 5-14、图 5-15）。

（5）肝周韧带游离：离断肝圆韧带、镰状韧带、右三角韧带、肝肾韧带及腔静脉韧带等，充分显露右侧肝脏组织，将右肝上抬，显露第三肝门，以及部分的右肝静脉入下腔静脉分支，并适当结扎后离断处理。

（6）肝实质离断：根据肝 S5 段缺血线，划定肝实质离断范围。机器人 1 号操作手臂采用超声刀，2 号机器人臂采用双极电凝，3 号臂置于切除肝脏组织对侧，即仍放置在患者左侧，并向左侧牵拉肝圆韧带（图 5-16）。

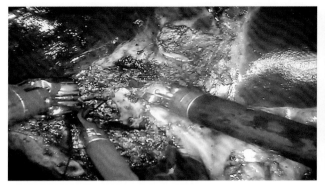

图 5-11　顺行右肝肝蒂进行解剖 S5 段肝蒂,并给以结扎

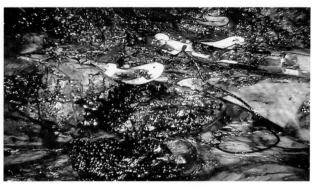

图 5-12　肝实质内进行 S5 段肝蒂结扎后离断

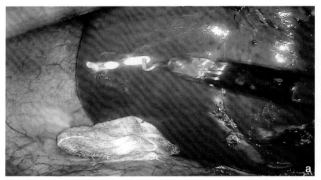

图 5-13　肝脏缺血线的标记
a:沿肝缺血线进行标记;b:荧光显影下进行标记

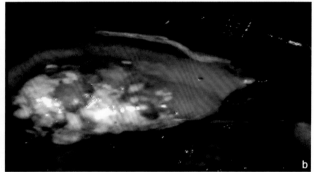

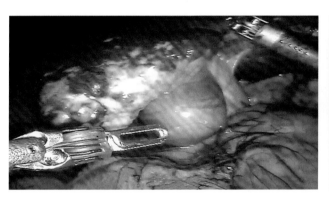

图 5-14　镜下进行明确肿瘤位置,提示肝转移瘤位于肝 S5 段

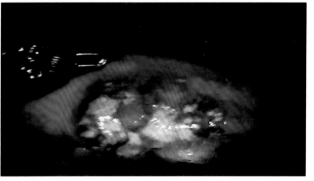

图 5-15　采用术前注射吲哚菁绿的方法,反染色显示肝 S5 段荧光显影

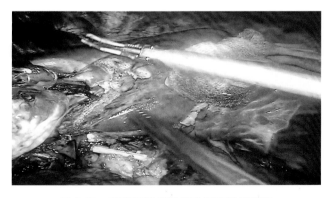

图 5-16　超声刀沿标记线进行肝实质离断

若难以明确肝 S5 段肝蒂,无法有效明确肝段入肝血流,可以进行术中超声定位。肝脏的离断从 S5 与 S4 分界线(即肝中静脉)尾侧开始,超声刀离断肝中静脉主干右侧壁肝实质,结扎处理汇入肝中静脉的 S5 段肝静脉支(图 5-17);接着沿 S8 分界线,分别结扎、离断门静脉右前支发出的 S5 腹侧支与背侧支。

(7)术中超声确定肝右静脉主干位置及分支形式:于 S6 分界线离断肝实质,显露出肝右静脉主干,从肝脏下缘开始进行离断,必要时将超声刀换到 2 号臂进行操作,如遇 S6 段较粗肝右

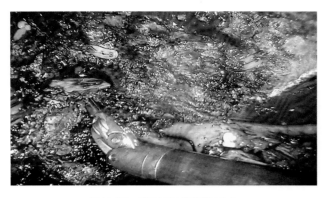

图 5-17 解剖 S5 段肝静脉支

静脉分支,应予以保留。右侧离断线与左侧汇合,完成肝切除。

(8) 肝断面止血:双极电凝止血或助手采用百克钳进行协助止血,但部分情况下,因辅助孔只有 1 个操作孔,助手采用百克钳止血过程中,缺少吸引器的吸引,导致止血困难,这时候可以术中放置腹腔内小方纱,由主刀配合进行止血处理,效果更佳。

3. 机器人肝脏Ⅵ段肿瘤切除术 S6 段即右后叶下段,S6 段多由 1 支门静脉支配,静脉回流部分经肝短静脉回流至下腔静脉,部分病例存在粗大的右后下肝静脉。S6 段的定位,多数采用术中超声明确右后叶下段入肝血流,游离肝脏实质后,显露右后叶肝蒂,行直线切割闭合器离断或解剖游离后,分别离断,从而明确 S6 段切除区域。多数情况下,因肝 S6 段肿瘤相对边缘化或者与 S7 段关系密切,该段肿瘤切除多采用不规则性切除或者行肝右后叶切除,即肝 S6 和 S7 段切除。

(1) 患者体位:肝 S6 肿瘤切除或 S6 段切除,患者需要调整为右侧抬高体位,一般在 60°~90°,或者采用右侧肾上腺体位,充分外展右侧腰部。同时,患者仍为头高脚低体位。

(2) 穿刺孔布局:肝 S6 段切除或肝 S6 段肿瘤切除,与肝右后叶切除(S6、S7 段)的穿刺孔布局基本相同。观察孔取在患者脐右侧 3~4cm,根据患者体型情况,选择在脐上或脐下平面;1 号操作臂与 3 号操作臂在患者左侧,助手孔位于患者脐上;2 号操作臂穿刺孔在镜头孔右侧,约在腋前线位置。

(3) 肝脏韧带游离:肝 S6 段切除,与肝右后叶切除操作基本相同。若仅行肝 S6 段肿瘤不规则切除,肝脏游离时可无需过多离断肝周韧带。行肝 S6 段切除,可游离肝圆韧带,也可以不行肝圆韧带游离,但必须游离右侧三角韧带及右侧冠状韧带(图 5-18),游离肝肾韧带(图 5-19),充分将 S6 段显露于手术操作视野内。

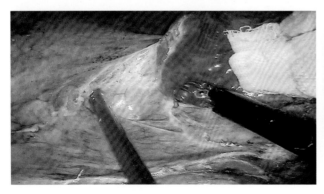

图 5-18 游离右冠状韧带

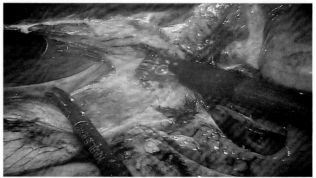

图 5-19 游离肝肾韧带

3 号臂向上顶起右肝,1 号臂超声刀或者电凝钩于右肝下切开肝肾韧带,切开右侧三角韧带和右侧冠状韧带,游离右侧肾上腺,显露下腔静脉,游离到此一般足够,如果游离感觉不够充分,结扎、离断数支肝短静脉(图 5-20),使右肝充分游离。

(4) 肝门预置阻断带:与其他肝段切除一样,肝 S6 段切除仍建议进行选择性肝血流阻断,即依据解剖性肝切除的理论,选择肝段入肝血流进行预先控制,在第一肝门放置预阻断带备用,出血较多时可予以全肝阻断。

(5) S6 段选择性血流阻断:S6 段入肝血流选择性阻断,需要行肝右后叶肝蒂解剖(图 5-21),进行分离处右后叶肝下段入肝血流,但因多数情况下,需要联合 S7 段切除,在进行肝血流阻断时,为选择性肝右后叶肝血流阻断。区域性肝血流阻断后,能够显示肝缺血线,但对于部分肝硬化较重患者,肝缺血线往往不明显

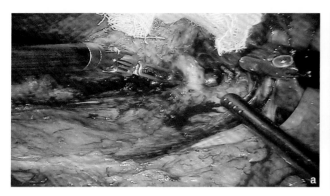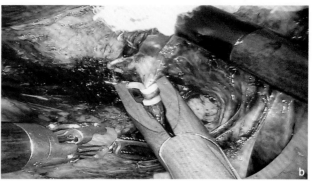

图 5-20　粗大的右后下静脉

a:解剖右后下肝静脉;b:结扎及离断右后下肝静脉

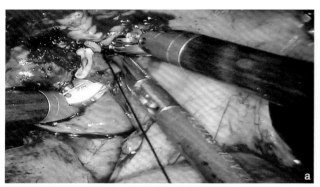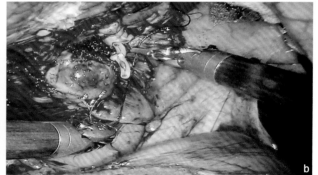

图 5-21　游离及结扎肝 S6 段肝蒂

a:游离肝 S6 段肝蒂;b:丝线结扎 S6 段肝蒂

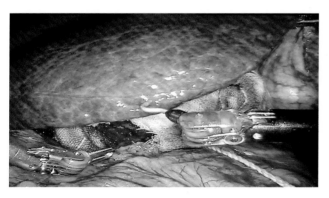

图 5-22　显示肝 S6 段缺血线

（图 5-22），我们采用术中荧光显影技术，进行协助标记缺血线（图 5-23）。

（6）肝实质离断:3 臂向左侧牵拉肝 5 段，将断肝路线与超声刀调整平行，肝脏的离断从 S5 与 S6 分界线，即肝右静脉，必要时术中超声定位肝右静脉主干开始（图 5-24），1 号臂超声刀离断肝右静脉主干右侧壁肝实质，找到 S6 段门静脉分支，予以结扎离断（图 5-25）。在 S6 与 S7 交界处离断肝实质，完成肝切除。

（7）肝断面止血:S6 段肝段面止血方法与其他肝段切除止血方法基本相同，其切除断面相对较小，因此止血相对简单，双极电凝与氩气刀相结合进行止血处理（图 5-26）。部分情况下进行不规则 S6 段肿瘤，在不规则性切除采用直线切割闭合器离断方法时，止血处理相对更容易些。

4. 机器人肝脏Ⅶ段肿瘤切除术　S7 段即右后叶上段，右肝静脉走行区分割右半肝为肝右前叶与肝右后叶，右肝门静脉支走行平面为横断面，肝右后段间裂将肝右后叶分成两段，即 S6 段和 S7 段。因此，肝 S7 段的切除定位区域，可以采用门静脉及肝静脉走行进行定位切除，但门静脉右侧支及右肝静脉走行相对较深，难以通过肝脏表面进行定位，在进行肝段选择性肝血流阻断时，进行肝 S7 段肝蒂解剖相对困难，难以进行预先阻断。借助术中超声可以进行肝 S7 段切除边界定位，标记门静脉右支及右肝静脉边界，从而确定切除区域，或经过超声定位，明确 S7 段肝蒂，采用亚甲蓝显色的方法，但腹腔镜下或机器人下该操作方法相对困难，一般建议进行术中超声协助定位，确定切除区域。

（1）患者体位:肝 S7 肿瘤切除或 S7 段切除，患者体位与 S6 段切除相同，为右侧抬高体位，一般在

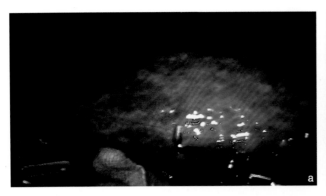
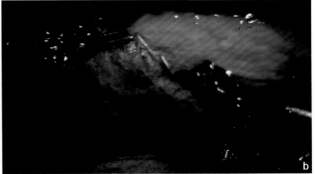

图 5-23　荧光显影下标记肝切除区域
a:肝脏膈面显示缺血区域;b:肝脏脏面显示缺血区域,标记切除线

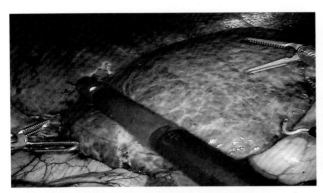

图 5-24　术中超声进行明确肝静脉走行情况

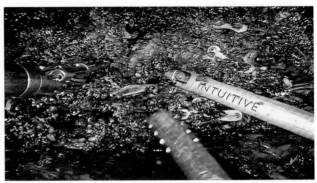

图 5-25　进行肝 S6 段肝静脉的游离

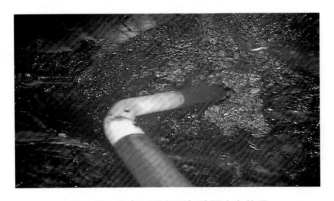

图 5-26　氩气刀进行肝切除面止血处理

60°～90°,或者采用右侧肾上腺体位,右侧上臂伸直外展,充分外展右侧腰部。同时,患者仍为头高脚低体位。

（2）穿刺孔布局:S7 段切除穿刺孔布局与 S6 段相同,与肝右后叶切除(S6、S7 段)穿刺孔布局基本相同。参照 S6 段切除穿刺孔布局。

（3）肝脏游离:机器人手臂安装成功后,先行右肝游离,3 号臂向上顶起右肝,1 号臂超声刀或者电凝钩于右肝下切开肝肾韧带,切开右侧三角韧带和右侧冠状韧带,游离右侧肾上腺,显露下腔静脉,如果感觉游离不够充分,应结扎离断数支肝短静脉,游离第二肝门,显露肝右静脉根部,右肝充分完全游离。

（4）全肝血流阻断:第一肝门放置预阻断带备用,出血较多时可予以全肝阻断。

（5）肝实质离断:机器人 3 号操作手臂向左下方侧牵拉右肝,尽可能将肝脏 7 段暴露好。肝脏的离断从 S7 与 S6 分界线开始,超声刀可以根据情况切换到 2 臂,显露肝右静脉主干的末梢,沿着肝静脉向头侧进行离断,在肝右静脉背侧找到 S7 的 Glisson 鞘,予以结扎离断,离断至肝右静脉汇入部附近,完成肝切除。

（6）肝断面止血:肝断面止血方法同其他肝段切除。

5. 机器人肝脏Ⅷ段肿瘤切除术　S8 段即右前叶上段,大部分 S8 段由腹侧支和背侧支 2 支门静脉 3 级分支支配,S4 与 S8 交界处有肝中静脉走行,S8 与 S7 交界处有肝右静脉走行。S8 段的定位相对困难,可以借助肝中静脉与右肝静脉走行,进行经头侧入路,肝静脉走行进行肝段切除。因肝 S8 段位置较高,显露困难,且腹腔镜下完成手术,受到手术器械的限制,如手术器械、分离钳、超声刀等,难以转弯,导致手术操作困难。S8 段切除,一直被认为是腹腔镜手术的禁忌。随着机器人手术的开展,借助机器人手臂可多角度转换的优势,进行肝 S8 段的微创化切除得以很好实现。

(1) 患者体位:患者采用头高脚低位,右侧适当抬高 45°~60°,小截石体位。

(2) 穿刺孔布局:S8 段切除与机器人右半肝切除穿刺孔设计基本相同,但要适当抬高 2 号及 1 号机器人手臂穿刺孔位置。S8 段切除时,要充分游离右半肝,因 S8 段位置高,且右侧切缘紧邻右肝静脉,位置向患者右后侧腹腔,在切除显露中,应将右侧肝脏充分游离,并垫高后,再行手术离断肝实质。

(3) 肝脏游离:肝脏的游离基本与机器人下右半肝切除相同,只是可以在不影响显露的情况下,肝短静脉可以不予处理。

装机成功后,先行右肝游离,3 号臂向上顶起右肝,1 号臂超声刀或者电凝钩于右肝下切开肝肾韧带,切开右侧三角韧带和右侧冠状韧带,游离右侧肾上腺,显露下腔静脉,如果游离感觉不够充分,结扎离断数支肝短静脉,游离第二肝门,显露肝右静脉根部,右肝充分完全游离(图 5-27)。解剖第二肝门,显露肝中静脉根部。如果肿瘤较小,位于肝脏表面突出位置,显露很好,准备进行 S8 肿瘤的局部剜除术,可以不进行充分的右肝游离。

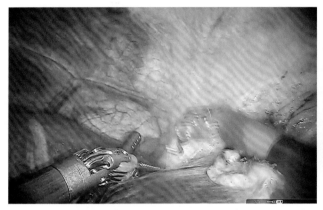

图 5-27　经静脉窝,显露及解剖右肝静脉及肝中静脉

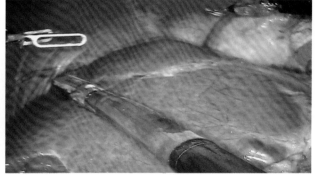

图 5-28　术中超声进行肿瘤定位,判定切除边缘

(4) 肝预切线的设计:肝 S8 段切除,边界的定位相对困难,S8 段左侧以肝中静脉与肝 S4 段分开,右侧以右肝静脉与 S7 段分界。S8 段为肝右前叶上段,肝蒂的处理,需先行解剖右肝动脉、门静脉,解剖及显露 S8 段入肝血流,但 S8 段肝蒂位置深在,解剖相对困难,肝切除区域:一是可以进行术中超声定位(图 5-28),左侧定位肝中静脉,右侧定位右肝静脉走行,S5 段与 S8 段的分界以肝门静脉走行为横截面;二是可以经头侧行肝静脉走行进行定位 S8 段的切除边界,经贴肝静脉走行确定切除区域。

(5) 全肝血流阻断:机器人下进行肝 S8 段切除,一方面,S8 段两侧紧邻肝中静脉与右肝静脉支,且存在较多分支至肝 S8 段进行静脉回流,术中出血较多;另一方面,进行选择性肝 S8 段区域血流阻断较为困难。因此,在肝实质离断过程中,出血风险相对较高,进行第一肝门阻断尤为重要。S8 段切除相比其他肝段切除,手术复杂,操作时间长,存在多次肝门血流阻断情况,因此,仍建议进行绕肝门阻断方法(图 5-29)。

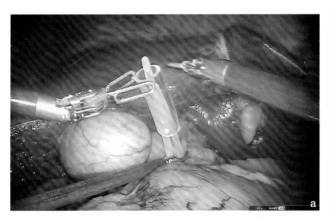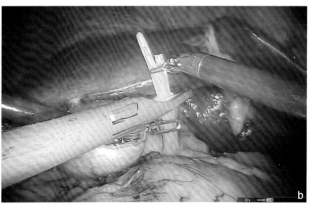

图 5-29　镜下全肝血流阻断方法
a:现行硅胶尿管绕第 1 肝门;b:以外科夹协助进行第 1 肝门阻断

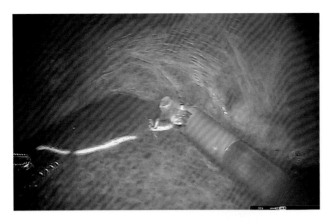

图 5-30 术中超声引导下，标记肝切除线

（6）肝实质离断：充分游离右半肝后，将右侧肝脏以纱布块垫高，或采用机器人 3 号手臂向左下侧牵拉左肝，尽可能将 S8 显露好。肝脏的离断从 S8 与 S4、S5 分界线开始，术中超声明确肝中静脉的末梢，沿着肝中静脉主干向头侧进行离断。找到 S8 段的腹侧支和背侧支，分别结扎离断继续向背侧进行离断，显露肝右静脉主干，沿着肝右静脉主干向头侧继续离断，与 S4 离断的切除线相连接，完成肝切除。

经头侧入路肝静脉进行 S8 段切除，建议进行机器人下电凝钩切肝法离断肝实质，明确肝中静脉及右肝静脉根部，沿肝静脉主干进行肝实质离断，两侧肝实质离断同时进行，至肝 S5 段与 S8 段界线处（门静脉右侧支）。

肝脏 S8 段不规则性切除时，沿术中超声肿瘤定位，进行标记切线（图 5-30），以超声刀离断肝实质（图 5-31），并逐步显露 S8 段肝蒂及肝静脉（图 5-32），给以结扎后离断。

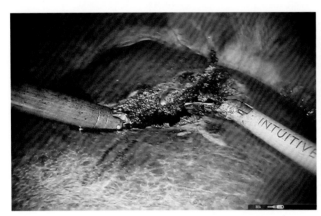

图 5-31 沿标记线，进行超声刀肝实质切开

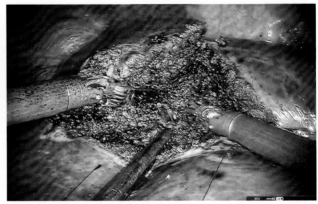

图 5-32 镜下分离及缝扎 S8 段肝静脉支

（7）肝断面止血及引流管放置：肝断面止血方法同其他肝段止血，因肝 S8 段位置较高，放置止血材料或存在积液后，容易导致引流不通畅，因此建议减少止血材料的放置或者放置两根引流管，尽可能减少术区积液。

六、操作要点与技巧

1. 机器人下肝段切除，尽可能做到规则性或解剖性肝段切除，术中要明确肝段切除区域，明确肝段切除线，其中明确肝段的肝蒂是手术重点，多数情况下能够明确肝蒂的入肝血流，如 S4 段、S5 段、S6 段。但对于复杂的、位置相对深在的 S7 段、S8 段切除，由于肝蒂的解剖相对困难，切除线的明确也相对复杂，因此可以借助术中超声，进行肝切除线的标记。

2. 肝段切除中，其中 S7 段的切除，相对困难，建议联合 S6 段，进行肝右后叶切除。

3. 肝段切除中，肝脏的游离仍要充分，特别是肝 S7 段和 S8 段切除中，充分游离及显露，是肝段切除的基础。

4. 机器人下 S8 段切除时，要充分进行右半肝游离，且游离方式方法与右半肝切除相同，且要充分将右侧肝脏抬高，或者通过机器人 3 号手臂，将右侧肝脏向左侧牵拉，必要时可以离断肝圆韧带及左侧三角韧带、冠状韧带。

5. 机器人下肝 S8 段切除区域定位相对困难，可以沿肝静脉进行头侧入路的肝段切除，但要做到第一肝门的阻断,控制及减少术中出血情况。

七、常见术后并发症处理

1. **出血** 出血是肝切除最常见的并发症之一,早期表现主要是血压进行性下降,尿量减少,腹胀,化验血红蛋白持续明显下降,引流液呈血性液体。肝切除术后出血大多出现在术后 48 小时之内,出血部位大多数在肝脏断面。怀疑有术后出血时,需要密切观察患者生命体征及血红蛋白变化。超声观察腹腔有无积液也很重要,出血往往可以观察到肝脏及脾脏周围低回声液体。如果考虑出血为创面渗血,可以予以输血、血浆、止血药物等保守治疗,如果考虑为血管性出血,必要时可考虑机器人再次探查或者剖腹探查止血。

2. **胆漏与腹腔感染** 胆瘘也是肝脏切除中常见的并发症,术中较大管道以外科夹或生物夹夹闭后切断,术后给予腹腔充分引流,如果引流不畅,患者存在感染症状,可行超声引导下腹腔穿刺置管引流术。

3. **肝功能异常** 肝切除患者术后均会出现不同程度肝功异常,对于肝硬化较重患者,即使在肝段切除后,也会出现严重肝功异常甚至肝功能衰竭。术后常规予以保肝药物,尽量减少对肝功能影响较大药物,鼓励患者早期禁食,控制液体量,监测患者肝功能、凝血指标,补充新鲜血浆。

八、与常规腹腔镜肝段切除的比较

2014 年第二届国际腹腔镜肝切除共识会议指出:机器人肝切除技术优于或不劣于腹腔镜技术。对于有经验的术者,机器人肝切除手术具有与腹腔镜肝切除手术同等的安全性和可行性。机器人手术系统克服了腔镜技术的固有缺陷,在操作中的精细度、稳定度、镜头协同性具有一定优势。机器人系统的机械臂灵活度高(7 个自由度),高清 3D 放大视野,对于手指动作高度还原。与传统腹腔镜比较,机器人手术具有以下优点:①视野稳定清晰;②术者控制;③臂牵拉显露,比助手要稳定;④机器人下超声刀、双极电凝操作时稳定性好,能够保证离断效果;⑤游离肝脏特别是右肝时,机器人下电凝钩可以使用多个角度进行分离,有些位置传统腹腔镜下电外科器械无法达到。结合笔者团队前期开展腹腔镜肝切除术的经验,笔者认为,机器人手术系统更适合于半肝以上的解剖性肝切除和困难位置(Ⅶ、Ⅷ段)的肝段肿瘤切除术。缺点:①缺少触觉反馈;②如果在部孔不合适的情况下,装机后患者体位无法变动,术者很难调整,传统腹腔镜可以根据术中情况随时调整体位,以便达到最佳断肝路线;③费用高昂,目前医保无法报销。

参 考 文 献

1. 幕内雅敏. 幕内肝脏病外科学. 曾勇,唐伟,译. 北京:人民卫生出版社,2016.

2. Cherqui D,Husson E,Hammoud R,et al. Laparoscopic liver resections:a feasibility study in 30 patients. Annals of Surgery,2000,232(6):753-762.

3. Yoon YS,Han HS,Cho JY,et al. Total laparoscopic liver resection for hepatocellular carcinoma located in all segments of the liver. Surgical Endoscopy,2010,24(7):1630.

4. Casaccia M,Andorno E,Di DS,et al. Laparoscopic resection of hepatocellular carcinoma. Considerations on lesions in the posterosuperior segments of the liver. Annali Italiani Di Chirurgia,2012,83(6):503.

5. Otsuka Y,Tsuchiya M,Maeda T,et al. Laparoscopic hepatectomy for liver tumors:proposals for standardization. J Hepatobiliary Pancreat Surg,2009,16(6):720-725.

6. Ishizawa T,Gumbs AA,Kokudo N,et al. Laparoscopic segmentectomy of the liver:from segment I to Ⅷ. Annals of Surgery,2012,256(6):959-964.

7. 宋昱垚,刘荣,赵国栋,等. 机器人肝Ⅷ段肿瘤切除术临床应用七例. 中华医学杂志,2017,97(16):0376-2491.

8. 秦新裕. 机器人手术系统在普通外科临床应用现状. 中国实用外科杂志,2016,36(11):1141-1143.

9. Tsung A,Geller DA,Sukato DC,et al. Robotic versus laparoscopic hepatectomy:a matched comparison. Annals of Surgery,2014,259(3):549-555.

10. Wakabayashi G,Cherqui D,Geller DA,et al. Recommendations for laparoscopic liver resection:a report from the second international consensus conference held in morioka. Annals of Surgery,2015,261(4):619-629.

11. 刘荣,尹注增,赵之明,等. 应用机器人手术系统行肝胆胰手术单中心 1000 例报告. 中国实用外科杂志,2017,37(3):288-290.

12. Troisi RI,Patriti A,Montalti R,et al. Robot assistance in liver surgery:a real advantage over a fully laparoscopic approach? Results of a comparative bi-institutional analysis. International Journal of Medical Robotics & Computer Assisted Surgery Mrcas,2013,9 (2):160-166.

13. Salloum C,Lim C,Malek A,et al. Robot-assisted laparoscopic liver resection:A review. Journal of Visceral Surgery,2016,153(6): 447.

第 六 章

机器人肝右前叶（Ⅴ、Ⅷ段）切除

一、概述

有关肝右前叶切除（肝Ⅴ、Ⅷ段切除）的文献报道较少，即使在开腹手术或腹腔镜手术中，文献中也较少有病例报道，这与肝右前叶的解剖结构特点有关。肝右前叶即肝Ⅴ、Ⅷ段，位于肝中静脉与右肝静脉之间，紧邻两大主要肝静脉。做到标准肝右前叶切除，需要全程显露两大肝静脉支，即右肝静脉与肝中静脉，因此，这就导致在手术中出血风险明显增加，且任何一支肝静脉受损，都会导致整体肝功能不良。如何做好术中解剖及有效止血，显得尤为重要。

笔者在进行机器人下肝右前叶切除时，手术前常规进行三维重建，判断右前叶肝蒂和两条肝静脉变异情况，设定合理的切线，减少不必要的损伤。手术中根据肝脏缺血区域设定预切线，结合荧光显影技术和腹腔镜超声探查来指导肝实质离断；在保证肿瘤足够切缘的前提下，适当在肝静脉表面保留一薄层肝实质，可以减少肝静脉损伤出血机会。

二、适应证

1. 肿瘤局限于肝右前叶内，即肝Ⅴ、Ⅷ段内，未侵犯其他各段肝脏。

2. 肝Ⅴ、Ⅷ段之间肿瘤，非局限于单一肝段内。

3. 肝肿瘤局限于肝右前叶内，且肝功能储备功能检测提示肝功能不全，需要进行较多肝组织保留。

4. 患者肝功能要求在 Child-Pugh 分级 B 级以上，其他脏器无严重器质性病变，余肝脏能够满足患者的生理需要。

5. 无上腹部复杂手术史；无腹水、黄疸，无严重肝硬化及门静脉高压症。

三、禁忌证

1. 肿瘤不局限于肝右前叶内。

2. 肿瘤侵犯第一肝门、下腔静脉或肝静脉根部，显露困难，不易控制出血。

3. 肿瘤合并肝内或远处转移、门静脉癌栓、肝门淋巴结转移或肿瘤边界不清。

4. 有上腹部复杂手术史，腹腔粘连严重。

5. 有严重肝硬化、腹水、黄疸，门静脉高压者，为相对禁忌证。

6. 肝功能分级 Child-Pugh C 级，或合并其他重要脏器功能不全。

7. 全身状况较差，难以承受较大手术和麻醉。

四、体位与穿刺孔布局

1. **体位**　患者采用头高脚低位，右侧适当抬高 45°～60°，小截石体位。

2. **穿刺孔布局**　机器人肝右前叶切除与机器人右半肝切除穿刺孔布局一样，手术所涉及的肝脏游离范围相同，因此，在进行肝右前叶切除时，不能仅按肝段的联合切除，而是应严格按照右半肝切除手术方式进行定位。机器人镜头观察法孔位于脐右侧 3～4cm，向脐下 3～4cm，可以根据患者体型情况，决定观察孔在脐下的距离,体型长者可以适当向上移动穿刺孔位置,体型较短小者向下移动穿刺孔位置,镜头进入腹腔后,必须保证镜头与肝最右叶最低下缘有一定距离。

助手穿刺孔位置位于肚脐的上方或下方,也要根据患者体型选定,体型较长者,助手孔位置位于脐下时,会导致助手器械难以协助显露及游离第二肝门位置,特别是在进行断肝过程中,常规吸引器难以到达手术区域,并可吸收夹或外科夹钳均不能到达靠近第二肝门区域,这给手术中的器械使用带来不便。

机器人 1 号臂与 3 号臂穿刺孔位于患者左侧,2 号臂位于患者右侧(图 6-1)。

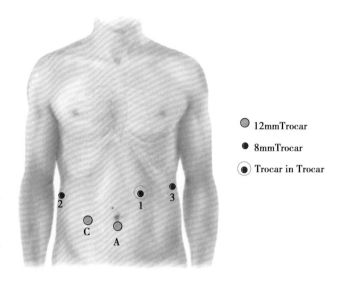

- ● 12mmTrocar
- ● 8mmTrocar
- ◉ Trocar in Trocar

图 6-1　机器人右前叶(Ⅴ、Ⅷ段)切除穿刺孔布局示意图

五、手术步骤

1. **机器人下探查**　建立各穿刺孔后,机器手臂安装完毕,进行镜下探查腹腔,明确腹腔内有无肝内转移及腹腔转移情况,明确肿瘤与第一肝门及第二肝门的关系情况,进行初步判断手术的可切除性情况。

2. **肝脏的游离**　明确机器人下可以进行肝右前叶切除后,按原手术预先计划,进行开展。肝脏的游离要充分,肝右前叶切除手术,复杂程度高于右半肝切除,在进行肝脏周围韧带游离中,要充分。

先行离断肝圆韧带、右三角韧带、冠状韧带、肝肾韧带等。解剖第二肝门,明确肝中静脉根部与肝右静脉根部。游离肝肾韧带,显露第三肝门,必要时进行结扎及离断部分肝短静脉。

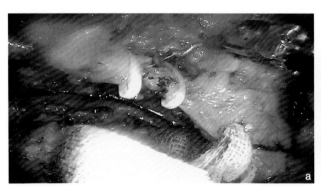

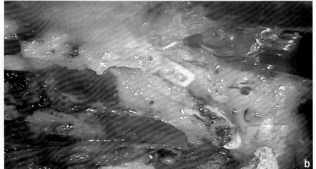

图 6-2　机器人下胆囊切除
a:胆囊管解剖及结扎、离断;b:胆囊动脉结扎及离断

游离右肝冠状韧带、三角韧带、肝肾韧带时,位置相对较高,可以采用电凝勾进行游离或者交换机器人手臂,1 号和 3 号手臂进行显露,2 号手臂超声刀进行游离及离断。

3. **右前肝门解剖及结扎**　解剖胆囊三角,游离及显露胆囊动脉、胆囊管等,分别给以结扎后离断(图 6-2),然后采用鞘内法解剖右肝肝蒂,显露右肝动脉及门静脉右支(图 6-3),沿右侧肝门,寻找肝右前叶入肝血流,解剖及结扎肝 Ⅴ、Ⅷ段入肝血流(图 6-4),明确肝右前叶缺血区域。也可以采用鞘外法解剖右前肝蒂,用吸引器或

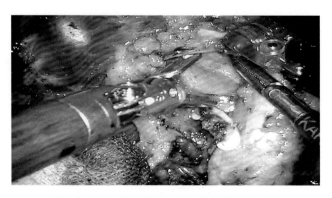

图 6-3　经右叶间裂进行解剖右肝静脉及动脉

CUSA 钝性分离肝门板，助手应用持针器从肝门分叉部向后方分离，自右后肝蒂腹侧穿出，应用血管夹夹闭观察缺血线范围来验证为右前叶肝蒂后，应用切割闭合器切断。

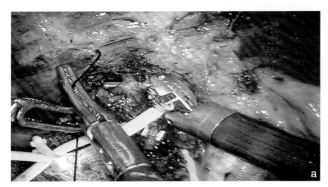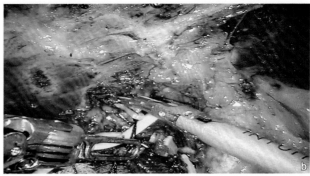

图 6-4　顺行解剖右前叶肝蒂
a：解剖右前叶肝蒂；b：结扎右前叶肝蒂及离断

解剖及游离肝右前叶肝蒂后，可以给以分别结扎后离断，或者在断肝实质中进行离断，但需要进行丝线结扎，外科夹或可吸收夹夹闭后，在后期切割闭合器离断肝脏始终时，会影响到闭合器的使用。

4. 肝脏实质离断　虽然进行选择性区域肝血流阻断，减少术中肝实质离断中，导致的肝创面出血，但仍存在着术中难以控制性出血情况，特别是在切除中，需要紧邻肝中静脉及右肝静脉，因此仍建议，做好经第一肝门预阻断带，必要时进行第一肝门、全肝门血流进行阻断。

解剖及结扎离断肝右前叶肝蒂后，能够明确肝右前叶缺血线（图 6-5），给以静脉注射吲哚菁绿后，机器人下显示肝右前叶缺血区域（图 6-6），给以沿缺血线，标记肝右前叶切除线。

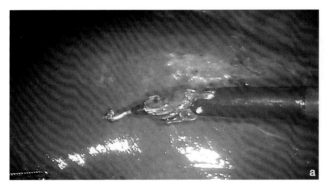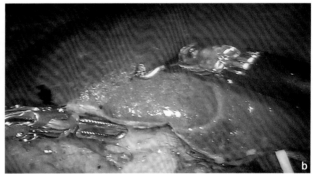

图 6-5　显露肝缺血区域
a：S5、S8 段与 S4 段间缺血线；b：S5、S8 与 S7、S6 间缺血线

肝脏实质的离断主要采用超声刀进行离断，或超声刀联合单极电凝进行肝实质离断。

沿肝右前叶左侧切除线，超声刀切开肝实质，逐步切开肝实质（图 6-7），右侧紧贴肝中静脉，沿肝中静脉头侧开始游离，并可以结合术中超声进行明确肝中静脉走行。

显露肝内肝中静脉分支至右前叶内分支，分别游离后给以外科夹夹闭，并离断肝中静脉至肝右前叶内分支（图 6-8）。肝脏 Ⅴ、Ⅷ段的静脉回流，部分是经过肝中静脉回流，肝Ⅳ段的静脉回流主要经过肝中静脉，因此在进行肝右前叶切除中，要注意保护好肝中静脉主干，防止肝中静脉损伤，导致肝Ⅳ段静脉回流障碍。

肝右前叶切除的右侧切除线，主要沿右肝静脉的走行，术中根据肝右前叶缺血线或结合术中荧光技术，进行肝右前叶右侧切缘的离断。离断方法与左侧切面相同，右侧肝右静脉至肝Ⅷ段分支约 2~3 支，给以结扎后，进行离断。

进行肝右前叶实质切开时，右侧切除面，超声刀可经过 1 号手臂改成 2 号手臂，进行肝实质离断，或者经过 1 号手臂与 2 号手臂交替离断方法。

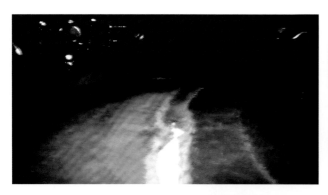

图 6-6　荧光显影下,标记右侧切线

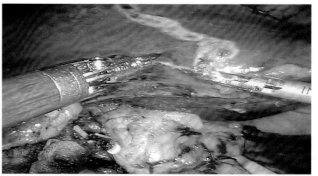

图 6-7　沿标记切线采用超声刀离开肝实质

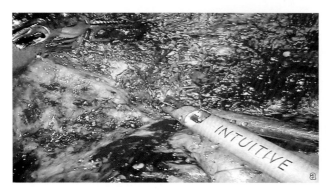

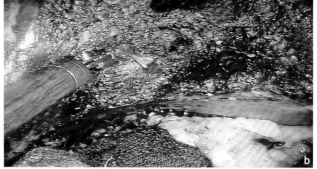

图 6-8　处理肝静脉分支

a:结扎肝 S5 段肝中静脉分支;b:解剖肝中静脉支 S8 段分支

右前叶肝蒂离断方法,可以在进行右前叶肝蒂解剖时进行离断,或先行结扎,阻断入肝血流后,再离断肝实质,显露右前叶肝蒂后,进行切割闭合器离断右前叶肝蒂。胆管仍建议进行肝实质内离断,防止因右前叶胆管变异导致的误伤(图 6-9)。

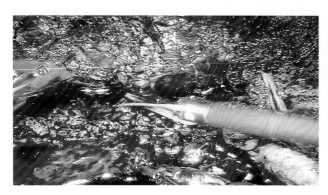

图 6-9　肝内进行解剖及结扎、离断肝右前叶胆管

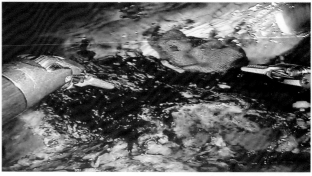

图 6-10　肝右前叶切除后,手术切面

　　5. 肝创面止血　机器人下肝右前叶切除,切除面较大(图 6-10),存在左侧切面及右侧切除面,且两者切面分别经过肝中静脉走行及右肝静脉走行,并存在较多静脉分支回流肝 V、VIII 段血流,因此,稍有分离及处理不当,会导致术中出血较多。肝断面活动性出血建议给以进行缝扎止血,静脉创面出血,可以给以创面止血纱布等,压迫止血,并结合氩气刀进行创面渗血止血处理,但断面仍不建议对拢缝合处理。

　　6. 引流管放置及标本取出　冲洗创面后,见无活动性出血及胆瘘情况,可以给以放置引流管,一般情况下,给以留置引流管 2 根,经肝断面放置后,由 2 号穿刺孔引出体外。标本置入内镜取物袋内后,经过助手孔扩大后,取出标本。

六、操作要点与技巧

1. **肝脏的游离**　机器人下肝右前叶切除,要充分游离,显露不良,导致手术进行困难,或可能直接导致手术失败。因此,在肝脏游离中,要充分游离肝周韧带,并要处理肝肾韧带,处理肝段静脉。

2. **肝血流阻断**　机器人下肝右前叶切除,可以进行选择性右前叶肝血流阻断,可沿右肝动脉及门静脉,进行显露肝右前叶入肝血流。但因肝右前叶切除中,紧邻肝中静脉及右肝静脉,因此,需要做好第一肝门的全肝血流阻断,减少术中出血情况。

3. **肝实质离断**　机器人下肝右前叶切除中,对于肝右侧切面的实质离断,因经1号手臂进行实质离断时,存在较大角度,离断困难,可以改2号机器人臂为主要操作臂,进行右侧切面的肝实质离断。

4. 手术过程中,要和麻醉医师做好配合,控制输液速度,必要时适当利尿,保证低中心静脉压和低肝脏血流灌注状态,以减少不必要的出血。

5. **肝断面止血处理**　肝静脉的回流成负压状态,因此建议,在手术操作中,动作要轻柔,必要时,可以保留肝静脉表面0.5cm肝实质,以减少牵拉撕扯,导致的静脉壁破裂出血情况。明确的静脉壁出血,可以进行镜下5-0 prolene线缝合止血处理。

七、常见术后并发症处理

1. **出血**　机器人下肝右前叶切除的出血风险主要集中在术中情况,特别是肝静脉的出血,导致肝中静脉或右肝静脉损伤引起静脉性出血,术后出血,可能为肝创面渗血,一般出血量相对较小,且给以保守治疗,均能取得良好效果。术中注意保护肝中静脉主干,若导致肝中静脉损伤,可能因Ⅳ段静脉回流障碍,导致创面持续渗血,要术中观察创面渗血情况,若持续渗血,建议行肝中静脉重建,若重建困难,必要时行联合机器人下Ⅳ段切除。

2. **胆瘘**　胆瘘发生几率相对较低,但要注意预防术中可能导致的胆管损伤,特别是右肝管损伤及右后胆管损伤情况,对于肝断面小胆管引起的胆瘘,以通畅引流为主,减轻胆道压力,必要时可以给以阿托品等药物,改善十二指肠乳头括约肌情况。

八、与常规腹腔镜手术比较

机器人下进行肝右前叶切除,能够方便解剖肝右前叶肝蒂,处理好入肝血流情况,并在肝脏实质离断过程中,采用荧光技术引导,进行精确的肝段切除。

肝右前叶切除,切除面较大,机器人下肝右前叶切除,能减少术中疲劳、手术时间长、过度劳累、手术操作欠精确等各方面的不足情况。因此复杂肝段切除,仍建议进行机器人下肝段切除。

腹腔镜下相比机器人肝右前叶切除,因切除范围广泛,且位置相对较高,切除困难,因此临床上较少有报道腹腔镜肝右前叶切除病例。

参 考 文 献

1. 杨开金,李建伟,陈健,等.腹腔镜解剖性肝段切除术治疗肝细胞癌的临床分析.第三军医大学学报,2016,38(10):1127-1132.

2. 陈钟,陈二林,唐伟东,等.完全腹腔镜肝Ⅶ段肿瘤切除术10例报告.中华腔镜外科杂志(电子版),2014,7(5):354-357.

3. Takasaki K. Glissonean pedicle transection method for he-patic resection:a new concept of liver segmentation. J Hepatobiliary Pancre-at Surg,1998,5:286-291.

4. Changku Jia,Haiyang Wang,Youke Chen,et al. Anatomic Liver Resection of Segments 6,7,and 8 by the Method of Selective Occlu-sion of Hepatic Inflow. Indian J Surg,2014,76(2):159-161.

5. Farantos C1,Arkadopoulos N,Vassiliu P,et al. Extrahepatic right portal vein ligation allows parenchyma-sparing en bloc resection of segments7,8 and 4a for liver tumors engaging the right and middle hepatic veins. Hepatobiliary Pancreat Dis Int,2015,14(5):539-542.

6. Magistri P,Tarantino G,Guidetti C,et al. Laparoscopic versus robotic surgery for hepatocellular carcinoma:the first 46 consecutive cases. J Surg Res,2017,217:92-99.

第 七 章

机器人肝右后叶（Ⅵ、Ⅶ段）切除术

一、概述

肝右后叶（Ⅵ、Ⅶ段）因解剖位置深在，位于右上腹部，肝脏膈面深部，前方有右侧肋弓等遮挡，手术中显露困难，开腹手术中，要进行肝脏周围韧带充分的游离及离断，并将右侧肝脏抬高，才能充分显露肝右后叶。因此，在进行腹腔镜肝右后叶切除手术时，要充分利用患者体位变动，从而改善腹腔镜中，对肝右后叶显露的不足。

机器人下进行肝右后叶切除时，因机器人手术中，患者体位固定，进行肝右后叶切除时，难以进行有效调整体位，这就需要在进行手术前，设计好患者体位，确保手术能够顺利进行。

肝右后叶与肝右前叶之间以右肝静脉主干为分界线，静脉的回流以右肝静脉为主，Ⅶ段肝静脉支相对粗大，一般1~2支肝静脉回流支，右肝静脉作为肝右后叶切除的标志性界线。部分的肝右后叶静脉回流经过肝短静脉，直接回流至下腔静脉，因此，在进行肝右后叶切除时，要充分游离第三肝门，离断肝短静脉。肝右后叶的入肝血流主要经过肝右后叶肝蒂供血，进行肝右后叶肝蒂的解剖，能有效控制肝右后叶血供情况。

笔者在进行机器人下肝右后叶切除中，充分体会到，患者体位及穿刺孔孔布局情况，做好肝周韧带的充分游离，为手术关键。手术中严格按照肝脏肝缺血线进行肝实质离断，同时注意结扎及离断第三肝门肝短血管支，减少撕扯导致的肝静脉出血情况。

二、适应证

1. 肿瘤局限于肝右后叶内，即肝Ⅵ、Ⅶ段内，未侵犯其他各段肝脏。
2. 肝Ⅵ、Ⅶ段之间肿瘤，非局限于单一肝段内。
3. 肝肿瘤局限于肝右后叶内，且肝功能储备功能检测，提示肝功能不全，需要进行较多肝组织保留。
4. 患者肝功能要求在 Child-Pugh 分级 B 级以上，其他脏器无严重器质性病变，余肝脏能够满足患者的生理需要。
5. 无上腹部复杂手术史；无腹水、黄疸，无严重肝硬化及门静脉高压症。

三、禁忌证

1. 肿瘤不局限于肝右后叶内。
2. 肿瘤侵犯第一肝门、下腔静脉或肝静脉根部，显露困难，不易控制出血。
3. 肿瘤合并肝内或远处转移、门静脉癌栓、肝门淋巴结转移或肿瘤边界不清。
4. 有上腹部复杂手术史，腹腔粘连严重。
5. 严重肝硬化、腹水、黄疸，门静脉高压者，为相对禁忌证。
6. 肝功能分级 Child-Pugh C 级，或合并其他重要脏器功能不全。
7. 全身状况较差，难以承受较大手术和麻醉。

四、体位与穿刺孔布局

1. **体位** 患者取左侧卧位，多数采用60°~90°，右上肢外展，并左侧腰部外展，充分显露左侧腹部手术区域。同时,采用头高脚低体位。

2. 穿刺孔布局 穿刺孔采用5孔法,观察孔取脐右侧4~5cm,根据患者体型情况,调整穿刺孔位于脐上下距离。1号穿刺孔与3号穿刺孔,位于患者左侧,2号穿刺孔位于患者右侧,助手孔位于患者脐上。机器人1号臂为主操作孔,多数取在脐上左侧锁骨中线内侧;机器人3号臂尽可能向左侧,位于左侧锁骨中线外侧,肋弓下3~4cm;机器人2号臂穿刺孔多数位于患者右侧腋中线位置,在肋弓下缘2~3cm。

五、手术步骤

1. 机器人下探查 建立穿刺孔,置入机器人手臂后,探查腹腔,明确腹腔内情况,探查肿瘤情况,肝表面能否观察到肿瘤情况,若难以明确肿瘤界线或肿瘤靠近右肝静脉,可以结合术中超声,进行术中探查,明确肿瘤与右肝静脉关系情况。

明确肝右后叶体积大小以及在腹腔内位置,是否相对更加深在,部分情况下,肝脏向右侧移位,给手术增加难度。

2. 肝脏游离 机器人下肝右后叶切除(Ⅵ、Ⅶ段)手术,游离要求更加充分,必要时进行第二肝门游离,并预先留置右肝静脉阻断带(图7-1、图7-2)。且要全面处理第三肝门,并结扎及离断部分肝短静脉情况。

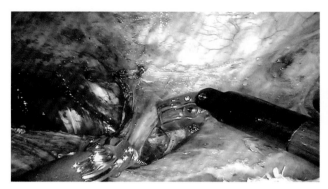
图7-1 解剖第二肝门,游离右肝静脉根部

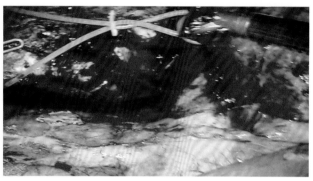
图7-2 预先留置右肝静脉阻断带,控制术中静脉出血

超声刀离断肝圆韧带,部分情况下,若能够充分向左侧翻转肝脏右后叶,可以不行肝圆韧带离断。离断右三角韧带、冠状韧带、肝肾韧带等,游离第三肝门,显露肝短静脉,结扎及离断部分肝短静脉支(图7-3)。

游离过程中,借助机器人3号手臂进行抬高右半肝,显露肝脏脏面,超声刀离断肝肾韧带,进行右侧冠状韧带游离(图7-4)及肝肾韧带等,可以进行机器人2号手臂为超声刀,进行肝周游离。

因超声刀无转换角度,进行第二肝门显露及右三角韧带、冠状韧带时,建议采用电凝钩进行解剖及分离。

3. 入肝血流阻断 机器人下肝右后叶切除时,进行肝右后叶肝门解剖,采用选择性肝血流阻断技术,进行区域性肝血流阻断。

解剖右肝动脉及门静脉右支(图7-5),沿右肝动脉及门静脉右支进行解剖显露右后侧门静脉支及右后叶

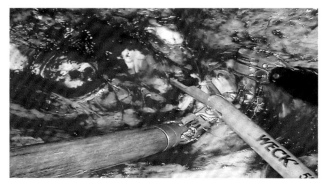
图7-3 游离第三肝门后,结扎及离断肝短静脉支

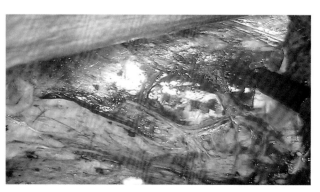
图7-4 游离右侧冠状韧带

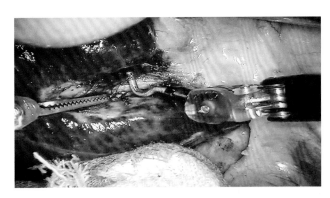

图7-5　经右侧叶间裂,寻找右肝蒂及右后叶肝蒂

肝动脉支,分别给以结扎后离断(图7-6)。

术中解剖右肝动脉,在进行肝右后叶切除中,可以采用区域性肝血流阻断,但因机器人下肝右后叶切除,创面较大,仍存在较多出血风险,因此,需要进行全肝血流阻断。为减少对整体肝脏功能的影响,特别是对于存在相对较为严重的肝硬化情况,如 Child-Pugh B/C 等进行切除时,可以选择性进行单纯右肝血流阻断,从而减少对整体肝功能的影响。

在进行机器人下肝右后叶切除时,建议进行右侧肝动脉及门静脉右支的完整解剖,并做好预阻断。

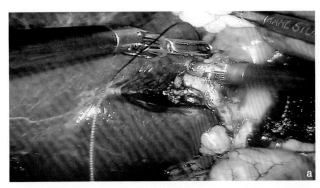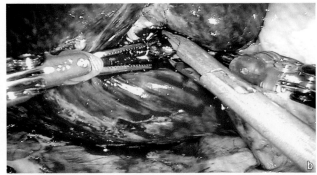

图7-6　解剖及结扎右后叶肝蒂
a:解剖右后叶肝蒂;b:结扎右后叶肝蒂

4. 肝切除线的制定及荧光显影　机器人下进行右后叶肝门解剖,进行选择性阻断肝右后叶肝门后,能够明确肝脏右后叶缺血线(图7-7),但多数情况下,因肝右后叶位置偏右侧,位置较深,缺血线相对靠近右侧,在肝脏实质离断过程中,容易导致切面的偏移,因此,建议在条件允许的情况下,采用术中吲哚菁绿显影技术,协助标记肝脏实质离断切除平面(图7-8)。

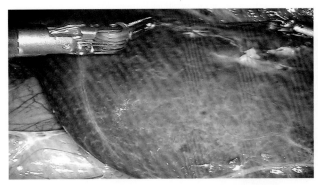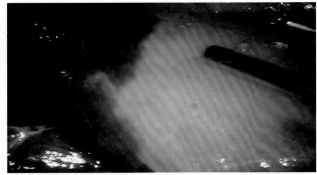

图7-7　结扎右后叶肝蒂后,明确肝脏缺血线　　　图7-8　采用荧光显影技术,显示缺血区域与正常肝之间的界限

5. 肝实质离断　机器人下以超声刀肝实质离断方法为主,还可选用其他器械,如 CUSA 等。肝实质离断方法,需要助手进行肝实质离断,因此相对困难。同时,我们结合直线切割闭合器肝实质离断方法,能有效提高肝实质的离断效率。特别是在于肝门解剖结构未完全明确的情况下,如在进行机器人下肝右后叶切除中,未明确右后叶肝门,未进行肝血流阻断情况,但要明确肿瘤边界,可以采用超声刀将肝实质切开,大致显露肝右后叶肝蒂后,进行直线切割闭合器离断,但需要进行全肝门血流阻断的配合。

机器人下建议行解剖性肝右后叶切除,沿肝缺血线(图 7-9),以超声刀离断肝实质,逐步切开肝脏实质,肝内细小管道,如肝静脉等,采用超声刀离断,双极电凝止血相配合方法,进行肝实质离断;右后叶肝内 Glisson 蒂以外科夹或可吸收夹夹闭后离断。

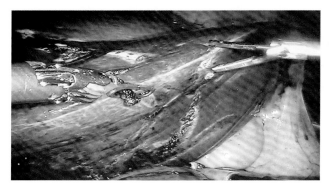

图 7-9　超声刀沿肝缺血线进行肝实质切开

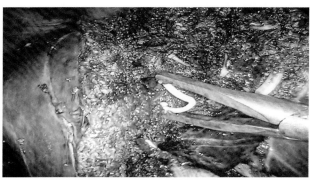

图 7-10　肝实质内游离及结扎处理 S6 段肝静脉支

机器人下显露右肝静脉,沿右肝静脉进行肝实质离断,结扎及处理肝Ⅵ、Ⅶ段肝静脉支(图 7-10,图 7-11),完整离断肝实质。必要时可以进行术中定位右肝静脉走行,防止导致右肝静脉损伤,引起出血(图 7-12)。

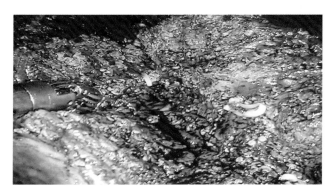

图 7-11　肝实质内游离及结扎处理 S7 段肝静脉支

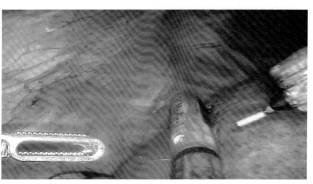

图 7-12　术中超声协助明确右肝静脉走行

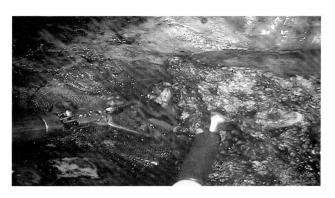

图 7-13　肝创面氩气刀进行止血

机器人肝实质离断中,充分发挥机器人 3 号手臂的显露作用,将肝脏充分向左侧翻转,并调整为机器人 2 号手臂为主操作手臂,进行肝实质离断。

6. **断面止血**　机器人肝右后叶切除断面止血,在进行解剖性肝右后叶切除中,一般在肝实质离断过程中,采用超声刀与双极电凝相结合的方法,肝实质离断与肝创面止血同时进行,但要注意在肝实质离断中,对于相对较为粗大的肝静脉支要用外科夹夹闭处理。创面渗血可以给以氩气刀进行止血处理(图 7-13)。

7. **标本取出及引流管放置**　切除标本置入内镜取物袋内,经过助手孔扩大后取出(图 7-14)。创面给以留置 1~2 根引流管,根据创面渗出情况选择(图 7-15)。

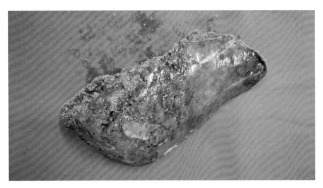

图 7-14　切除后标本

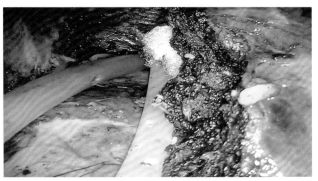

图 7-15　创面止血后效果及留置腹腔引流管

六、操作要点与技巧

1. 机器人下肝右后叶切除的难点,在于肿瘤的显露,而调整一个合理的体位,能有效改善手术中,对于右后叶切除中,肿瘤的显露或者是切除线的显露。且机器人下手术,患者体位固定,不方便再次在术中进行体位调整,因此术前要充分设计好患者体位。

一般情况下,我们建议最合理的切除平面应该是将肝右后叶切除的切除线调整到水平面上,或者在机器人 1 号或 2 号手臂切除平面上,因 1 号手臂与肝右后叶切除平面成角度较大,因此,尽可能将 2 号手臂的走行与肝右后叶切除平面平行。

2. 机器人下肝右后叶规则性切除难度较大,主要为显露问题。开腹手术下,可以在进行右侧肝脏充分游离后,以肝脏面垫纱布的方法抬高,但机器人下,因穿刺孔太小,置入纱布困难,因此要充分利用好机器人 3 号手臂,使其能够起到开腹手术下纱布的作用。

在显露中,可以采用机器人 3 号手臂抬高肝右后叶,或者向左侧充分牵拉肝圆韧带,从而充分抬高右半肝。

3. 机器人下肝脏实质的离断,因 1 号手臂与肝切除面成角度较大,采用机器人 1 号手臂为超声刀,离断肝实质,相对较为困难,因此建议改为 2 号手臂,或者机器人 1 号手臂与 2 号手臂相结合的方法进行。

机器人下手术,要能够进行左右手互换,都是优势手最好,多数人以右侧手为优势手,改为左侧手为主刀手,操作困难,可以调整机器人控制台,改成左右手操作对换。

4. 机器人下肝右后叶切除,进行规则性肝右后叶切除(Ⅵ、Ⅶ段切除)时,要充分游离右半肝,严格按照机器人右半肝切除进行游离,因该部位手术显露困难,游离不充分时,手术中创面出血,显露更加困难,可能导致手术失败或者其他严重后果。

七、常见术后并发症处理

1. **出血**　术后出血为肝切除常见的主要并发症,机器人下肝右后叶切除发生出血的几率相对较低,主要的出血为肝静脉出血,多数保守治疗均为有效。临床表现为术后引流管内引流出暗红色血性引流液,经给以积极止血药物处理,3 天内均能有效止血。注意在部分并发感染情况下,存在肝断面出血时,止血相对困难,建议适当给以腹腔内冲洗,改善创面微生物环境,能起到很好效果。

2. **胆漏**　胆漏的发生与肝断面小的胆管结痂后,再次开放有关,迟发性胆漏会影响到肝创面愈合,特别注意患者拔出腹腔引流管后,再次出现腹腔内胆漏情况。术后患者出现发热情况,注意肝断面渗出液的性状,特别是积液位于膈肌下方时,患者会出现持续性呃逆现象。

八、与常规腹腔镜手术比较

机器人下进行肝门解剖更为精细,因此在进行肝右后叶切除(Ⅵ、Ⅶ切除)时,规则性肝切除的成功率较腹腔镜下进行肝右后叶切除几率明显增加。同时也要注意到,腹腔镜下进行肝右后叶切除时,患者体位可以随时进行变动，以达到手术要求体位情况，从而满足手术需要，提高手术切除成功率。但机器人下体位相对固定后，不便于进行体位变动。

　　机器人下肝右后叶切除中，肝实质离断，多数只能采用2号手臂进行离断，且1号手臂切除线难以与肝实质离断切面成一直线，但腹腔镜下，进行肝右后叶切除时，多数调整体位至主刀右手主操作孔与肝实质切面相同，便于肝实质离断。

参 考 文 献

1. Ishizawa T，Saiura A，Kokudo N. Clinical application of indocyanine green-uorescence imaging during hepatectomy. HepatoBiliary Surg Nutr，2016，5（4）：322-328.

2. Ishizawa T，Fukushima N，Shibahara J，et al. Real-time identi cation of liver cancers by using indocyanine green uorescent imaging. Cancer，2009，115：2491-2504.

3. Daskalaki D，Fernandes E，Wang X，et al. Indocyanine green（ICG）uorescent cholangiography during robotic cholecystectomy：results of 184 consecutive cases in a single institution. Surg Innov，2014，21：615-621.

4. Cho JY，Han HS，Yoon YS，et al. Feasibility of laparoscopic liver resection for tumors located in the posterosuperior segments of the liver，with a special reference to overcoming current limitations on tumor location. Surgery，2008，144：32-38.

5. Yoon YS，Han HS，Cho JY，et al. Total laparoscopic liver resection for hepatocellular carcinoma located in all segments of the liver. Surg Endosc，2010，24：1630-1637.

6. Heemskerk J，van Gemert WG，de Vries J，et al. Learning curves of robot-assisted laparoscopic surgery compared with conventional laparoscopic surgery：an experimental study evaluating skill acquisition of robot-assisted laparoscopic tasks compared with convention-al laparoscopic tasks in inexperienced users. Surg Laparosc Endosc Percutan Tech，2007，17：171-174.

第 八 章

机器人左半肝(Ⅱ、Ⅲ、Ⅳ段)切除术

一、概述

机器人半肝切除对比腹腔镜半肝切除、开腹半肝切除,有着明显优势,机器人肝切除,能够有效避开腹腔镜肝切除中手术器械的诸多局限性。我们在腹腔镜肝切除中,在解剖性肝切除基础上进行摸索,探索出模式化肝切除,简化了腹腔镜肝切除的步骤,但要求术者对肝内解剖熟悉程度较高。在进行解剖性肝切除中,因肝内交通管道较多,手术中,对于出血控制相对困难,因此,严格地按肝内外解剖结构进行肝切除为手术的难点。

机器人下半肝切除,能够进行精细的解剖、游离等操作,其在解剖性肝切除中,有着明显的优势。机器人左半肝切除是一种规则性肝脏切除术,通常需要仔细解剖第一肝门,结扎离断肝的流入管道,以减少断肝时出血,但机器人左半肝切除术同时有其自身特点,对于出肝血流可以利用阻断带进行预先阻断,也可选择分离后与肝实质一起离断。

二、适应证

1. 病变位于 Couinaud Ⅱ、Ⅲ、Ⅳ 段。

2. 病变侵犯范围不影响第一肝门、第二肝门正常解剖,或未侵犯血管主干根部,良性病变通常不超过15cm,恶性肿瘤通常不超过10cm,囊性肿瘤大小可以适当放宽,主要根据患者腹腔内空间情况,可以适当调整肿瘤大小。

3. 肝功能 Child-Pugh B 级以上。

4. 活体肝移植供肝切取。

三、禁忌证

1. 病变侵犯下腔静脉或肝静脉根部。

2. 肝恶性肿瘤合并肝内转移、门静脉癌栓、肝门淋巴结转移或肿瘤边界不清。

3. 既往上腹部手术史致腹内粘连严重、严重肝硬化、门静脉高压者,为相对禁忌证。

4. 肝功能分级 Child-Pugh C 级。

5. 其他重要脏器功能不全。

6. 病变第一和第二肝门,影响其暴露和分离。

以上适应证和禁忌证并不是绝对的,在实际操作过程中应该灵活掌握,如适应证中一般恶性肿瘤不应超过10cm,但外生性肿瘤一般不影响肝门解剖,故即使超过10cm也可以作为适应证,然而位于第二肝门附近的肿瘤紧贴肝静脉根部,即使只有5cm也应视为禁忌证。囊性肿瘤吸尽囊液后肿瘤大幅缩小、血管瘤等良性肿瘤取标本时可以将标本粉碎,无需延长切口,因此手术适应证可以适当放宽。而恶性实体瘤对于阴性切缘的安全距离有一定要求,同时切口也需延长至标本最小径的2/3,病灶切除难度和切口长度均限制了恶性肿瘤的适应范围,因此,恶性疾病的适应证应该从严。

四、体位与穿刺孔布局

通常取平卧位,头高脚低,左侧抬高或平卧位,若左侧肝脏相对肥大,建议左侧适当垫高体位,仍采用小截石位,具体角度可以根据具体情况调整。Trocar 布局主要以脐为中心,大 C 型展开。机器人 1 号手臂为超声刀或电凝钩,2 号手臂为双极电凝,3 号手臂为无创抓钳(图 8-1)。

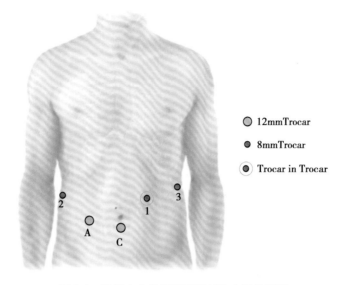

图 8-1　机器人左半肝切除穿刺孔布局示意图

五、手术步骤

1. **腹腔探查**　探查腹腔、肝脏及邻近脏器,如为恶性肿瘤,需要探查肿瘤部位、大小、数目,肝门淋巴结是否肿大,肝硬化程度,肝表面有无转移灶,肿瘤是否与周围脏器粘连,是否存在腹壁、腹膜及盆腔等远处转

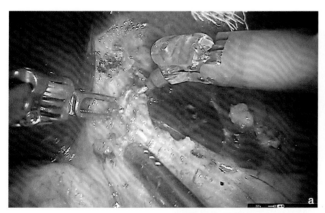
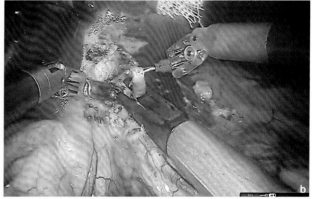
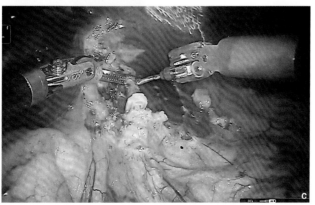

图 8-2　左肝动脉处理
a:解剖第 1 肝门,游离左肝动脉;b:结扎左肝动脉;c:离断左肝动脉

移等。如有必要，可以使用术中腔镜超声进一步仔细探查肿瘤的位置、大小、边界及其血供，协助判断肿瘤切除的可能性和选择可行的手术方案。

2. **肝门解剖及左肝入肝血流阻断**　机器人下行左半肝切除，建议先行肝门解剖，处理肝门管道，结扎及离断入肝血流。机器人3号操作臂牵拉肝圆韧带，展露第一肝门。

电凝钩先行解剖胰腺上缘，解剖8组淋巴结，显露肝总动脉，沿肝总动脉顺行，解剖肝固有动脉，至左右肝动脉，解剖出左肝动脉（图8-2）。外科夹夹闭左肝动脉，并超声刀直接离断左肝动脉，远端可以不予结扎。结扎及离断左肝动脉后，后方可以解剖及显露门静脉左支，以电凝钩游离及解剖后，1号手臂换机器人下持针器，绕门静脉左支，根据情况选择以丝线结扎或外科夹夹闭（图8-3），若肝实质离断及第一肝蒂离断采用直线切割闭合器，建议给以行丝线结扎处理，防止外科夹夹闭后，导致无法采用闭合器进行肝实质离断。

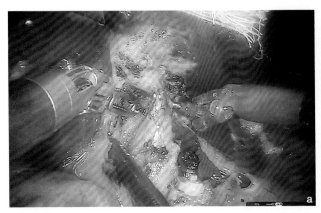
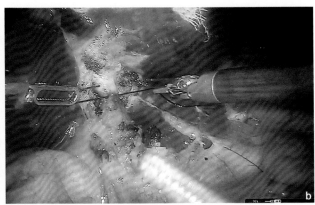

图8-3　门静脉左支的处理
a：游离门静脉左支；b：结扎门静脉左支

处理肝蒂时，应当首先离断左肝动脉，处理门静脉时，如果采用闭合器离断肝蒂，可以给予缝扎阻断，而不需要先行离断。由于肝外胆管常有变异，如右后支胆管可能汇入左肝管，因此不建议在肝外分离胆管，而应当采用闭合器在肝蒂内一并离断，保证安全。

3. **肝周韧带游离顺序**　机器人左半肝切除与腹腔镜左半肝切除游离顺序基本相同。解剖及结扎、离断左肝动脉、门静脉后，先行超声刀离断肝圆韧带、镰状韧带、左冠状韧带及部分右冠状韧带、左三角韧带、肝胃韧带（图8-4、图8-5、图8-6）。

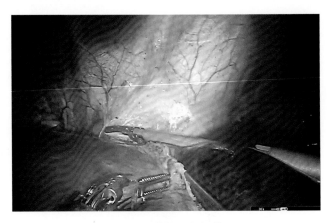

图8-4　游离三角韧带

机器人下肝脏周围韧带离断时，肝圆韧带、镰状韧带离断建议采用超声刀离断，因第二肝门位置较高，采用机器人下超声刀离断，角度较小，难以显露第二肝门部韧带结构，建议在进行肝周韧带游离时，以电凝钩游离为主，电凝钩可以多角度调整，游离较超声刀明显便利。

在游离过程中应当切开部分右冠状韧带，部分游离右肝有利于左半肝向右侧翻转。游离肝胃韧带的游离范围应上至左肝静脉根部，下至打开文氏孔。肝胃韧带游离的游离程度直接影响后续断肝过程中切割闭合器是否能够通过。

4. **第二肝门的显露与流出管道的解剖与控制**　对于肝静脉的处理，可以根据肿瘤大小来决定。如肝静脉出血可能较小，建议适当游离肝静脉至暴露根部。但若术前预计存在出血风险时，应将左肝静脉结扎后阻断。机器人下进行肝静脉解剖相对腹腔镜下肝静脉解剖容易，采用电凝钩，游离肝静脉周围组织，显露左肝静脉根部（图8-7）。

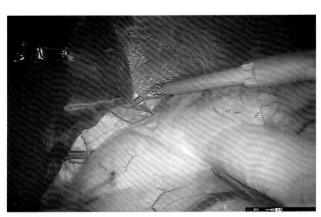

图 8-5　游离冠状韧带

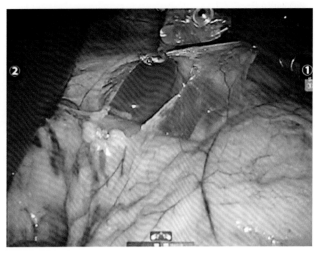

图 8-6　离断肝胃韧带

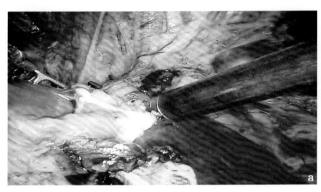
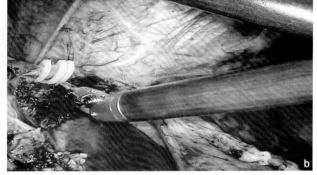

图 8-7　左肝静脉的解剖与结扎
a:解剖左肝静脉;b:结扎左肝静脉

　　解剖第二肝门游离出左肝静脉,如此时结扎,注意避免使用 Hemolock 或可吸收夹,因其夹闭会影响后续闭合器离断,因此应采用丝线结扎。亦可以用丝线或尿管预阻断,待肝实质离断至第二肝门时将左肝静脉与肝实质一并用切割闭合器离断。

　　机器人下解剖精细,可给以解剖及游离左肝静脉,预先阻断左肝静脉,控制出肝血流情况。机器人下左半肝切除,可以采用解剖性左半肝切除或模式化左半肝切除,进行解剖性左半肝切除时,需要行左肝静脉解剖及游离;模式化左半肝切除时,第二肝门游离,可不予解剖及离断左肝静脉,采用直线切割闭合器,连同部分肝实质,进行离断(图 8-8)。

　　在闭合左肝静脉时,应结合术前阅片和术中的仔细观察,注意有无肝中静脉与左肝静脉共干的情况,以免损伤肝中静脉。左半肝切除后,要观察残留肝脏有无瘀血情况,必要时采用术中超声排除肝中静脉损伤。

　　在用闭合器离断左肝静脉时,有时可能出现因闭合器未完全咬合左肝静脉,导致左肝静脉未完全闭合引起出血,此时可以左手持分离钳夹住左肝静脉控制出血,右手持可吸收夹夹闭左肝静脉后再行离断。

　　5. 肝实质的离断　机器人下肝实质离断与腹腔镜下离断方法基本相同,我们采用模式化左

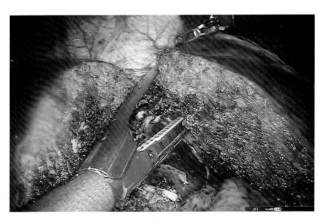

图 8-8　直线切割闭合器离断左肝静脉

半肝切除方法。

左半肝入肝血流阻断后,可以明确左半肝缺血线,根据缺血线,制定肝实质离断切面(图8-9)。部分情况下,可能因左右半肝实质在阻断左肝血流后,缺血线不明显,可以采用荧光显影技术,进行标定左半肝切除线(图8-10)。

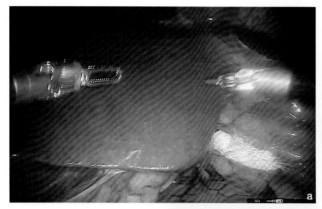
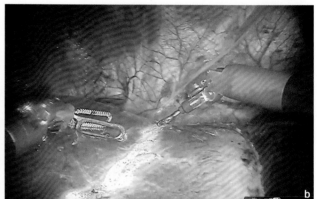
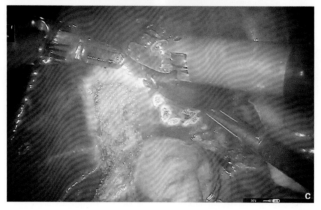

图8-9 肝实质离断切线标记
a:显示肝缺血线;b:肝膈面标记切除线;c:脏面标记切除线

超声刀沿缺血线将肝实质切开,至左侧半肝肝蒂(图8-11),以直线切割闭合器离断左半肝肝蒂(图8-12)。左半肝切除中,左右半肝内较少有交通静脉血管支,因此,可以采用超声刀尽可能将左半肝切除切面实质离断。离断肝实质至第二肝门处,再次以切割闭合器,将左肝静脉离断。离断中,注意适当相左侧偏转切割闭合器,防止肝中静脉共干时,导致肝中静脉损伤或肝静脉根部损伤等。

采用切割闭合器离断肝实质方法,注意在肝断面上,尽可能减少外科夹、可吸收夹等的应用,防止在直线切割闭合器应用过程中,导致直线切割闭合器损坏。

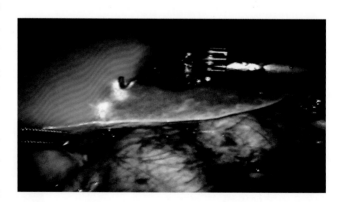

图8-10 荧光显影左右半肝切线

机器人左半肝切除,肝实质断离,若左半肝体积相对较小,可以沿肝中静脉,经头侧入路肝实质离断。

6. 肝断面止血 肝断面活动性出血根据情况不同有不同处理方法,少量渗血可以采用双极电凝止血处理或者氩气刀、电凝钩止血处理(图8-13),非动脉性的小的活动性出血,采用百克钳止血效果很好,对于动脉性出血或肝静脉破裂出血,应采用夹闭法或缝合法处理。

7. 标本取出 将标本装入一次性取物袋,取脐部穿刺孔延长后,标本完整取出;并立即切开标本检查切

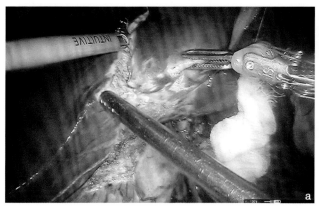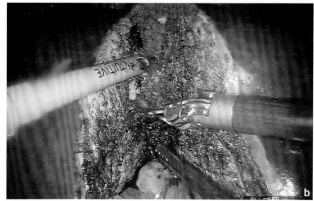

图 8-11　**肝实质离断**
a：超声刀沿肝实质切开；b：超声刀切开肝实质至左肝蒂

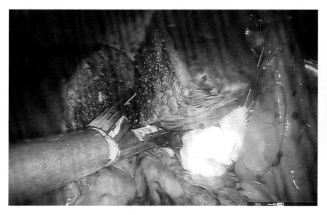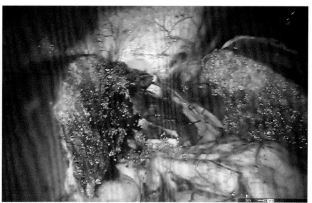

图 8-12　**直线切割闭合器离断左肝蒂**　　　　　图 8-13　**左半肝切除创面**

除肿瘤是否完整，切除范围是否达到根治标准，必要时送术中冰冻病理活检进一步证实。

8. 冲洗腹腔及放置引流管　将引流管放置在左肝断面达脾窝处，由右侧穿刺孔引出体外。根据术中肝脏创面情况，决定是否放置引流管数目，应当杜绝因为麻烦而少放或不放置引流管。

六、操作要点与技巧

1. 机器人左半肝切除时应注意 2 号机械臂操作孔位置。2 号穿刺器位置既要使得方便地游离肝脏并且离断肝实质，也要有利于进入闭合器，最好能保证穿刺器与肝脏断面在同一斜面上，可以采用 Trocar in Trocar 的方法。

2. 肝脏周围韧带应当进行彻底地游离，尤其是肝胃韧带，上缘要到左肝静脉根部，下缘到文氏孔。彻底游离一方面能够更好地显露左肝静脉，在闭合器离断时，能够避免损伤肝中静脉及下腔静脉；另一方面，闭合器离断左肝肝蒂时，闭合器能够顺利通过肝脏脏面。

3. 机器人左半肝切除术应当解剖第一肝门，并预先处理肝脏的流入管道。此时，左肝门静脉干可能发出一些左尾状叶门静脉支，应当给予预结扎处理。此外，对于左肝胆管建议不进行预先离断，因胆管肝外变异相对多见，在肝内用闭合器离断相对安全。

4. 闭合器离断左肝静脉时，一方面要注意将闭合器适当向左侧偏移，以免闭合过程中损伤肝中静脉。另一方面，要注意闭合器前端未夹住膈肌及膈下静脉等结构。

5. 肝脏断面止血，一般采用氩气刀或百克钳等器械即可，但对于明确活动性出血，特别是动脉性出血，建议还是以 Prolene 线缝合更为确切。

七、常见术后并发症处理

1. **术中出血**　术中出血是机器人肝切除失败的主要原因,控制出血是手术成功的关键。出血应以预防为主,断肝前确切离断流入管道,可减少灌注性出血,而预先阻断左肝静脉可以减少反流性出血。对于肝内较大的管道,可采用 Hemolock 夹或可吸收夹夹闭。而小的出血一般使用百克钳电凝或氩气刀喷凝即可完成止血。

2. **CO_2 气体栓塞**　CO_2 气体栓塞简称气栓,指的是肝静脉破损时高压的 CO_2 气体随肝静脉大量进入心脏,从而引起气体栓塞甚至死亡等严重后果。尽量避免肝外静脉的分离以及肝脏创面较大肝静脉分支的损伤可以减少肝静脉开放的机会。

3. **胆漏**　胆漏量少且局限,则保持引流管通畅经保守治疗一般可痊愈,如胆漏量大甚至弥漫到全腹腔,则可能是肝管损伤或生物夹脱落引起,需行手术探查进一步处理。

4. **肿瘤腹腔及腹壁种植**　术中无瘤操作技术十分重要,时刻注意减少对肿瘤的挤压,同时采取降低气腹压力、应用标本袋,热蒸馏水冲洗腹腔等措施可有效降低肿瘤种植和转移的发生率。

八、与常规腹腔镜手术比较

机器人左半肝切除术是来源于常规腹腔镜左半肝切除术的一种手术方式。目前已有多项研究表明,机器人肝脏切除术与腹腔镜肝脏切除术在临床疗效、手术安全性等指标上无明显差异,由于机械手臂的灵活度高,其在第一肝门解剖、血管分离与阻断及肝脏游离过程中相对于常规腹腔镜操作优势明显,但对助手要求更高,尤其是对第一肝门和第二肝门应用切割闭合期离断时的角度选择。肝脏离断的过程基本相同,对于需要缝合止血的操作,机器人手术有更明显的灵活优势。

参 考 文 献

1. Qiu J, Chen S, Chengyou D. A systematic review of robotic-assisted liver resection and meta-analysis of robotic versus laparoscopic hepatectomy for hepatic neoplasms. Surgical endoscopy, 2016, 30(3):862-875.

2. Kingham TP, Leung U, Kuk D, et al. Robotic Liver Resection: A Case-Matched Comparison. World journal of surgery, 2016, 40(6): 1422-1428.

3. Lee KF, Cheung YS, Chong CCN, et al. Laparoscopic and robotic hepatectomy: experience from a single centre. ANZ Journal of Surgery, 2016, 86(3):122-126.

4. Yu YD, Kim KH, Jung DH, et al. Robotic versus laparoscopic liver resection: a comparative study from a single center. Langenbeck's archives of surgery, 2014, 399(8):1039-1045.

第 九 章

机器人右半肝（Ⅴ、Ⅵ、Ⅶ、Ⅷ段）切除术

一、概述

右半肝切除术因其复杂的手术过程和术中离断肝实质时较大的手术切面,因有潜在大出血的风险,所以在微创外科手术中未能很好地广泛开展。机器人下进行右半肝切除,进行肝周韧带游离,翻转及显露肝周韧带时,以机器人3号臂进行协助显露。

近年来,达芬奇机器人手术系统由于其放大的高清晰三维成像系统、7个自由度的内腕式器械、术者手部震颤滤除等优点,在微创外科领域迅速发展。机器人右半肝切除术也日渐增多并显示出比腹腔镜右半肝切除术更强的适用性。

二、适应证

1. 病变位于 Couinaud Ⅴ、Ⅵ、Ⅶ、Ⅷ段。
2. 病变大小以不影响第一、第二肝门的解剖根部或主干血管为准,良性病变最好不超过15cm,恶性肿瘤不超过10cm,结直肠癌转移的患者,肝脏无基础疾病,不需增加额外的切口取标本可适当放宽;囊性肿瘤在减压后可明显缩小,血管瘤等良性病变在控制血流后可明显缩小、变软,取标本时可以将标本粉碎,无需延长切口,因此可以适当放宽手术适应证。
3. 患者肝功能分级应在 Child-Pugh 分级 A 级以上,其他脏器无严重器质性病变,肝功能储备良好。
4. 活体肝移植供肝切取。

三、禁忌证

1. 病变已侵犯下腔静脉或肝静脉根部者。
2. 肝脏病变较大,影响第一和第二肝门暴露和分离者。
3. 肝癌合并肝内转移、门静脉癌栓、肝门淋巴结转移或肿瘤边界不清者。
4. 有上腹部手术史且腹内粘连严重、严重肝硬化、门静脉高压者。
5. 肝功能分级 Child-Pugh B、C 级,或其他重要脏器功能不全者。

四、体位与穿刺孔布局

1. **体位** 患者麻醉成功后取小截石位。
2. **穿刺孔布局** 于脐上或脐下 Veress 气腹针穿刺建立 CO_2 气腹(12~14mmHg),放置直径 12mm 的 trocar(助手操作入路),并置入摄像镜头。然后,分别于腹部左、右上象限左锁骨中线、右锁骨中线肋缘下 2~4cm 处穿刺放置直径 8mm trocar(机械臂Ⅰ与机械臂Ⅱ)。再于助手孔与 2 号机械臂穿刺孔间的脐右旁放置直径 12mm trocar(抓取摄像臂)。于右腋中线放置直径 8mm trocar(机械臂Ⅲ)。各 trocar 孔以手术靶区为中心呈弧形分布,间距≥6~8cm,以避免机械臂碰撞。

退出摄像镜头,摆放患者头侧抬高 20°~30° 的反 Trendelenburg 位。机器人塔车位于患者头部正上方推入、固定。安装机械臂(图 9-1、图 9-2)。

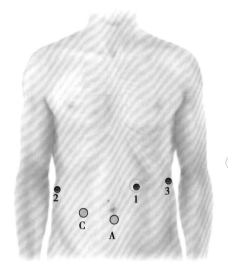

○ 12mmTrocar

● 8mmTrocar

◉ Trocar in Trocar

图 9-1 机器人右半肝切除穿刺孔布局图

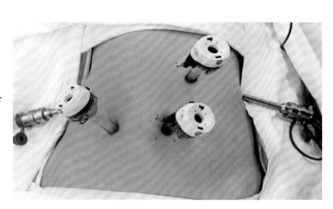

图 9-2 机器人右半肝切除穿刺孔布局

五、手术步骤

1. **腹腔探查** 右半肝体积较大,位置深,右尾叶的处理有一定的难度,因此,腹腔镜下进行右半肝切除相对左半肝开展缓慢。进行右半肝切除前,建立好各穿刺孔及置入机器人手臂后,先行探查腹腔,明确肿瘤是否侵犯胸、腹壁、膈肌及结肠等,探查完成后初步评估能否通过机器人完成手术。

2. **胆囊切除** 提起胆囊壶腹部,切开胆囊颈前浆膜,仔细解剖胆囊三角,游离出胆囊管,距胆总管0.5cm予生物夹夹闭后剪断,解剖出胆囊动脉,上生物夹后剪断。牵起胆囊管断端,将胆囊从胆囊床完整剥离。

3. **第一肝门解剖及入肝血流的控制** 笔者所在团队倾向于使用鞘内解剖法来处理第一肝门。切除胆囊后,3号机械臂协助将肝脏向上抬起,显露第一肝门,电凝钩或超声刀进行肝门解剖。通常在比较浅表的位置解剖出右肝动脉,以外科夹夹闭,超声刀进行离断右肝动脉(图9-3)。然后在其深面解剖出门静脉右支,注意避免损伤门静脉右支背侧发出的右尾状叶门静脉支,以电凝钩或针持游离门静脉右支,并给以丝线先行结扎门静脉右支后,再行外科夹或可吸收夹夹闭门静脉右侧支主干(图9-4)。

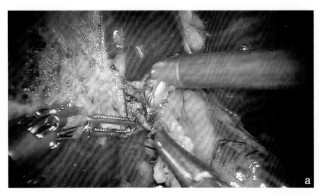

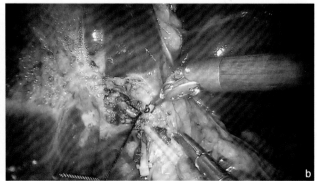

图 9-3 **右肝动脉解剖与结扎**
a:解剖右肝动脉;b:结扎右肝动脉

部分情况下,门静脉右支较宽,难以进行外科夹直接夹闭,可以机器人下进行缝扎两端处理。结扎后,可暂不离断门静脉右支,在肝实质离断过程中,于实质内进行门静脉右侧支离断。右侧肝管,可以经肝外游离后,给以结扎及离断,也可以经肝实质内离断。因胆管变异情况较多,术前未能明确胆管走行情况,可以经肝实质内进行胆管离断。

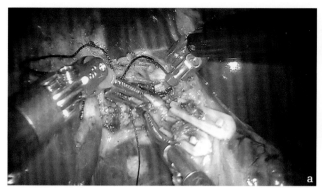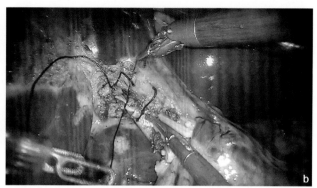

图 9-4　门静脉右支解剖与结扎
a:解剖门静脉右支;b:结扎门静脉右支

机器人下进行肝门解剖,游离右肝动脉及门静脉时,注意尽可能采用 2 号机械臂的无损伤抓钳夹持血管周围组织,切莫夹持血管壁,因机器人下无力反馈情况,机器人臂夹持血管,特别是夹持动脉血管壁后,会导致内膜断裂,从而引起术后出血风险情况。

笔者团队自 2009 年起在国内提出模式化右半肝切除的概念,建议先阻断目标肝段入肝血流,再游离肝脏,以防止恶性肿瘤通过门静脉向对侧肝脏转移。在阻断右肝动脉及右门脉后,肝脏表面通常出现缺血线,可以用电凝钩标记作为切肝路线。此时,可从外周静脉注入吲哚菁绿进行荧光染色,右半肝因缺血呈现负染色状态,在肝内对肝实质的离断起到一定的引导作用。

4. 肝脏游离　机器人下右半肝切除,肝脏游离为手术关键,特别是进行第三肝门解剖及离断肝短静脉的情况。机器人下游离右半肝与腹腔镜下右半肝切除基本相同,我们在积累了大量腹腔镜肝切除的基础上,进行摸索适合机器人下右半肝切除的各种技术与方法。但在肝脏游离方面,游离顺序显得没有那么重要,机器人下操作臂可以无疲劳感,且能多角度变化,因此,可以根据手术需要交替进行游离。

对于肿瘤较大的病例,我们常采用前入路切除的方法,即在标记缺血线后,直接进行肝实质离断,在表面以缺血线为标记,在肝内以肝中静脉右侧缘为标记,在后方以下腔静脉为标记,结合术中半肝荧光负染色和超声的定位来引导肝实质离断,最后再进行右半肝游离和标本移除。

机器人 1 号操作臂,超声刀离断肝圆韧带、镰状韧带、右三角韧带、右冠状韧带、肝肾韧带(图 9-5)。游离中,机器人下肝圆韧带离断及镰状韧带离断,相对容易,但在进行右侧三角韧带及冠状韧带游离时,因肝脏膈肌面位置高,手术中,机器人臂操作存在一定限制,但采用机器人下电凝钩游离右侧三角韧带及冠状韧带时,在一定程度上能够克服诸多问题。因此,在游离中,可以采用机器人 2 号手臂,经右肝与右侧腹壁间隙,游离右半肝,相对容易些,便于暴露手术区域。

游离右冠状韧带至右肝静脉根部,使整个右半肝完全游离,有时为了方便旋转,还需要切断腔静脉左侧部分冠状韧带。

马库奇韧带游离后,可以采用闭合器离断或者 Ligasure 进行离断方法,离断后,显露右肝静脉根部(图 9-6)。

5. 肝短静脉游离　肝短静脉处理,为机器人下右半肝切除手术的关键。机器人下进行肝短静脉的处理,相对腹腔镜下手术容易。采用机器人 3 号机械臂,将右侧肝脏充分向上抬高,显露第三肝门及肝后下腔静脉,经第一肝门,逐步向上游离及结扎、离断肝短静脉。用电凝钩或超声刀,切开腔静脉韧带,显露后方肝短静脉,以分离钳钝性分离肝短静脉,并以可吸收夹夹闭肝短静脉,注意减少牵拉,过度牵拉可能导致肝短静脉撕裂出血(图 9-7)。

6. 第二肝门的显露及流出道解剖与处理　机器人下进行第二肝门游离,可经肝外分离与切断肝右静脉。通常方法为自腔静脉陷窝向右下方轻柔地分离,于腔静脉前方向左上方分离,两者结合可分离出右肝静脉主干(图 9-8)。右肝静脉的分离在难度上要明显大于左肝静脉,特别是肝实质肥厚的患者暴露较差,稍有不慎会撕裂肝静脉引起出血和气体栓塞。因此不建议常规在肝外切断肝静脉,特别是腹腔镜手术中,而是主

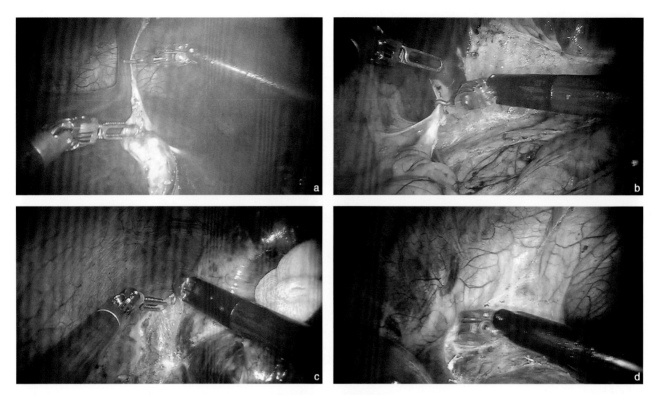

图9-5　右半肝的游离
a:离断镰状韧带;b:游离肝肾韧带;c:游离右冠状韧带;d:游离右三角韧带

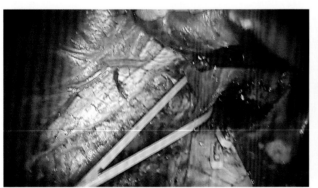

图9-6　游离马库奇韧带

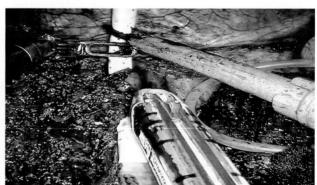

图9-7　显露右肝静脉,并悬吊右肝静脉

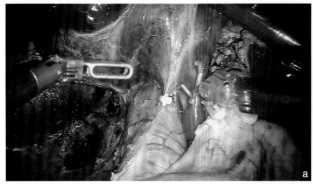

图9-8　肝短静脉处理方法
a:结扎肝短静脉;b:缝扎肝短静脉

张最后在肝内用 EC60 切割器离断肝脏。机器人下手术操作更加精细,能够充分显露手术区域,可以尝试进行肝外游离右肝静脉,先行结扎阻断或者进行显露后,绕右肝静脉置入硅胶尿管,牵拉右肝静脉,便于进行右肝静脉离断中的显露。

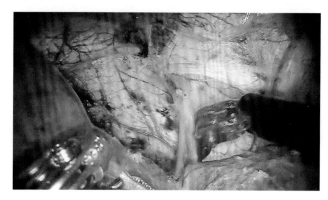

图 9-9　游离第二肝门,解剖右肝静脉

7. 预置肝门阻断带　机器人下进行右半肝切除,手术历时长,且手术切面大,因此要常规进行第一肝门阻断。可以用 8 号尿管绕过第一肝门,两头穿入剪好的 3cm 吸引器套管,处于松弛状态,用血管夹钳夹固定。如在离断肝实质的过程中出血量大,可以提起尿管、下压吸引器套管,阻断肝门后用血管夹钳夹固定,每次大约阻断 15～20 分钟。间歇阻断第一肝门可以减少术中出血,保持术野清晰。

8. 肝实质的离断　右肝门静脉及右肝动脉阻断后,右肝因血流阻断而在肝脏表面出现缺血变色线(图 9-9),沿此变色线划定预切线,或者采用机器人下荧光显影技术,标定手术切除线。肝实质的离断方法,仍以超声刀断肝法,部分情况下,可以采用超声刀结合直线切割闭合器进行肝实质离断(图 9-10)。

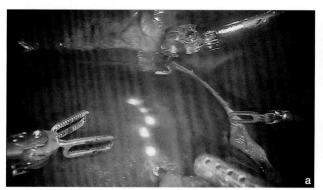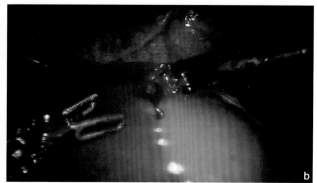

图 9-10　肝缺血线显示与标记
a:左右半肝肝缺血线;b:荧光显影下显示肝缺血线

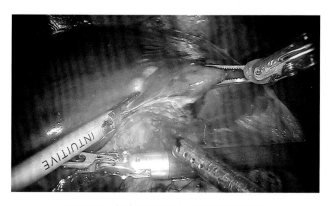

图 9-11　超声刀沿肝缺血线离开肝实质

肝实质切开过程中,可以继续采用荧光显影技术标记切除平面(图 9-11),或者采用术中超声明确肝中静脉走行,进行标记切除平面,防止肝实质离断中,导致切除平面偏移。

超声刀离断肝实质中,一般采用机器人 1 号和 2 号机械臂交替进行超声刀肝实质离断。肝实质 2cm 内多数情况,无较大肝内管道,可以采用超声刀直接离断,部分出血时,可以采用双极电凝进行止血处理。切除中,机器人 3 号机械臂以无创抓钳,将左侧肝脏实质断面,向患者左侧牵拉,充分显露肝实质切除面。超声刀进行解剖性右半肝切除中,因右半肝切除中,切面存在较多的交通血管支及 glisson 系统,可以采用超声刀前 1/3 进行游离与切除相配合的方法,逐步进行,分离出肝内管道,给以外科夹夹闭后直接离断,或游离后由助手经过助手孔,以 Ligasure 进行肝内管道离断,直至第二肝门,右肝静脉根部。

机器人下采用直线切割闭合器离断肝实质,要求助手孔与肝实质切断断面在同一平面,进行肝实质离断。当然,在部分情况下,机器人 2 号机械臂穿刺孔,可以采用 Trocar 套 Trocar 的方法,直线切割闭合器,可以经过 2 号机械臂的穿刺孔,进行肝实质闭合、离断。

全程中,助手充分吸引手术区域,对于手术创面出血较多,且机器人下双极电凝止血效果不佳的,需要助手进行配合止血,如助手采用百克钳进行止血时,可以给以主刀小纱布,压迫肝断面出血点,帮着助手,以显露出血区域,从而有效止血,或者在经过助手孔上方,重建建立一 5mm 穿刺孔,助手以吸引器和百克钳相配合下,主刀采用机器人下充分显露,达到止血要求。超声刀切开肝实质,助手手持吸引器清理术野,主刀持百克钳可以同步止血,效果较为理想,其中较大的管道以生物夹夹闭,必要时可以采取闭合器直接切割肝脏实质。

对于电凝止血效果不佳或者百克钳止血无效的情况,只能采用机器人下肝脏断面活动性出血,缝合止血。

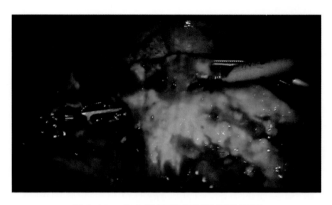

图 9-12　术中继续荧光标记切除平面

9. 右肝肝蒂的处理　右肝动脉结扎后离断,右肝门静脉支及右肝管可以采用闭合器离断右肝肝蒂方法进行离断(图 9-12)。尽可能用超声刀切开肝脏组织无主要血管的实质部分以及部分的右肝尾状叶实质;在闭合右肝肝蒂时,闭合器下端一定要直视下通过,防止闭合器损失下腔静脉侧壁,导致不可控制性出血。

机器人下进行直线切割闭合器离断右肝肝蒂时,要有良好的角度,若直线切割闭合器离断右肝肝蒂时,与肝实质断面成角太大,难以进行良好闭合与离断,为减少可能导致的第一肝门损伤,建议进行解剖性离断右肝肝蒂,切莫强行进行切割闭合器离断肝蒂。

机器人下分别分离及解剖右肝动脉、门静脉及 Glisson 系统,给以游离后,进行外科夹夹闭或进行缝合后,离断。

10. 出肝血流的处理　因右肝静脉位置较高、深,在解剖游离过程中难度较大,且分离过程中,静脉壁较薄,损伤有导致出血及其他栓塞的风险,因此,在机器人右半肝切除时,不建议在肝外切断肝静脉,而是主张最后在肝内用 EC60 切割器离断肝脏静脉(图 9-13)。

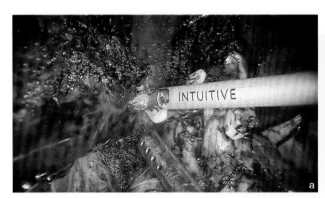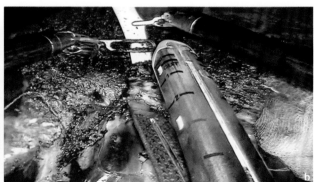

图 9-13　右肝蒂的显露与离断
a:肝内显露右肝 Glisson 蒂;b:直线切割闭合器离断右肝 Glisson 蒂

需要进行右肝静脉肝外显露时,经机器人 3 号臂,将肝脏膈面下压,显露第二肝门,采用电凝钩,进行游离右肝静脉根部。并在将右侧肝脏经机器人 3 号手臂向左侧翻转右半肝,充分显露肝后下腔静脉,超声刀处理马库奇韧带,经肝脏面显露右肝静脉根部,并留置绕右肝静脉带,备肝静脉离断过程中,进行牵拉右肝静脉及显露肝静脉根部。

11. 创面的止血　肝脏实质切开过程中,对于明显的管道,应给予可吸收夹或 Hemo-lock 夹闭,相对较小的出血,如静脉交通支等,可以采用百克钳止血,切除后的断面可用电凝钩喷凝或百克钳继续止血,如无大的静脉,也可用氩气刀喷凝止血,但应降低气腹压力,防止气体栓塞的发生。如遇到相对较大的静脉交通支,应予以缝扎或夹闭处理(图9-14)。切除后的右半肝切面(图9-15)。

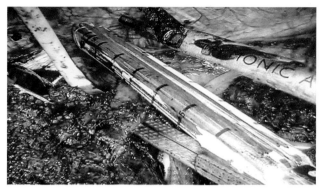 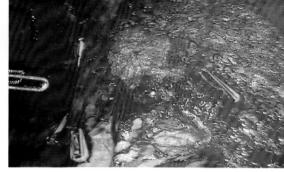

图9-14　直线切割闭合器离断右肝静脉 　　　　　　图9-15　右半肝切面

12. 标本取出及引流管放置　机器人下将标本装入内镜下取物袋内时,需要主刀采用机器人3个手臂相互配合,充分上抬切除标本,将标本下方显露后,取物袋经标本后方置入,一边外推取物袋,一边向外侧退出内镜取物袋套管,将内镜下取物袋充分展开后,机器人3号臂抓住取物袋最上侧边缘,将标本置入取物袋内后,左右两侧由机器人1号和2号机械臂进行牵拉两侧取物袋后,将标本完全置入取物袋内,助手收紧取物袋。

良性疾病扩大穿刺孔将标本粉碎后取出,恶性疾病延长脐上助手孔,扩大后取出标本。于右肝断面放置两根引流管,经过右侧机器人2号臂穿刺孔引出并固定,皮内缝合各穿刺孔。

六、操作要点与技巧

1. 第一肝门和右肝蒂的解剖　机器人进行右半肝切除时,右肝肝蒂的解剖与显露,要早于右肝的游离。利用肝周韧带的牵拉作用,并采用机器人3号机械臂的协助,充分外展第一肝门,切除胆囊后,进行右半肝肝动脉及门静脉的游离、结扎、离断。门静脉右支可以经过肝外进行结扎后离断,也可仅仅进行结扎处理。

右肝胆管仍建议进行肝内离断,这与右肝管存在复杂的变异结构有关系。

机器人下右肝肝蒂的离断,可以采用直线切割闭合器离断方法,也可采用机器人下肝门解剖,分别解剖出肝内肝动脉、门静脉及胆管等后,再行逐一结扎后离断。

2. 肝周韧带的游离　机器人下右半肝切除要充分进行肝周韧带的游离,且机器人下进行肝周韧带游离较腹腔镜下开展相对容易些。在进行右肝三角韧带及冠状韧带游离时,要充分利用机器人1号和2号机械臂交替进行。2号机械臂在进行右半肝三角韧带与冠状韧带游离时,角度较好,且3号机械臂进行向左侧翻转右半肝,充分显露右侧操作区域。

3. 肝右静脉的处理　机器人下进行肝静脉处理,显露右肝静脉,经肝外分离及解剖右肝静脉。可以经第二肝门肝静脉窝,分离右肝静脉,并结合经肝脏面,显露右肝静脉根部,但需要充分处理短静脉及马库奇韧带方可能够实现。

机器人下静脉处理为手术的难点,因机器人手术操作过程中,无力反馈系统,操作不当会导致静脉撕裂,因此,尽可能最大程度保证静脉处理过程中,无张力处理血管。

4. 显露下腔静脉、处理肝短静脉　机器人下进行肝短静脉处理时,可以充分利用机器人3号机械臂的协助作用,显露好第三肝门区域,经第一肝门,逐步沿下腔静脉向上游离,结扎及离断肝短静脉,至右肝静脉根部。肝短静脉一般有4~5支,较细小,壁薄,又靠近下腔静脉,撕裂后易引起大出血,故应尽量靠近肝实质处仔细结扎或血管夹夹闭后切断。

5. 肝实质离断切线的确定　机器人下解剖第一肝门,处理及结扎右肝动脉、门静脉后,多数情况,右肝有明确缺血线情况,部分难以明确缺血线情况,可以借助机器人术中荧光显影技术,明确肝实质离断切线,并在实质离断中,进行间断荧光显影,以提示肝实质切面是否偏移情况。

超声是外科医生的眼睛,能够有腹腔镜超声的配合,在进行肝切除中,手术成功的几率明显增高,并发症的发生率也能有效降低,如术中血管损伤导致的出血等,发生概率会下降。

6. 右尾叶的处理　右尾叶处理不当会增加右半肝切除的难度。如肝脏体积足够,建议牺牲右尾叶腔静脉旁部,这样可以减少断肝面积,遭遇较少的管道分支。如担忧代偿不足需要保留完整尾状叶,则需要在分离第一肝门时就开始注意保留右尾叶门静脉分支、胆道分支,尽量保证其四套管道的完整性。

七、常见术后并发症处理

1. 出血的预防和处理　出血是机器人肝切除手术过程中最常见的并发症,也是中转开腹的主要原因。

机器人右半肝切除中,出现难以控制性出血,需要及时中转开腹手术时,机器人手术不同于腹腔镜手术,能够快速撤离器械并中转手术,机器人下中转开刀手术,需要助手与主刀相配合,一方面要机器人下采用机械臂压迫止血的同时,逐步去除其他机械臂,并快速中转开腹,待助手能够采用手控制术中出血后,再由主刀或其他助手,如台下巡回护士等,帮助解除机器人手臂的锁止功能,从而取出机器手臂。

根据出血部位和性状做出判断,选择正确的止血方法:

(1) 门静脉或肝动脉分支出血较鲜艳,呈"喷涌"或"喷射"状,术者控制出血点,助手洗尽血液后,术者直接钳夹止血即可控制,处理一般并不困难。但切忌显露不清时,在血液中盲目多次钳夹或电凝止血,否则有损伤对侧胆管的危险。

(2) 若出血发生在已控制入肝血流后的断肝过程中,血液颜色较暗,压力较低,呈"脉冲样流出",则可判断出血来源于肝静脉的分支。应用生物夹或血管夹与出血点深面连同少量肝实质与肝静脉一同夹闭,由于肝静脉壁很薄容易撕裂,不宜像处理门静脉与肝动脉那样提起后施夹。且不可在止血效果不佳的情况下,反复对开放的肝静脉分支施夹,这种做法有导致气体栓塞的危险。在1~2次施夹失败后,可先用小方纱压迫止血数分钟,由于肝静脉压力较低,一般出血可以停止或减轻,再根据情况选择夹闭或纱布止血,压迫止血。

(3) 若进行解剖第二肝门时发生的出血,一般是分离时损伤了肝静脉或下腔静脉,应临时用生物夹或血管夹控制出血、纱布填塞压迫后果断中转开腹修补撕裂口。我们不主张在气腹腹腔镜条件下试图缝合修补肝静脉,因其可导致破口扩大或气体栓塞。

2. 胆漏　如漏胆量少且局限,则保持引流管通畅;如漏胆量大或者胆汁弥漫到全腹腔,需行腹腔镜下探查或开腹手术探查,进一步处理,并留置腹腔冲洗管进行腹腔冲洗处理。

3. 肝功能衰竭　机器人右半肝切除手术,对肝脏及腹腔的干扰与影响小,对肝功能及机体的影响相比开腹手术明显要弱,因此,因手术造成对肝功能的影响或导致肝功能衰竭的风险将明显降低。导致肝功能衰竭的主要因素为术前未能全面做好残余肝体积的计算以及肝储备功能的评估,有条件的单位建议常规进行吲哚菁绿排泄实验。

4. 肿瘤腹腔及腹壁种植　注意无菌操作技术、降低气腹压力,应用标本袋等可有效降低肿瘤种植和转移的发生率。

八、与常规腹腔镜手术比较

机器人手术系统具备放大的高清晰三维成像系统、7个自由度的内腕式器械、术者手部震颤滤除、操作幅度按比例缩小、术者舒适的操作平台等优点,克服了传统腹腔镜技术的局限性,满足了狭小空间内精细解剖和稳准缝合等操作。

大量的出血是在腹腔镜肝切除手术中被迫中转开腹的主要原因。而机器人三个机械臂能在同一术者的操作下,在不中转开腹的前提下止血,发挥了很好的优势。三个机械臂能够作为临时的止血夹,钳夹控制住出血部位,还能够在一些较难操作的区域进行缝合和结扎。可以为手术团队平稳患者生命体征和制定解决方案争取到更多的时间。这些优势都是腹腔镜肝切除术止血时所无法达到的。

机器人肝切除术的学习曲线也较传统的腹腔镜肝切除术短。因为其放大的高清晰三维成像系统、内腕式器械操作更加符合人体工程学的设计,使术者更容易掌握肝切除术的操作过程。

参 考 文 献

1. Yoon YS,Han HS,Cho JY,et al. Total laparoscopic liver resection for hepatocellular carcinoma located in all segments of the liver. Surg Endosc,2010,24(7):1630-1637.

2. Giulianotti PC,Sbrana F,Bianco FM,et al. Robot-as-sisted laparoscopic extended right hepatectomy with biliary re-construction. J Laparoendosc Adv Surg Tech A,2010,20(2):159-163.

3. Zeybek N. Biliary fistula after treatment for hydatid disease of the liver:when to intervene. World J Gastroenterol,2013,19(3):355-361.

4. Tsung A,Geller DA,Sukato DC,et al. Robotic versus lapa-roscopic hepatectomy. Ann Surg,2014,259(3):549-555.

5. Patriti A,Ceccarelli G,Bartoli A,et al. Extracorporeal Pringle maneuver in robot-assisted liver surgery. Surg Laparosc Endosc Percutan Tech,2011,21(5):e242-e244.

6. 刘荣,赵国栋,胡明根,等.一种理想的腹腔镜下肝实质离断方法:超声刀联合双极电凝.中华腔镜外科杂志(电子版),2010,3(3):232-235.

7. Turchetti G,Palla I,Pierotti F,et al. Economic evaluation of da Vinci-assisted robotic surgery:a systematic review. Surg Endosc,2012,26:598-606.

8. Boggi U,Moretto C,Vistoli F,et al. Robotic suture of a large caval injury caused by endo-GIA stapler malfunction during laparoscopic wedge resection of liver segments Ⅶ and Ⅷ en-bloc with right hepatic vein. Minim Invasive Ther Allied Technol,2009,18:306-310.

9. Montalti R,Berardi G,Patriti A,et al. Outcomes of robotic vs laparoscopic hepatectomy:A systematic review and meta-analysis. World J Gastroenterol,2015,21:8441-8451.

10. Hu M,Zhao GD,Xu DB,et al. Laparoscopic repeat resection of recurrent hepatocellular carcinoma. World J Surg,2011,35(3):648-655.

11. 刘荣,胡明根.腹腔镜肝切除术的应用与评价.继续医学教育,2006,20(9):70-72.

12. Lai EC,Tang C,Yang GP,et al. Multimodality laparoscopic liver resection for hepatic malignancy-from conventional total laparoscopic approach to robotic-assisted laparoscopic approach. Int J Surg,2011,9:324-328.

13. 刘荣,胡明根.腹腔镜肝段叶切除的难点与对策.中国普外基础与临床杂志,2007,14(5):510-511.

14. 朱江帆.肝血流出道阻断后腹腔镜肝切除术.腹腔镜外科杂志,2001,6(3):129.

15. 刘荣,王悦华,黄志强,等.完全腹腔镜肝切除时出血问题的探讨.中华外科杂志,2003,41(8):591-593.

16. Cho JY,Han HS,Yoon YS,et al. Outcomes of laparoscopic liver resection for lesions located in the right side of the liver. Arch Surg,2009,144:25-29.

第十章

机器人肝尾状叶切除术

一、概述

尾状叶位于肝脏的背侧,解剖学位置特殊,背侧是下腔静脉,头侧是肝静脉的根部,足侧靠近肝门。尾状叶分为左侧尾状叶即 Spiegel 部又被称为 S1 段,右侧尾状叶又被称为 S9 段,可分为腔静脉旁部和尾状突。对于尾状叶的手术始终是困难和具有挑战的。尾状叶的门静脉、肝动脉、胆管的分支均有较多变异,以左右各一支者多见,其次是左右尾叶各一支相应的管道,而右尾状突则存在单独供应的动静脉和引流的胆管。引流尾状叶的肝短静脉即所谓的第三肝门,平均有 7±3 支肝短静脉汇入下腔静脉。

尾状叶常常伴随着右半肝或左半肝进行联合肝切除,单独尾状叶切除在开腹手术中尚属困难,对于腹腔镜来说文献报道的更为稀少。手术时对尾状叶脉管解剖结构的熟悉和处理手法的熟练都是保证手术安全顺利进行的必要条件。

机器人外科手术系统有一定的技术优势:仿真手腕器械可以模拟人手腕的灵活操作,并可滤过人手颤动;视频成像系统提供 10 倍放大的高清三维图像;第三机械臂可以提供持续而稳定的牵拉;医生操作系统符合人体工学等。以上优势可以使肝切除的操作更精细、肝门解剖更方便;缝合方便、控制出血更有效,使得肝后下腔解剖更安全;涉及胆道及血管吻合重建更方便。并且机器人肝切除技术的学习曲线短,易于学习。对于全尾状叶切除的机器人手术,可以在经验丰富的外科中心有选择性地开展。

二、适应证

肝功能正常,肿瘤位于左尾叶或右尾状突适合进行机器人切除,位于右尾叶腔静脉旁部仅适合少数极富经验的中心有选择地开展。

三、禁忌证

一般情况差,无法耐受气腹;肿瘤巨大或侵犯下腔静脉、肝静脉、肝蒂等重要结构,无法在腹腔镜下安全完成。

四、体位与穿刺孔布局

1. **体位** 左尾叶切除患者采取平卧位,头高足低。
2. **穿刺孔布局** 观察孔位于脐下,助手操作孔位于左侧肋缘下 5~8cm 腹直肌外缘,1 号臂位于左侧肋缘下 5cm 腋前线,2 号臂在右侧肋缘下 5cm 锁骨中线,3 号臂位于右侧肋缘下 3cm 腋前线;右尾叶切除采取左侧卧位,头高足低。观察孔位于脐右侧 5~8cm,助手操作孔位于脐下或脐左侧 3~5cm,1 号臂位于左侧肋缘下 5cm 锁骨中线,2 号臂在右侧肋缘下 5cm 腋前线,3 号臂位于左侧肋缘下 3cm 腋前线(实际手术中戳孔的位置需根据患者体型、肋弓的宽窄和肝脏的相对位置进行调整)。床旁机械臂从头侧推入。

五、手术步骤

1. **探查及肝脏游离** 对于左侧尾叶切除可按照左外叶游离范围依次离断肝圆韧带、镰状韧带、左三角韧带和左冠状韧带。完全游离肝左外叶后以 3 号机器臂将左外叶抬起,探查肿瘤情况,部分需要打开肝胃韧带后才能明确(图 10-1)。打开小网膜囊,完全显露尾状叶(图 10-2)。游离尾状叶的后方即第三肝门范畴内的肝短静脉,逐步自下而上、自外而内依次处理肝短静脉,可分别予以外科夹夹闭后离断或缝扎后离断,切断下腔静脉韧带,完全抬起左侧尾状叶(图 10-3)。

2. 右侧尾状突或腔静脉旁部的切除需依次离断肝圆韧带、镰状韧带、右三角韧带和冠状韧带。完全游离右半肝后以 3 号机器臂将肝右叶抬起,显露下腔静脉,逐步处理右侧肝短静脉,同样需要分别予以外科夹夹闭后离断或缝扎后离断,切断下腔静脉韧带,完全抬起右侧尾状叶。

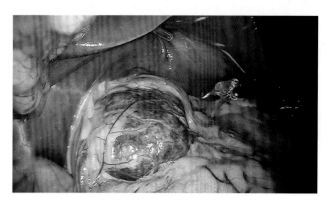

图 10-1　术中探查肿瘤

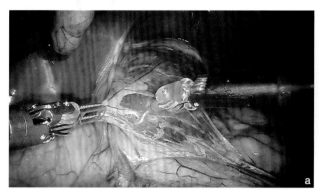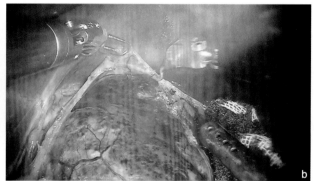

图 10-2　打开肝胃韧带

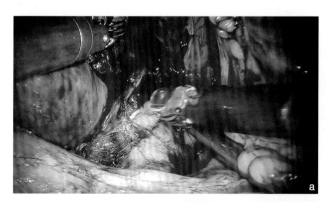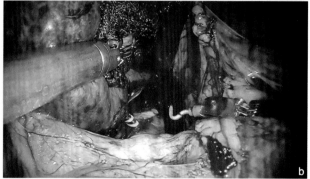

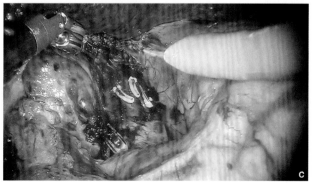

图 10-3　肝短静脉的处理
a:游离肝短静脉;b:结扎肝短静脉;c:处理肝后肝短静脉

　　3. 解剖切断肝蒂的尾状叶分支　左尾状叶肝蒂往往发起于左侧肝门,仔细分离后,缝扎或夹闭后以超声刀切断(图 10-4)。右尾状突 Glisson 分支自右后叶 Glisson 分支,同样处理后切断。

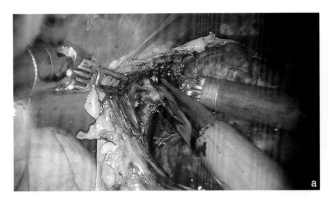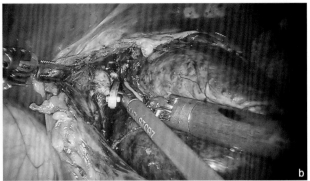

图 10-4　**左侧尾状叶门静脉支的处理**
a:结扎左尾状叶门静脉分支;b:离断门静脉尾状叶支

　　4. 肝实质离断　机器人全尾状叶切除报道较少,可自尾状突右缘开始,然后绕至左侧进行。左尾状叶切除自腔静脉前方开始,沿下腔静脉自足侧向头侧以超声刀结合切割闭合器等进行离断(图 10-5)。右侧尾状突或腔静脉旁部同样自下而上以超声刀结合切割闭合器等进行离断。

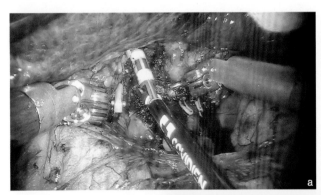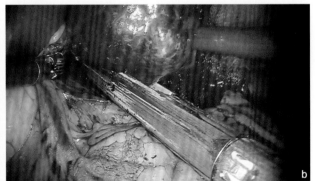

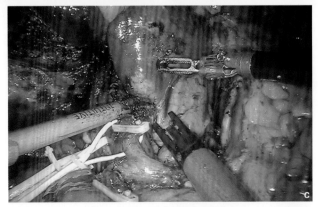

图 10-5　**肝实质离断方法**
a:Ligsure 离断肝实质;b:切割闭合器离断尾状叶腔静脉部;c:超声刀离断尾状叶实质

　　5. 断面处理　尾状叶断面需仔细检查胆漏,必要时缝扎(图 10-6)。

　　6. 标本取出　尾状叶切除标本较小,可扩大脐部穿刺孔取出,或从耻骨上小切口取出。

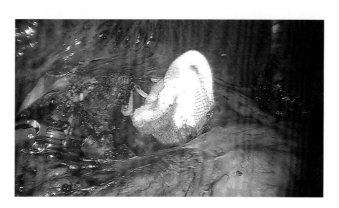

图 10-6 切除创面

六、操作要点与技巧

1. 对于肿瘤的探查及肝脏游离需充分,充分的显露有助于术中发生出血等情况后有足够的空间进行处理,包括缝合止血和切割闭合器的使用。

2. 肝短静脉的处理需谨慎,静脉壁非常薄,外科夹有时会脱落,故腔静脉侧的断端常需缝扎以保牢靠。

3. 解剖并离断肝蒂的尾状叶分支时因变异较多,需仔细游离以防遗漏,尤其是往往在肝门后方,不易显露,发生出血或胆漏不易处理。

七、常见术后并发症处理

1. **出血** 对于肝尾叶切除来说,因为位置深在,周围血管结构复杂,止血困难,除术中出血外术后也易发生出血,多以静脉性渗血为主,主要依靠术中止血控制,多可保守止血治疗进行控制。

2. **胆漏** 在游离肝门结构时遗漏的尾叶胆管支发生胆漏,术中切除完成后应反复检查,可使用干净纱布检查是否存在黄色胆汁,小的瘘口可予以缝扎。术后发生胆漏多不严重,仅需保留腹腔引流管待窦道形成后多可自行闭合。

八、与常规腹腔镜手术比较

常规腹腔镜手术尾状叶切除的报道极为罕见,仅有法国 Gayet 教授团队完成过少数病例,机器人的引入对于尾状叶切除更为有利,对于复杂结构的处理和出血的控制要远远好于普通腹腔镜,对于富有经验的中心可适度开展。

参 考 文 献

1. Ishizawa T, Gumbs AA, Kokudo N, et al. Laparoscopic segmentectomy of the liver: from segment Ⅰ to Ⅷ. Ann Surg, 2012, 256(6): 959-964.

2. Koffron AJ, Auffenberg G, Kung R, et al. Evaluation of 300 minimally invasive liver resections at a single institution: less is more. Ann Surg, 2007, 246(3): 385-392; discussion 92-94.

3. Wakabayashi G, Cherqui D, Geller DA, et al. Recommendations for laparoscopic liver resection: a report from the second international consensus conference held in Morioka. Ann Surg, 2015, 261(4): 619-629.

4. Lai EC, Tang CN. Robot-assisted laparoscopic partial caudate lobe resection for hepatocellular carcinoma in cirrhotic liver. Surg Laparosc Endosc Percutan Tech, 2014, 24(3): e88-e91.

第十一章

机器人肝中叶（Ⅳ、Ⅴ、Ⅷ段）切除术

一、概述

肝中叶切除术是指肝右前叶及肝左内叶的解剖性肝切除，切除范围包括肝Ⅳ、Ⅴ、Ⅷ段。肝中叶的解剖位置与第一、第二、第三肝门以及下腔静脉相邻近，肝实质离断后左右两侧均有断面，因此该术式被认为是难度最大、风险最高的肝切除术。1972年报道了一例为胆囊癌患者行肝中叶切除，如今有文献报道的肝中叶切除，仍以开腹手术为主，腹腔镜肝中叶切除的成功案例也少有报道，且都明确手术的复杂性与风险性。

肝中叶切除主要问题：①手术时间长，存在两个切除平面；②术中出血较多，手术中紧邻右肝静脉，并较大的切除创面，导致大出血风险明显增加，且术后胆漏风险也增加；③切除线的制定，如何判定肝中叶切除的平面是手术的难点。左侧切除平面位于镰状韧带右侧旁0.5cm，右侧切除线相对困难，理论上位于右肝静脉左侧，并位于肝后肝裂内，但多数情况下，肝脏表面不明确。

机器人肝切除手术，在复杂的肝切除术中，有着明显的优势。机器人手术系统较腹腔镜手术系统，有着更加清晰的视野、灵活的操作模式，术者在积累开腹肝中叶切除、腹腔镜肝中叶切除的经验基础上，探索机器人肝中叶切除的手术入路与技巧，总结经验，认为机器人肝中叶切除是安全与可行的。本章将主要讨论机器人肝中叶切除术的操作要领与技巧。

二、适应证

1. 肿瘤局限于肝Ⅳ、Ⅴ、Ⅷ段肿瘤，可为原发性肝癌、肝血管瘤、胆囊癌、肝门部胆管癌等，需要联合肝中叶切除者。

2. 病灶较小，但肿瘤位于肝中静脉根部，不能保留肝中静脉，且影响到肝Ⅳ、Ⅴ、Ⅷ段静脉回流。

3. 中央型肝癌，位于肝左内叶与右前叶间肿瘤，体积<10cm为最佳。

4. 肿瘤无肝门侵犯，未侵及下腔静脉、门静脉主干等，无静脉癌栓及肝内转移等情况。

5. 肝功能Child-Pugh分级为A级，或Child-Pugh分级为B级，经过积极调整肝功能后，纠正后可以达到A级。

6. 吲哚菁绿15分钟滞留率<15%，剩余肝脏体积与标准肝体积比不小于40%。

7. 全身状况良好，能够耐受全麻等手术。

三、禁忌证

1. 病变已侵犯肝门、下腔静脉或肝静脉根部者。

2. 肝脏病变较大，影响第一和第二肝门暴露和分离者。

3. 肝癌合并肝内转移、门静脉癌栓、肝门淋巴结转移或肿瘤边界不清者。

4. 有上腹部手术史且腹腔严重粘连者。

5. 不能耐受CO_2气腹者。

6. 肝功能分级Child-Pugh B或C级、合并严重肝硬化、门静脉高压症或其他重要脏器功能不全者。

四、体位与穿刺孔布局

1. **体位**　患者麻醉成功后取小截石位。

2. 穿刺孔布局　于脐下或脐上气腹针穿刺建立 CO$_2$ 气腹（12~14mmHg），放置直径 12mm 的 trocar（助手操作入路）并置入摄像镜头。然后，分别于右侧肋缘下腋前线、左侧肋缘下腋前线处穿刺放置直径 8mm trocar（机械臂Ⅱ、机械臂Ⅲ）。再于助手孔与机器 2 号臂 trocar 孔间的脐右旁放置直径 12mm trocar（镜头臂）。于剑突及机器人 3 号臂孔中间偏左放置直径 12mm trocar（机械臂Ⅰ）。各 trocar 孔以手术靶区为中心呈弧形分布，间距≥5~6cm，以避免机械臂碰撞。

退出摄像镜头，摆放患者头侧抬高 20°~30° 的反 Trendelenburg 位。机器人塔车位于患者头部正上方推入、固定。安装机械臂。

五、手术步骤

1. 腹腔探查　机器人肝中叶切除术或腹腔镜肝中叶切除，术前可切除性评估是关键，能否进行术前的影像学充分阅片，必要时进行 CT 的三维重建，能够明确肿瘤及肿瘤与肝内管道的位置关系，直接关系到手术能否成功完成。

术中进行常规探查，明确是否肿瘤局限于肝Ⅳ、Ⅴ、Ⅷ段内，以及是否存在肝脏周围侵犯，如膈肌侵犯等，是否存在卫星病灶，了解腹腔内整体情况。

2. 胆囊切除　机器人肝中叶切除，先行胆囊切除，进行第一肝门解剖。机器人下行胆囊切除，机器人 3 号机械臂上提肝脏下缘，显露第一肝门，外展胆囊三角，以电凝钩解剖及离断胆囊动脉、胆囊管，并外科夹夹闭，完整游离及切除胆囊。

3. 入肝血流的处理　机器人下肝中叶切除，进行入肝血流阻断，不同于左半肝切除及右半肝切除等，其入肝血流局限于单侧半肝之内。机器人下肝中叶切除时，肝Ⅳ段的入肝血流来自矢状部，一般为 3~4 支入肝Ⅳa 和Ⅳb 段内，部分情况下，Ⅳa 和Ⅳb 段肝蒂共干时，可以为 1~2 支入肝管道。

对于肝Ⅳ段入肝血流的阻断，一般经过肝镰状韧带的右侧 0.5cm，经过肝下缘，逐渐切开肝实质，进行解剖及结扎处理肝Ⅳ段的入肝血流，根据肝缺血情况，可以明确是否能够全面结扎及处理肝Ⅳ段入肝血流，同时也可以采用术中 B 超进行协助明确肝Ⅳ段入肝血流情况。

机器人肝中叶切除中，右侧切除平面为右肝静脉走行平面，多数情况右肝静脉走行于肝右叶间裂，但因肝外解剖标志多不明确，因此，经右肝静脉或肝右后叶静脉裂确定手术平面相对困难，当然，采用术中超声进行明确右肝静脉走行（图 11-1），明确右侧肝切除平面方法可行，但需要助手能够熟悉及掌握术中超声的应用，且与主刀进行良好配合。但这种在未进行区域肝血流阻断情况下，术中出血风险增加。

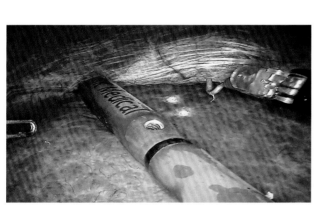

图 11-1　术中超声定位右肝静脉走行

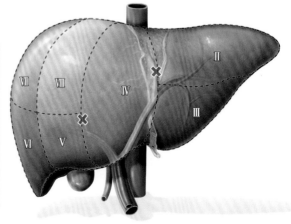

图 11-2　肝中叶切除，肝门解剖及区域阻断示意图

机器人操作灵活，能够进行镜下的精细解剖处理，因此，仍建议先行解剖及处理肝右前叶肝蒂，控制肝Ⅴ、Ⅷ段入肝血流（图 11-2、图 11-3）。

肝Ⅴ、Ⅷ段入肝血流的控制，在本书中，"机器人肝右前叶切除"一章中已经做了赘述，可以参见第六章。

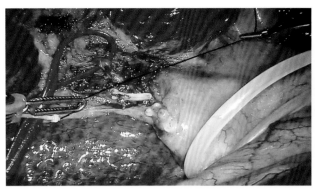

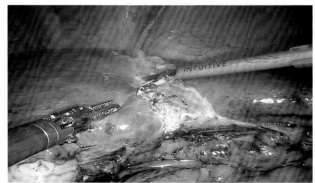

图 11-3　解剖右前叶肝蒂,处理肝动脉　　　　　图 11-4　超声刀经镰状韧带右侧离断肝实质

4. 游离肝脏　机器人下肝中叶切除为原位肝切除,手术中对肝脏的搬动相对较少,因此,在肝脏游离中,一般不做过多游离。只需要进行离断肝圆韧带、镰状韧带,游离第二肝门,处理肝静脉窝,显露左肝静脉、肝中静脉及右肝静脉根部,特别是要明确,肝中静脉是否与左肝静脉共干。

5. 预置肝门阻断带　机器人下肝中叶切除,为两侧肝脏切面,手术时间长,且肝中静脉及右肝静脉入肝交通血管支相对复杂,术中出血多,因此,要做好术中的全肝门血流阻断。

解剖第一肝门,打开小网膜囊,留置第一肝门阻断带,控制全肝入肝血流。

6. 肝脏实质离断　按照肝脏表面的变色线或使用术中注射吲哚菁绿荧光显影的方法判定预切线,联合应用超声刀、电刀、直线切割闭合器等器械逐步切断肝脏(图 11-4);在切开肝实质过程中,少量渗血可采用百克钳、电凝钩等止血,对于相对较大的肝内交通血管,应采用 Hemolock 或可吸收夹夹闭;对于肝蒂或肝中静脉的离断,可以采用闭合器离断方法或采用对肝蒂或肝中静脉仔细解剖后夹闭、离断。

机器人肝中叶切除时,肝实质切除脏面至下腔静脉,因此,部分情况下需要连同肝脏Ⅰ段部分切除。要注意结扎及离断部分的肝段静脉支。但是对于缺少右肝静脉主干的病例,因肝右后叶的静脉回流,主要依靠第三肝门粗大的肝短静脉支,在手术中,要注意给以保留(图 11-5、图 11-6)。

7. 肝断面止血与处理　肝断面渗血可采用氩气刀喷凝止血,小的活动性出血可采用百克钳,对动脉性出血或肝静脉破裂出血,应采用夹闭法或缝合法处理。

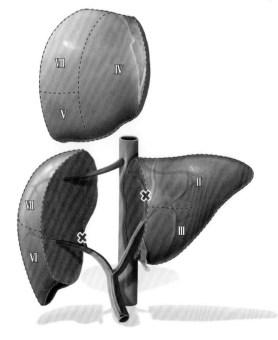

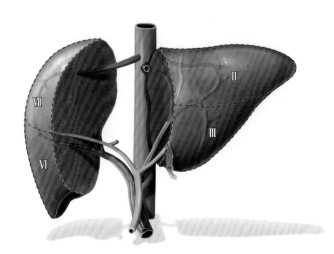

图 11-5　肝中叶切除范围示意图　　　　　　　　图 11-6　肝中叶切除术后断面示意图

8. 标本取出及放置引流管　将标本装入一次性取物袋,经扩大的穿刺孔(两个相连的穿刺孔)完整取出。于操作区放置两根引流管引出。

六、操作要点与技巧

1. 术前评估　肝中叶切除最大程度上保留了肝脏组织。肿瘤位于肝Ⅳ、Ⅴ、Ⅷ段时,一般要采用右半肝切除或肝三叶切除等。但肝中叶切除难度较大,难点在于肝中叶切除中,涉及右肝静脉、左肝静脉、肝中静脉等,且手术切除线的明确相对困难。因此,做好充分的术前评估,是手术得以顺利进行的关键。

术前进行影像学评估,明确肿瘤位置及与周围的管道关系,必要时进行 CT 三维重建,并指导术中手术操作,有条件时,可以采用术中超声相结合的方法进行手术切线的制定以及肝实质的离断。

2. 肝切除平面的制定　机器人下肝中叶切除时,左侧切除平面制定相对容易。左侧切线有肝外明确标志性结构,沿镰状韧带右侧 0.5cm 进行肝实质离断。因此,进行肝中叶切除时,右侧切线的制定是难点。肝中叶切除,右侧切线应顺行右肝静脉走行,可以在术中超声的协助下,明确右肝静脉末梢,沿着右肝静脉左侧,进行肝实质离断。结合机器人手术特点,我们仍建议进行肝右前叶入肝血流阻断,显示肝右前叶缺血区域,从而界定肝右前叶与右后叶之间的界限。并结合术中荧光显影技术,防止在进行肝右前叶与右后叶前面切除过程中,出现偏移情况。

3. 肝中静脉的处理　大多数肝中静脉与左肝静脉共同汇入下腔静脉,肝外难以分离,可在术中沿肝右静脉走行深部离断至肝中静脉的根部,明确其与肝左静脉及肝左、中静脉的共干及下腔静脉的解剖关系后予以结扎、离断。

4. 肝断面的处理　肝中叶切除后断面较大,应仔细处理出血点以及明确是否有胆漏的发生,可采用血管夹夹闭或缝合的方法予以处理。用外科夹夹闭困难时,可以充分发挥机器人下缝合的优势,进行镜下缝合结扎处理。

七、常见术后并发症处理

1. 出血　机器人肝中叶切除,切除创面大,涉及血管多,因此术后并发出血可能性较大,如何减少术后并发出血的可能,术中彻底止血为关键,机器人下有着较便利的缝合结扎技术,因此,对于术中考虑不牢靠或活动性出血,要给予充分的缝合结扎,创面渗血,给予双极电凝止血处理。术后并发出血,多数见以创面结痂脱落,导致的创面渗血为主,为静脉性出血,术后给予止血药物,控制液体入量,防止肝脏水肿,导致肝功能恢复不良,从而引起肝脏生成凝血因子不足等。

2. 肝功能衰竭　肝中叶切除最大程度上是为保留正常肝脏组织而采用的手术方式,术前评估肝左外叶体积增大或肝右后叶肥厚,可以行左三肝切除或右三肝切除,简化手术方式,但因切除肝体积较大,术后肝衰竭几率增加。但在肝中叶切除中,要注意保护肝右后叶入肝血流及出肝血流,防止肝门静脉、肝动脉及肝静脉干的损伤,特别是对于左肝静脉与中肝静脉共干情况,防止左肝静脉根部损伤,导致肝左外叶静脉回流障碍。

3. 腹腔感染　肝中叶切除后,切面呈下凹型,中间容易导致积液引流不畅,增加感染机会。因此,在双侧肝脏切除面,均要留置腹腔引流管,充分引流,并术后给以常规抗生素进行抗炎处理。

4. 胆漏　机器人下肝中叶切除,进行肝实质内解剖,结扎及离断肝内管道相对可靠,且注意保护好左肝管及右肝管主干,胆汁引流通畅,肝创面少量胆漏,在引流通畅情况下,均能有效愈合,且发生感染几率较低。

八、与常规腹腔镜手术比较

肝中叶切除手术以开腹手术开展为主,虽然已经有进行腹腔镜下肝中叶切除的报道,但病例数报道较少,且明确指出手术风险及手术复杂程度等相对较高。笔者在进行机器人肝中叶切除时,在总结了既往 15 年腹腔镜肝切除的经验基础上,开展机器人肝中叶切除,并认为,机器人肝中叶切除较腹腔镜肝中叶切除有着明显优势。

在肝中叶切除术中,机器人较腹腔镜在肝门解剖、肝脏游离的操作上更具优势,在肝脏离断过程中,机器人更为清晰的视野可以帮助术者准确地判断肝内管道,实现精确的解剖性切除,并且还可以更好地处理出血点。

参 考 文 献

1. Agrawal S,Belghiti J. Oncologic resection for malignant tumors of the liver. Ann Surg,2011,253:656-665.

2. Cheng CH,Yu MC,Wu TH,et al. Surgical resection of centrally located large hepatocellular carcinoma. Chang Gung Med,2012,35:178-191.

3. Stratopoulos C,Soonawalla Z,Brockmann J,et al. Central hepatectomy:the golden mean for treating central liver tumors? Surg Oncol,2007,16:99-106.

4. Yoon YS,Han HS,Cho JY,et al. Totally laparoscopic central bisectionectomy for hepatocellular carcinoma. J Laparoen-dosc Adv Surg Tech A,2009,19(5):653-656.

5. Strasberg SM,Phillips C. Use and dissemination of the brisbane 2000 nomenclature of liver anatomy and resections. Ann Surg,2013,257:377-382.

6. Wu CC,Ho WL,Chen JT,et al. Meso-hepatectomy for centrally located hepatocellular carcinoma:an appraisal of a rare procedure. J Am Coll Surg,1999,188:508-515.

7. Lee JG,Choi SB,Kim KS,et al. Central bisectionectomy for centrally located hepatocellular carcinoma. Br J Surg,2008,95:990-995.

8. Hu RH,Lee PH,Chang YC,et al. Treatment of cen-trally located hepatocellular carcinoma with central hepatectomy. Surgery,2003,133:251-256.

9. Lee SY. Central hepatectomy for centrally located malignant liver tumors:A systematic review. World journal of hepatology. 2014,6(5):347-357.

10. Kenjo A,Miyata H,Gotoh M,et al. Risk stratification of 7,732 hepatectomy cases in 2011 from the National Clinical Database for Japan. J Am Coll Surg,2014,218:412-422.

11. Lee SY,Sadot E,Chou JF,et al. Central hepatectomy versus extended hepatectomy for liver malignancy:a matched cohort comparison. HPB:the ocial journal of the International Hepato Pancreato Biliary Association. 2015,17(11):1025-1032.

12. Weiss MJ,Ito H,Araujo RL,et al. Hepatic pedicle clamping during hepatic resection for colorectal liver metastases:no impact on survival or hepatic recurrence. Annals of surgical oncology,2013,20(1):285-294.

13. Gumbs AA,Gayet B. Totally laparoscopic central hepatec-tomy. J Gastrointest Surg,2008,12(7):1153.

第十二章

机器人肝右三叶（IV、V、VI、VII、VIII段）切除术

一、概述

肝右三叶切除主要是应用于右肝叶巨大肿瘤,并侵犯 S4 段时所采用的肝叶切除,部分术者会称之为扩大右半肝切除,这是联合部分的 S4 段切除,如联合 S4a 段切除等。肝右三叶切除时,保留肝 S2、S3 段,面临着残余肝脏体积不足的问题,会导致术后肝功能衰竭,患者术后死亡风险较高。多数情况下,能够进行一期肝脏右三叶切除的几率相对较小,特别是对于存在肝硬化的患者,术后因残留肝脏体积不足,导致肝脏衰竭的风险增加。而对于此类患者,往往是采用分期手术,在第十三章中,进行了有关两期机器人肝叶切除的介绍。

二、适应证

肝功能正常,且不合并肝硬化,肿瘤位于右叶并累及 S4 段,或者肝门部肿瘤,侵犯右肝管并累及 S 段。

三、禁忌证

一般情况差,无法耐受气腹;肿瘤巨大或侵犯下腔静脉、肝静脉、肝蒂等重要结构无法在腔镜下安全完成;肝硬化严重,术前肝功能评估术后肝脏体积不足,存在肝功能衰竭风险。

四、体位与穿刺孔布局

右三叶切除患者需采取平卧位,头高足低。具体穿刺孔布局,与机器人右半肝切除相同,参照第九章内容。

五、手术步骤

1. **探查及肝脏游离**　建立气腹,置入腔镜镜头后,观察腹腔内有无肿瘤转移与侵犯,重点明确进行肝右三叶切除后,左外侧叶体积是否足够,同时明确肝脏硬化情况。

按照右半肝游离范围依次离断肝圆韧带、镰状韧带、右三角韧带和右冠状韧带。多数情况下,因肝脏体积较大或者右肝肿瘤体积较大,难以进行游离时,可以进行原位肝切除,先行肝实质离断。

2. 逐步解剖切断十二指肠韧带中的结构,显露肝动脉各分支、门静脉右主干,显露右侧门静脉支及胆管支,结扎或夹闭后切断肝动脉右支(图 12-1)。解剖并游离门静脉右支,夹闭后离断或以切割闭合器一次闭合离断门静脉右支,注意保护左侧门静脉支及动脉支(图 12-2)。

3. **肝实质离断**　肝脏实质离断近沿镰状韧带右侧。阻断第一肝门后,以超声刀沿镰状韧带右侧,逐步切开肝脏实质,并结扎进入 S4 段的肝蒂,至第二肝门处,离断肝中静脉,注意保护左肝静脉,完整离断肝脏实质(图 12-3、图 12-4)。

4. **肝静脉的离断**　肝实质离断接近完成时可以切割闭合器,闭合并离断肝静脉主干。肝短静脉,经肝脏后方抬起肝脏实质后,逐支进行结扎后离断(图 12-5、图 12-6)。

5. **断面处理**　肝切除面较大,须仔细止血并检查有无胆漏,必要时缝扎小胆管漏。可放置部分止血材料预防出血,并重建肝脏镰状韧带,放置残留肝脏扭转后,导致静脉回流不良(图 12-7)。

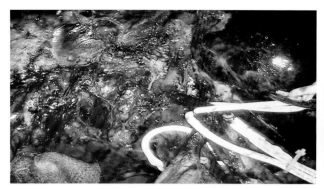

图 12-1 显露右肝动脉

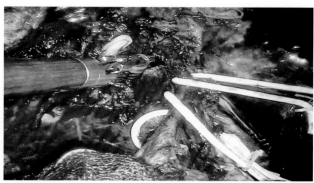

图 12-2 显露门静脉

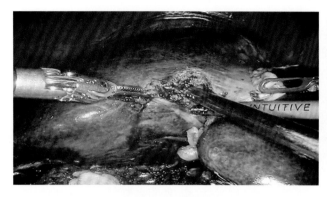

图 12-3 沿镰状韧带右侧,超声刀离断肝实质

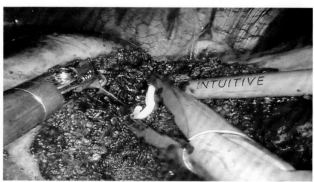

图 12-4 结扎肝 S4 段入肝肝蒂

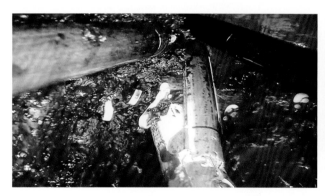

图 12-5 直线切割闭合器离断右肝静脉

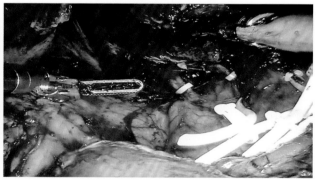

图 12-6 结扎肝短静脉

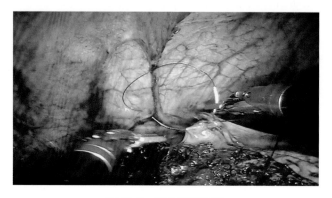

图 12-7 重建镰状韧带

6. **标本取出**　以标本袋装标本后可扩大一个穿刺孔取出,或从耻骨上小切口取出。

六、操作要点与技巧

1. 对于肝脏的探查及肝脏游离需充分,可预先悬吊肝静脉以利最后的切割闭合器的使用。

2. 肝十二指肠韧带的处理需极为谨慎,除了术前通过影像学检查了解各主要分支的走行外,还需术中仔细确认以防止剩余肝脏的动脉与门静脉以及胆道的损伤。

3. 肝右静脉壁非常薄,在处理属支时,外科夹有时会脱落,故保留侧的细小断端需缝扎以保牢靠。

4. 肝断面止血和胆漏的检查需仔细进行以防遗漏。

七、常见术后并发症处理

1. **出血**　因为肝断面面积较大,周围血管结构复杂,止血困难,除术中出血外术后也易发生出血,多以静脉性渗血为主,主要依靠术中止血控制,术后发生多可保守止血治疗进行控制。

2. **胆管损伤、胆漏**　在游离肝门结构时发生胆漏,术中切除完成后应反复检查,可使用干净纱布检查是否存在黄色胆汁,小的瘘口可予以缝扎。注意保护胆管的完整性,胆管不可游离过多,以防发生缺血性胆管损伤。如发生胆管狭窄等情况术后应仔细观察,必要时经皮超声引导下肝胆管穿刺置管引流(percutaneous transhepatic cholangial drainage,PTCD)或经内镜逆行性胰胆管造影(endoscopic retrograde cholangiopancreatography,ERCP)检查。术后发生胆漏多不严重,仅需保留腹腔引流管待窦道形成后多可自行闭合。

3. **术后肝衰竭**　术后肝衰竭是肝脏右三叶常见的主要并发症之一,有着严重的致命性,因此要做到术前的充分评估,明确肝脏残留体积是否足够,必要时进行术中及时纠正手术方式,可以进行挽救式手术,如联合肝脏离断和门静脉结扎二步肝切除术(associating liver partitioning and portal vein occlusion for staged hepatectomy,ALPPS)。

八、与常规腹腔镜手术比较

常规腹腔镜手术右三叶切除的报道较为少见,对于肝门解剖和各胆管、血管的处理,机器人的引入更为有利,对于复杂结构的处理和出血的控制要远远好于普通腹腔镜,对于富有经验的中心可按适应证开展。

参 考 文 献

1. Troisi RI,Patriti A,Montalti R,et al. Robot assistance in liver surgery:a real advantage over a fully laparoscopic approach? Results of a comparative bi-institutional analysis. Int J Med Robot,2013,9(2):160-166.

2. Abood GJ,Tsung A. Robot-assisted surgery:improved tool for major liver resections? J Hepatobiliary Pancreat Sci,2013,20(2):151-156.

3. Choi GH,Choi SH,Kim SH,et al. Robotic liver resection:technique and results of 30 consecutive procedures. Surg Endosc,2012,26(8):2247-2258.

4. Kitisin K,Packiam V,Bartlett DL,et al. A current update on the evolution of robotic liver surgery. Minerva Chir,2011,66(4):281-293.

5. Giulianotti PC,Coratti A,Sbrana F,et al. Robotic liver surgery:results for 70 resections. Surgery,2011,149(1):29-39.

第十三章

两期全机器人联合肝脏离断和门静脉结扎二步肝切除术

一、概述

肝脏肿瘤根治性治疗的最主要方式是肝切除术,实现 R0 切除和保留足够体积的肝脏以维持正常功能是术后获得良好预后的两个重要因素,而肝脏肿瘤体积过大或多发病灶的患者,常因为行 R0 切除后无法保留足够的肝体积而失去根治性切除的机会。为此,门静脉阻断、门静脉栓塞和门静脉结扎技术相继被使用,但因肝脏增生效果不明显而未能普及。

自 2007 年德国的 HansSchlitt 偶然对一位肝门部胆管癌患者实施原位肝脏实质离断并进行门静脉结扎手术,发现残留侧肝脏能够显著增生后,德国多名专家于 2012 年提出联合肝脏离断和门静脉结扎的二步肝切除术(associating liver partitioning and portal vein occlusion for staged hepatectomy, ALPPS)的概念,即一期手术结扎患侧肝脏的门静脉并沿预计切肝界线离断肝实质,术后健侧肝脏会出现快速增生,待健侧肝脏增生达到预期目标后,再行二期手术,将患侧肝脏完全切下。与传统的两期肝脏手术相比,ALPPS 具有更高的 R0 切除率、更快的健侧肝脏增生速度以及相当的围术期死亡率。而且在实行门静脉栓塞术后健侧肝脏体积没有明显增大的患者可行 ALPPS 进行补救。ALPPS 作为一种全新的手术方式,为既往因余肝体积不足无法行根治性手术切除的患者带来了新的希望。

ALPPS 处于探索阶段,针对不同的病例有多种手术方式,目前较为成熟的是联合肝脏离断和门静脉结扎的二步右三肝切除术以及联合肝脏离断和门静脉结扎的二步右半肝切除术。

该术式最初用于右三肝切除,经过 2007 年至 2017 年这十年的发展,西方国家在 ALPPS. NET 网站注册的病例已经超过一千例,其中对选择性病例的右半肝切除占已注册病例的一半,这类患者包括化疗后肝脏损伤较重、肝脏脂肪变性或肝硬化严重的以及残余肝脏仍有小病灶预期进行切除或射频消融的患者。

二、适应证

ALPPS 作为一种新的手术技术仍处于探索阶段,到目前为止还没有统一的适应证标准,最新的文献报道普遍认为结肠癌肝转移是 ALPPS 的最佳适应证,目前已注册的 1000 例 ALPPS 中有 70% 为结肠癌肝转移。也有数个临床病例报道表明 ALPPS 治疗多发或巨大肝细胞肝癌可使患者获益,但肝门部胆管癌被证明不适用于这项手术。

(一) 联合肝脏离断和门静脉结扎的二步右三肝切除术

1. 肿瘤存在于右侧三肝,可为原发性肝癌、结直肠癌肝转移。

2. 如无基础肝脏疾病,预计肝脏肿瘤在实行 R0 切除后标准剩余肝体积小于 30% 者;有基础肝脏疾病,标准剩余肝体积小于 40% 者。

3. 肝功能 Child-Pugh 分级为 A 级,吲哚菁绿 15 分钟滞留率<20%,血小板计数>100×10^9/L。

4. 肿瘤无肝门侵犯,未侵及下腔静脉、门静脉主干等。

5. 全身状况良好,能够耐受全麻等手术。

（二）联合肝脏离断和门静脉结扎的二步右半肝切除术

1. 肿瘤存在于右半肝，化疗后肝脏损伤较重、肝脏脂肪变性或肝硬化严重的以及残余肝脏仍有小病灶预期进行切除或射频消融的患者。

2. 肝功能 Child-Pugh 分级为 A 级，或 Child-Pugh 分级为 B 级，经过积极调整肝功能后，纠正后可以达到 A 级。

3. 肿瘤无肝门侵犯，未侵及下腔静脉、门静脉主干等。

4. 全身状况良好，能够耐受全麻等手术。

三、禁忌证

1. 结肠癌肝转移患者肿瘤出现除肝以外的器官转移，肝癌患者出现肝外转移者。

2. 肝脏病变较大，影响第一和第二肝门暴露和分离者。

3. 肝门部胆管细胞癌者由于术后预后较差不推荐行该手术。

4. 不能耐受 CO_2 气腹者。

5. 肝功能分级 Child-Pugh B 或 C 级、合并严重肝硬化、门静脉高压症或其他重要脏器功能不全者。

四、体位与穿刺孔布局

（一）联合肝脏离断和门静脉结扎的二步右三肝切除术

一期手术：患者麻醉成功后取小截石位。于脐下或脐上气腹针穿刺建立 CO_2 气腹（12～14mmHg），放置直径 12mm 的 trocar（助手操作入路）并置入摄像镜头。然后，分别于右侧肋缘下腋前线、左侧肋缘下腋前线处穿刺放置直径 8mm trocar（机械臂Ⅱ、机械臂Ⅲ）。再于助手孔与机器 2 号臂 trocar 孔间的脐右旁放置直径 12mm trocar（镜头臂）。于剑突及机器人 3 号臂孔中间偏左放置直径 12mm trocar（机械臂Ⅰ）。各 trocar 孔以手术靶区为中心呈弧形分布，间距≥5～6cm，以避免机械臂碰撞。

退出摄像镜头，摆放患者头侧抬高 20°～30°的反 Trendelenburg 位。机器人塔车位于患者头部正上方，推入、固定。安装机械臂。

二期手术：采用原一期手术穿刺孔。

（二）联合肝脏离断和门静脉结扎的二步右半肝切除术

一期手术：患者麻醉成功后取小截石位。于脐上或脐下气腹针穿刺建立 CO_2 气腹（12～14mmHg），放置直径 12mm 的 trocar（助手操作入路），并置入摄像镜头。然后，分别于腹部左、右上象限左锁骨中线、右锁骨中线肋缘下 2～4cm 处穿刺放置直径 8mm trocar（机械臂Ⅰ与机械臂Ⅱ）。再于助手孔与 2 号机械臂穿刺孔间的脐右旁放置直径 12mm trocar（抓取摄像臂）。于左腋中线放置直径 8mm trocar（机械臂Ⅲ）。各 trocar 孔以手术靶区为中心呈弧形分布，间距≥6～8cm，以避免机械臂碰撞。

退出摄像镜头，摆放患者头侧抬高 20°～30°的反 Trendelenburg 位。机器人塔车位于患者头部正上方推入、固定。安装机械臂。

二期手术：采用原一期手术穿刺孔。

五、手术步骤

（一）联合肝脏离断和门静脉结扎的二步右三肝切除术

1. 一期手术

（1）腹腔探查：ALPPS 的术前肝脏三维重建以及肝脏体积评估十分关键，明确病灶位置与肝内管道情况，制定手术方案。

术中进行常规探查，明确是否肿瘤局限于肝Ⅳ、Ⅴ、Ⅵ、Ⅶ、Ⅷ段内，以及是否存在肝脏周围侵犯，如膈肌侵犯等，是否存在卫星病灶，了解腹腔内整体情况。

（2）胆囊切除：进行第一肝门解剖。机器人下行胆囊切除，机器人 3 号机械臂上提肝脏下缘，显露第一肝门，外展胆囊三角，以电凝钩解剖及离断胆囊动脉、胆囊管，并外科夹夹闭，完整游离及切除胆囊。

（3）入肝血流的处理：机器人联合肝脏离断和门静脉结扎的二步右三肝切除一期手术中，主要是对右侧的门静脉以及肝Ⅳ段内的入肝血流进行结扎断流（图13-1）。解剖第一肝门，分离出门静脉右支并结扎。肝Ⅳ段的入肝血流来自矢状部，一般为3~4支入肝Ⅳa和Ⅳb段内，部分情况下，Ⅳa和Ⅳb段肝蒂共干时，可以为1~2支入肝管道。对于肝Ⅳ段入肝血流的阻断，一般经过肝镰状韧带的右侧0.5cm，经过肝下缘，逐渐切开肝实质，进行解剖及结扎处理肝Ⅳ段的入肝血流，根据肝缺血情况，可以明确是否能够全面结扎及处理肝Ⅳ段入肝血流，同时也可以采用术中B超进行协助明确肝Ⅳ段入肝血流情况。门静脉有多种变异型，术前应对血管进行三维重建明确血管走行以便术中有效阻断患侧门静脉血流。

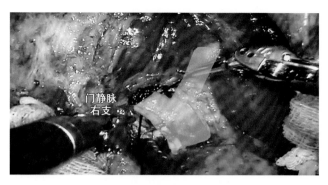

图13-1　结扎门静脉右支

事实上，仅有很少的病例存在单独的门静脉左内叶支，因此当我们在沿镰状韧带右侧劈开肝脏实质，往往同时切断了门静脉、肝动脉、胆管三套管道，肝左内叶仅仅剩下肝静脉，但临床上观察，术后患者很少出现梗阻性黄疸、肝脏坏死等并发症，可能与Ⅳ、Ⅴ段之间存在交通支有关。

（4）游离肝脏：一期手术中对肝脏的搬动相对较少，因此一般不做过多游离。只需要进行离断肝圆韧带、镰状韧带。

（5）预置肝门阻断带：解剖第一肝门，打开小网膜囊，留置第一肝门阻断带，控制全肝入肝血流。

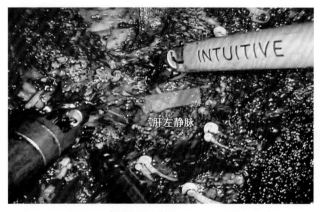

图13-2　确保肝左静脉位于切面左侧

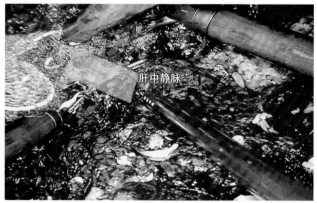

图13-3　肝中静脉位于切面右侧

（6）肝脏实质离断：按照术中注射吲哚菁绿荧光显影的方法以及术中超声判定预切线，联合应用超声刀、电刀、直线切割闭合器等器械逐步切断肝脏；在切开肝实质过程中，少量渗血可采用百克钳、电凝钩等止血，对于相对较大的肝内交通血管，应采用Hemolock或可吸收夹夹闭，与普通肝切除不同的是，双侧肝断面都要进行妥善的处理，防止术后出血、胆漏、感染等并发症的发生，一旦发生并发症，患者很可能丧失二次根治性手术的机会。为了预期保留侧肝脏迅速再生，尽可能将肝实质劈开直至下腔静脉前方，上方到第二肝门，下方到左右肝蒂分叉部，但应该注意避免损伤左肝静脉及左肝蒂内的管道（图13-2、图13-3）。

（7）肝断面止血与处理：肝断面渗血可采用氩气刀喷凝止血，小的活动性出血可采用百克钳，对动脉性出血或肝静脉破裂出血，应采用夹

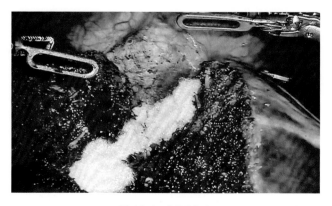

图13-4　创面止血

闭法或缝合法处理。在两侧创面放置止血材料(图 13-4)。

(8) 于操作区放置引流管并从 2 号机械臂穿刺孔中引出。

2. 二期手术

(1) 一期手术后第六天对患者的肝脏进行三维重建,后每隔三天重建一次,直至患者左外叶体积增生达到预期(一般在两周内);评估患者术前肝功能情况,若为 Child-Pugh A 级则可行二期手术。

(2) 探查:观察腹腔内粘连情况及是否有腹水形成,分离粘连并用吸引器清除腹水。观察肝脏增生情况,肝实质离断创面情况。

(3) 肝内血管和胆管的处理:解剖第一肝门,分离出一期手术中结扎的门静脉右支并离断。分离出肝右动脉和右侧肝内胆管,以 Hemolock 或可吸收夹夹闭、离断(图 13-5、图 13-6)。继续沿断面离断剩余肝组织,保护肝左静脉,分离出肝中静脉和肝右静脉以 Hemolock 或可吸收夹夹闭、离断(图 13-7、图 13-8)。肝断面渗血可采用氩气刀喷凝止血,小的活动性出血可采用百克钳,对动脉性出血或肝静脉破裂出血,应采用夹闭法或缝合法处理。

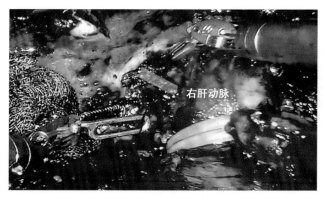

图 13-5　阻断右肝动脉

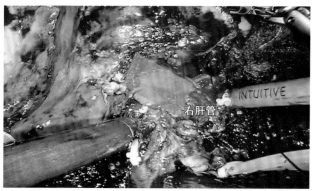

图 13-6　阻断右肝管

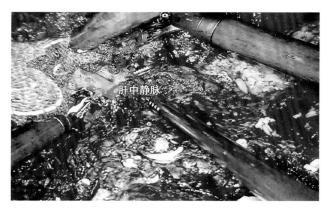

图 13-7　离断肝中静脉

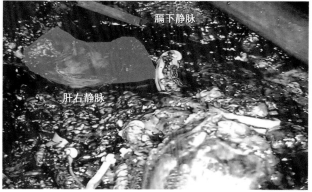

图 13-8　离断肝右静脉

(4) 标本取出及放置引流管:离断右侧冠状韧带、三角韧带,彻底游离右三肝,将标本装入一次性取物袋,由于右三肝体积往往较大,应另行切口完整取出(可取上腹部正中切口或下腹部剖宫产类似切口)。于操作区放置两根引流管引出。

(二) 联合肝脏离断和门静脉结扎的二步右半肝切除术

1. 一期手术

(1) 腹腔探查:由于该术式主要适用于化疗后肝脏损伤较重、肝脏脂肪变性或肝硬化严重的残余肝脏仍有小病灶预期进行切除或射频消融的患者,在探查时除明确肿瘤是否侵犯胸、腹壁、膈肌及结肠等,应同时结合术中超声观察肿瘤分布情况,结合术前三维重建结果,制定手术方案。

(2) 胆囊切除:提起胆囊壶腹部,切开胆囊颈前浆膜,仔细解剖胆囊三角,游离出胆囊管,距胆总管

0.5cm予生物夹夹闭后剪断,解剖出胆囊动脉,上生物夹后剪断。牵起胆囊管断端,将胆囊从胆囊床完整剥离。

（3）门静脉结扎以及肝门阻断:解剖肝门,分离门静脉右支并结扎。用8号尿管绕过第一肝门,两头穿入剪好的3cm吸引器套管,处于松弛状态,在离断肝实质时可以提起尿管、下压吸引器套管,阻断肝门后用血管夹钳夹固定,每次大约阻断15~20分钟。间歇阻断第一肝门可以减少术中出血,保持术野清晰。

（4）左半肝仍有小病灶的患者可在此时根据病灶位置进行射频消融或者拒不切除。

（5）肝实质离断:右肝因门静脉阻断而在肝脏表面出现缺血变色线,沿此变色线右侧1cm划定预切线,或者采用机器人下荧光显影技术,标定手术切除线。以超声刀离断肝实质,切面存在较多的交通血管支及glisson系统,可以采用超声刀前1/3进行游离与切除相配合的方法,逐步进行,分离出肝内管道,给以外科夹夹闭后直接离断,或游离后由助手经过助手孔,以Ligasure进行肝内管道离断,直至第二肝门,右肝静脉根部。保留第二肝门。

（6）肝断面止血与处理:肝断面渗血可采用氩气刀喷凝止血,小的活动性出血可采用百克钳,对动脉性出血或肝静脉破裂出血,应采用夹闭法或缝合法处理。在两侧创面放置止血材料。

（7）于操作区放置引流管并从2号机械臂穿刺孔中引出。

2. 二期手术

（1）一期手术后第六天对患者的肝脏进行三维重建,后每隔三天重建一次,直至患者左外叶体积增生达到预期（一般在两周内）;评估患者术前肝功能情况,若为Child-Pugh A级则可行二期手术。

（2）探查:观察腹腔内粘连情况及是否有腹水形成,分离粘连并用吸引器清除腹水。观察肝脏增生情况,肝实质离断创面情况。

（3）肝内血管和胆管的处理:解剖第一肝门,分离出一期手术中结扎的门静脉右支并离断。分离出肝右动脉和右侧肝内胆管,以Hemolock或可吸收夹夹闭、离断。继续沿断面离断剩余肝组织,保护肝左静脉,分离出肝中静脉和肝右静脉以Hemolock或可吸收夹夹闭、离断。此过程中应注意结扎及离断肝短静脉,肝短静脉一般有4~5支,较细小,壁薄,又靠近下腔静脉,撕裂后易引起大出血,故应尽量靠近肝实质处仔细结扎或血管夹夹闭后切断。

肝断面渗血可采用氩气刀喷凝止血,小的活动性出血可采用百克钳,对动脉性出血或肝静脉破裂出血,应采用夹闭法或缝合法处理。

（4）标本取出及放置引流管:离断右侧冠状韧带、三角韧带,彻底游离右三肝,将标本装入一次性取物袋,另行切口完整取出。于操作区放置引流管引出。

六、操作要点与技巧

1. 在手术准备阶段应对患者进行肝脏三维重建,在三维重建模型上进行模拟R0切除手术后计算剩余肝体积,得出标准剩余肝体积（剩余肝体积/标准肝体积）,标准剩余肝体积是评估手术指征的重要标准。

2. ALPPS是建立在完全患侧门静脉断流的基础上,在保留动脉血流的情况下,引起健侧肝脏的继发性增生。因此一期手术中对肝动脉和胆管的保护显得尤为重要,在术前进行肝脏三维重建时不仅要测量剩余肝体积,更要对肝脏管道的解剖细节进行重建,围绕重建结果制定手术方案。

3. 肝实质离断过程中,要对双侧断面进行妥善处理,防止出血胆漏等并发症的发生。

4. 第一次手术后要限制液体输入,控制腹水产生,积极抗感染治疗,保持腹腔引流管通畅。

七、常见术后并发症处理

1. 术后出血 出血是肝切除术后最常见的并发症。出血和输血又是影响肝癌患者预后和生存的独立影响因素。大出血可以发生在术后数小时或数日之后,常由术中止血不彻底、血管处置不当,肝断面部分肝组织坏死、继发感染、引流不畅而使创面积液感染,凝血功能障碍等引起。多发生在术后24~72小时,表现为引流管突然引出大量鲜红色血液。此时一旦发生出血,应立即给予较强的凝血药物和输注新鲜全血,观察1~2小时,如出血速度无减慢、血压出现波动时,应及时开腹止血,此类出血多需二次手术紧急止血或者行血管栓塞治疗。

2. 胆漏　肝切除术后胆漏主要是由于术中胆管的损伤未发现或者胆管结扎不牢、结扎线脱落等原因。一旦发生胆漏，只要保证引流通畅，少量的胆漏均可得到控制。充分的引流是治疗胆漏的有效手段，早期正确处理可以促使胆漏尽快自行闭合。

3. 肝功能衰竭　肝功能衰竭是 ALPPS 一期手术后无法进行二期手术以及二期手术术后 90 天内死亡的主要原因。因此术前进行标准剩余肝体积评估以及吲哚菁绿 15 分钟滞留率检测显得尤为重要，只有严格把握手术指征，才能防止术后肝功能衰竭的发生。

八、与常规腹腔镜手术比较

ALPPS 手术在严格选择病例的情况下是一项安全的手术，可以为不能一期切除的病例提供一种有效的手术方法，但是涉及对 320 例的 ALPPS 病例分析指出，手术时间超过 300 分钟和术中输红细胞是 ALPPS 手术患者死亡的危险因素，这表明手术难度与两次手术对患者造成的损伤是 ALPPS 手术是否能够成功的关键。

达芬奇机器人手术系统在缩短手术时间和减少术中出血量这两个方面相较于腔镜或开腹手术都有明显的优势，机器人灵活的机械臂以及稳定清晰的视野能够很好地降低手术难度，这使得机器人 ALPPS 手术有很好的发展前景。

参 考 文 献

1. Schnitzbauer AA, Lang SA, Goessmann H, et al. Right portal vein ligation combined with in situ splitting induces rapid left lateral liver lobe hypertrophy enabling 2-staged extended right hepatic resection in small-for-size settings. Ann Surg. 2012, 255:405-414.

2. Schadde E, Ardiles V, Robles-Campos R, et al. , ALPPS Registry Group. Early survival and safety of ALPPS:first report of the International ALPPS Registry. Ann Surg. 2014, 260:829-836.

3. Sandstrom P, Rosok BI, Sparrelid E, et al. ALPPS improves resectability compared with conventional two-stage hepatectomy in patients with advanced colorectal liver metastasis:results from a scandinavian multicenter random-ized controlled trial(LIGRO Trial). Ann Surg. 2018, 267:833-840.

4. Cieslak KP, Bennink RJ, de Graaf W, et al. Measurement of liver function using hepatobiliary scintigraphy improves risk assessment in patients under-going major liver resection. HPB(Oxford). 2016, 18:773-780.

5. 彭驰涵,李川,文天夫,等. 原发性肝癌行 ALPPS 的适应证与禁忌证初探(附 15 例报道). 中国普外基础与临床杂志,2015, 22(10) :1183-1186.

6. Rahbari NN, Reissfelder C, Koch M, et al. The predictive value of postoperative clinical risk scores for outcome after hepatic resection:a validation analysis in 807 patients. Ann Surg Oncol,2011, 18(13) :3640-3649.

第三篇

机器人胆道外科手术篇

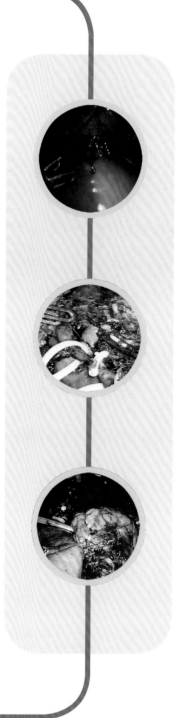

第十四章

机器人先天性胆总管囊肿切除术

一、概述

先天性胆总管囊肿（congenital bile duct cysts，CBDC）又名先天性胆总管囊状扩张症，是肝外和（或）肝内胆管系统的先天性囊性扩张，于1723年由Vater最先描述，1852年Douglas首次报道了临床相关病例。先天性胆总管囊肿在亚洲发病率较高，约为千分之一，男女比例为1:3~4。先天性胆总管囊肿病因和发病机制尚未完全清楚，主要有胆胰管合流异常学说、胚胎学说、胆道神经发育不良理论和病毒感染学说等。典型临床表现为腹痛、黄疸及腹部包块三联征，但大约三分之二的患者出现三联征中的2~3个症状。成人型胆总管囊肿绝大部分是由先天性胆总管囊肿发展而来，因各种原因至成年发病才得以诊断。随着年龄的增长，胆总管囊肿的癌变率增高，30岁以后癌变率>10%，因此该病的早期诊治非常重要。

目前先天性胆总管囊肿的手术治疗方式主要依据Todani分型。I型:胆总管扩张，包括囊肿型扩张和局部梭型扩张；Ⅱ型:胆总管憩室，向胆管外凸出；Ⅲ型:胆总管向十二指肠腔内脱出的囊性扩张；Ⅳ型:肝内和肝外胆管同时出现囊性扩张；V型:肝外胆管正常而肝内胆管扩张，又称Caroli's病。囊肿切除、肝总管空肠Roux-en-Y吻合术是目前公认的先天性胆总管囊肿的首选术式，适合于I、Ⅱ和Ⅳ型胆总管囊肿。Ⅲ型可采用内镜下十二指肠乳头切开术，对于较大的Ⅲ型胆总管囊肿由于存在胆管和胃肠道梗阻，需行胰十二指肠切除术。V型的治疗是先天性胆总管囊肿的难点之一，局限于一侧肝叶的Caroli's病可行肝叶或半肝切除；中央型复杂的伴反复感染的Caroli's病，肝移植可能是比较有效的治疗手段。

腹腔镜胆囊切除术的成功开展标志着微创外科时代的到来，腹腔镜胆总管囊肿切除也逐步开展。然而，腹腔镜固有的技术局限性对外科医生提出了更高的技术要求，如在二维视野下精细结构的解剖、重建手术的缝合打结不仅要求外科医师双手配合熟练，而且即使经过多年的训练仍然要显著慢于传统的开腹手术操作。达芬奇手术机器人是传统腹腔镜技术的突破，其通过放大的3D高清视野，机械手臂高度灵巧和精细的操作，可使外科医生更精细地进行重要血管、胆管的游离解剖，更加快速、高效地完成重建，成为了胆道外科微创化革命性的新技术。应用机器人手术系统行先天性胆总管囊肿切除的报道逐渐增多。本章主要结合编者团队经验，介绍机器人先天性胆总管囊肿切除、肝总管空肠Roux-en-Y吻合术。

二、适应证

先天性胆总管囊肿I型、Ⅱ型和Ⅳ型。

三、禁忌证

除与开腹手术相同禁忌证外，主要包括:①严重肺部疾病不能耐受CO_2气腹者；②腹腔内二次或多次手术粘连难以分离暴露病灶者；③部分Ⅳ和V型胆管囊肿需要联合多肝段切除者，影响暴露和分离者。

四、体位与穿刺孔布局

1. 体位　患者采取低截石位或分腿位。

2. 穿刺孔布局　观察孔位于脐右下方；1号臂在患者左侧，置于脐水平线上方、左侧锁骨中线附近；2号臂位于右锁骨中线外侧，负责协助1号臂进行解剖肝门、肝脏游离、止血操作；3号臂与1号臂同侧，置于左腋前线肋缘下（或 3 号臂与 2 号臂同侧，置于右腋前线肋缘下），负责脏器牵引、显露用。助手孔位于脐左下方，与观察孔相距约 8cm。

五、手术步骤

1. 探查腹腔，显露胆总管囊肿，明确囊肿大小及范围。解剖第一肝门，游离并保护门静脉、肝动脉，注意是否存在肝动脉的解剖学变异，显露并游离扩张的胆总管。

2. 解剖胆囊三角，游离结扎胆囊动脉，将胆囊在胆囊床游离；如不影响操作，胆囊管可先不处理而做整块切除（图 14-1）。

3. 游离结肠肝曲，将结肠向下游离，显露出十二指肠右侧，然后行 Kocher 操作，将十二指肠向左侧翻起，显露出胰头后方，以备后续劈开胰腺，切除胰腺段内扩张胆管。

4. 在扩张胆管中部开始，在胆管前方、左方、右方向下分离，将扩张胆管与肝动脉分开，如胃十二指肠动脉位于胆管前方影响分离，可结扎后切断。于左、右肝管汇合部下方胆管粗细正常处（或距囊肿上端 1cm 处）离断胆总管（图 14-2），术前怀疑合并肝内胆管结石或狭窄可行术中胆道镜探查。游离胆总管与肝动脉及门静脉间的结缔组织以利于胆管的解剖（图 14-3），良性疾病不做过多肝门淋巴结清扫。

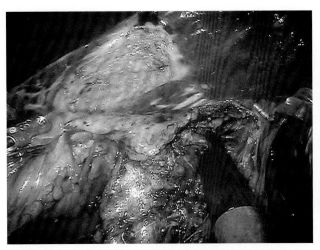

图 14-1　结扎胆囊动脉

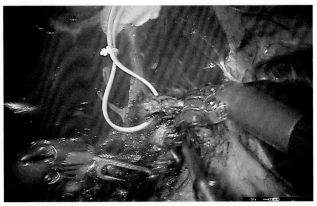

图 14-2　离断肝总管，保护右肝动脉

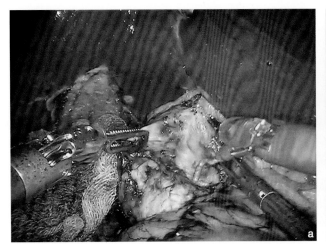

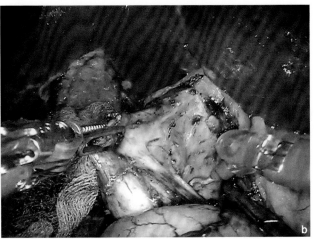

图 14-3　游离胆总管囊肿

5. 继续游离扩张的胆总管至胰腺段,此时可以将十二指肠反向左侧,从右方将胆总管表面菲薄的胰腺组织切开,注意不要切破胆管壁。注意保护肝动脉及门静脉,以电凝钩、超声刀小心分离胆管及胰管间隙,在正常胆管处离断胆总管,远端 Hemolock 夹闭或缝闭(图 14-4)。4-0 prolene 线连续缝合关闭胰腺断面,此时可在缝合缘左侧留一个小口,以利于少了渗出胰液流出,防止出现假性囊肿。

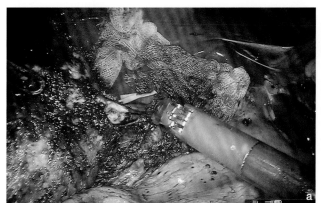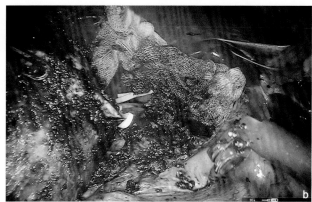

图 14-4　胰腺段胆管处理
a:游离胰腺段胆总管;b:结扎胆总管胰腺段

6. 完整切除标本(图 14-5),切除标本置入标本取出袋,放置于助手孔下方。

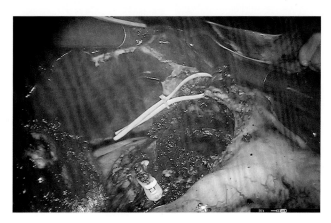

图 14-5　完整切除标本

7. 胆肠 Roux-en-Y 吻合

(1) 肠肠吻合:于 Treitz 韧带远端 20cm 离断空肠系膜,腔镜型直线切割闭合器离断空肠,近端与肠袢远端约 50~60cm 处,以切割闭合器行肠肠侧侧吻合;4-0 prolene 连续缝合关闭吻合口残端(图 14-6)。

(2) 胆肠吻合　远端空肠袢经结肠前上提,距盲端 8~10cm 左右处对系膜缘切开空肠,5-0 可吸收线或 5-0 PDS Ⅱ或 5-0 prolene 行肝管断端与空肠端侧吻合(图 14-7)。

8. 标本取出及引流管放置　扩大助手孔后,完整取出标本。胆肠吻合口后方放置腹腔引流管 1~2 根,从 3 号或 2 号臂戳孔处引出。

9. 关闭各切口、缝合固定引流管。

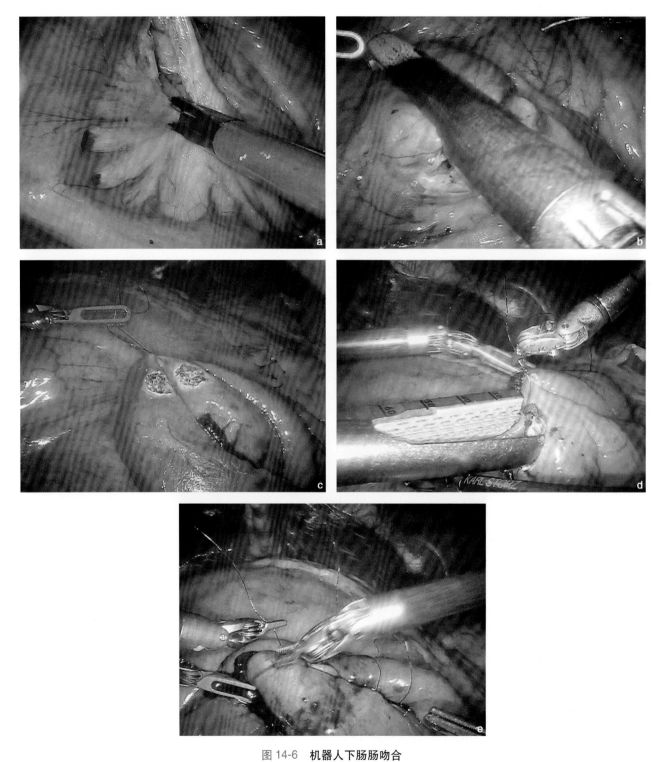

图 14-6　**机器人下肠肠吻合**

a:结扎空肠系膜血管;b:离断空肠;c:电刀建立吻合器穿刺孔;d:直线切割闭合器进行肠肠吻合;e:关闭切割闭合吻合口

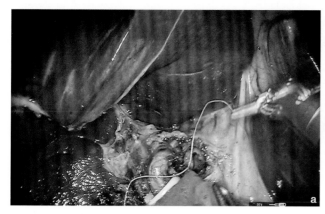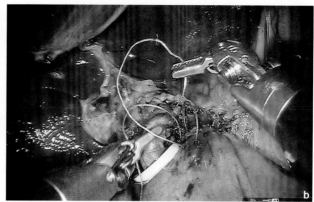

图 14-7　机器人下胆肠吻合
a:胆肠吻合后壁;b:胆肠吻合前壁

六、操作要点与技巧

1. 须充分游离右半结肠,将十二指肠显露,利于行 Kocher 操作。Kocher 操作须充分,以可将十二指肠及胰头翻向左下为准。

2. 先处理胆总管囊肿胰腺段。如先处理胆囊、胆总管,游离的胆囊、囊肿将遮挡术野,另外分离时上面的血液、胆汁流向下方,污染术野,不利于胰腺段内解剖。

3. 须完整切除胆管囊肿,降低术后癌变率。可将胰头充分暴露后劈开,在胰腺内游离直至扩张胆管最狭窄处。此时须注意提拉力量,防止将胆管自胰管撕下,甚至撕断胰管。应使用电钩游离,以防超声刀误将胆管凝闭,导致找不到胆管下端。夹闭胆管时应无张力,防止牵拉成角误将胰管夹闭。

4. 4-0 Prolene 线连续缝合关闭胰腺断面,此时可在缝合缘左上端留一小口,以利小量胰液经此口流出,防止术后在胰腺断面处形成胰腺假性囊肿。

5. 向上游离囊肿时应注意保扩肝动脉,防止损伤异位的右肝动脉。良性病变可不过多清扫淋巴结。

6. 胆总管囊肿往往有胆道变异,可先将胆囊自胆囊床游离,分清胆囊管、左右肝管、胆总管关系后再切断胆管。

7. **胆肠吻合要点**　可经 L 孔、胃后将空肠上提至肝门部先行胆肠吻合,完成胆肠吻合后切断空肠再行肠肠吻合。然后经胃后、L 孔将肠肠吻合口放至结肠系膜下方。缝线推荐用 5-0 PDS Ⅱ 或可吸收线。缝合方式建议采用单层连续缝合。

七、常见术后并发症处理

胆总管囊肿切除、Roux-en-Y 吻合术后常见并发症主要有胆瘘(吻合口瘘)、吻合口狭窄、反流性胆管炎、胆总管远端残留囊肿、胰腺炎、胰瘘、小肠内疝和粘连性肠梗阻等。

吻合口瘘和吻合口狭窄的发生主要与吻合技术有关。机器人手术系统在胆肠吻合等消化道重建技术方面明显优于传统腹腔镜,我们均采用 5-0 PDS Ⅱ、prolene 或可吸收线行单层连续缝合,可疑处再间断缝合加强。术后一旦出现胆瘘,通畅的引流是愈合的保证。吻合口狭窄可导致黄疸、发热、腹痛等症状,后期多需再次手术行胆肠吻合口拆除重建,再次手术也可在机器人下完成。

术后胰瘘的发生主要与切除胰腺内胆管损伤胰管有关。切除此段胆管时操作要轻柔仔细,不可过度牵拉胆管,若囊肿壁无法完整切除,可通过剥除或电刀、氩气刀烧灼破坏胆管囊肿黏膜。术后出现胰瘘时,首先要保证引流通畅,必要时可应用生长抑素等抑制胰腺分泌等非手术治疗。

八、与常规腹腔镜手术比较

腹腔镜先天性胆总管囊肿切除术由 Farello 等人于 1995 首先报道,目前腹腔镜胆总管囊肿切除、肝总管空肠 Roux-en-Y 吻合已是治疗胆管囊肿的有效手术方式,且具有恢复快,创伤小等优点。但是由于传统腹腔镜的二维视野以及腔镜器械的"筷子"效应,以及肝门部特殊位置给肝管和空肠 Roux-en-Y 吻合带来了诸多困难,尤其对于小儿的先天性胆总管囊肿手术,多数报道仍采用空肠外置、腹外行端侧或侧侧吻合。

　　机器人手术系统具有放大 10~15 倍的三维立体视觉、7 个方向自由度的内腕式器械和过滤手的微颤等优势,有利于术者手术时的手眼协调,更适合在狭小的手术空间内进行精细的操作,实现了手术操作的高度灵巧性和精确性。机器人胆总管囊肿切除的报道最早出现于 2006 年。与传统腹腔镜相比,机器人手术可使胆管囊肿的分离和切除更加精确,肝管空肠吻合更加容易和可靠。但是机器人手术也存在明显缺陷,如费用高昂、缺少触觉反馈等。

参 考 文 献

1. Singham J,Yoshida EM,Scudamore CH. Choledochal cysts:part 1 of 3:classification and pathogenesis. Can J Surg,2009,52(5): 434-440.

2. Wiseman K,Buczkowski AK,Chung SW,et al. Epidemiology,presentation,diagnosis,and outcomes of choledochal cysts in adults in an urban environment. Am J Surg,2005,189(5):527-531:discussion 531.

3. Davenport M,Basu RUnder pressure:choledochal malformation manometry. J Pediatr Surg,2005,40(2):331-335.

4. Babbitt DP. Congenital choledochal cysts:new etiological concept based on anomalous relationships of the common bile duct and pancreatic bulb. Ann Radiol(Paris),1969,12(3):231-240.

5. Todani T,Watanabe Y,Narusue M,et al. Congenital bile duct cysts:Classification,operative procedures,and review of thirty-seven cases including cancer arising from choledochal cyst. Am J Surg,1977,134(2):263-269.

6. Singham J,Yoshida EM,Scudamore CH. Choledochal cysts. Part 3 of 3:management. Can J Surg,2010,53(1):51-56.

7. Margonis GA,Spolverato G,Kim Y,et al. Minimally invasive resection of choledochal cyst:a feasible and safe surgical option. J Gastrointest Surg,2015,19(5):858-865.

8. Senthilnathan P,Patel ND,Nair AS,et al. Laparoscopic Management of Choledochal Cyst-Technical Modifications and Outcome Analysis. World J Surg,2015,39(10):2550-2556.

9. Shen HJ,Xu M,Zhu HY,et al. Laparoscopic versus open surgery in children with choledochal cysts:a meta-analysis. Pediatr Surg Int,2015,31(6):529-534.

10. Naitoh T,Morikawa T,Tanaka N,et al. Early experience of robotic surgery for type I congenital dilatation of the bile duct. J Robot Surg,2015,9(2):143-148.

11. Chang EY,Hong YJ,Chang HK,et al. Lessons and tips from the experience of pediatric robotic choledochal cyst resection. J Laparoendosc Adv Surg Tech A,2012,22(6):609-614.

12. Akaraviputh T,Trakarnsanga A,Suksamanapun N. Robot-assisted complete excision of choledochal cyst type I,hepaticojejunostomy and extracorporeal Roux-en-y anastomosis:a case report and review literature. World J Surg Oncol,2010,8:87.

13. Carpenter SG,Grimsby G,DeMasters T,et al. Robotic resection of choledochocele in an adult with intracorporeal hepaticojejunostomy and Roux-en-Y anastomosis:encouraging progress for robotic surgical treatment of biliary disease. J Robot Surg,2014,8(1):77-80.

14. 高志刚,章跃滨,蔡多特,等.腹腔镜胆总管囊肿根治术 205 例并发症分析及经验总结.临床小儿外科杂志,2017,(1):65-69.

15. Farello GA,Cerofolini A,Rebonato M,et al. Congenital choledochal cyst:video-guided laparoscopic treatment. Surg Laparosc Endosc,1995,5(5):354-358.

16. Diao M,Li L,Cheng W. Role of laparoscopy in treatment of choledochal cysts in children. Pediatr Surg Int,2013,29(4):317-326.

17. 刘荣,尹注增,赵之明,等.应用机器人手术系统行肝胆胰手术单中心 1000 例报告.中国实用外科杂志,2017,37(3):288-290.

18. Woo R,Le D,Albanese CT,et al. Robot-assisted laparoscopic resection of a type I choledochal cyst in a child. J Laparoendosc Adv Surg Tech A,2006,16(2):179-183.

19. Alizai NK,Dawrant MJ,Najmaldin AS. Robot-assisted resection of choledochal cysts and hepaticojejunostomy in children. Pediatr Surg Int,2014,30(3):291-294.

第十五章

机器人下肝门部胆管成形重建术

一、概述

腹腔镜、机器人手术下良性胆管病,如先天性胆管囊肿或胰十二指肠切除后的胆肠吻合,常有一定比例的患者,在手术 3 个月后发生胆肠吻合口狭窄,尤其是在第一次手术时胆管较细的患者术后由于吻合口瘢痕的形成发生胆管狭窄时需再次手术行胆管成形。腔镜手术后形成的腹腔粘连多很轻微,机器人的优势可以使腹腔粘连的游离、原吻合口的解剖成形、重建操作更精细,缝合方便,尤其是患者二次手术采用机器人的微创操作对于患者心理慰藉可使手术更易接受。

二、适应证

肝功能正常,前次手术为腹腔镜或机器人手术,术后未发生胆漏、出血等严重并发症,术后出现梗阻性黄疸、胆管炎等胆肠吻合口狭窄症状,经磁共振胰胆管造影(magnetic resonance cholangio pancreatography,MRCP)等检查明确需行胆肠吻合口成形、重建的患者。

三、禁忌证

一般情况差,无法耐受气腹;合并术后胆漏、腹腔出血、感染等导致粘连较重而无法在腔镜下解剖游离胆肠吻合口的。

四、体位与穿刺孔布局

患者采取平卧位,头高足低。多使用前次手术原有的戳孔,布孔原则是观察孔位于脐下,助手操作孔位于右侧肋缘下 5~8cm 腹直肌外缘,1 号臂位于左侧肋缘下 5cm 锁骨中线,2 号臂在右侧肋缘下 5cm 腋前线,3号臂位于左侧肋缘下 3cm 腋前线。床旁机械臂从头侧推入。

五、手术步骤

1. **腹腔探查** 先行经脐部建立镜头观察孔,因二次手术,存在腹腔粘连情况,盲目穿刺植入穿刺器存在导致腹腔内肠管等损伤的可能,因此,对于二次行微创手术患者,建议在直视下分离穿刺孔入腹腔确定无肠道损伤或粘连后置入穿刺器,建立气腹。

2. 经过镜头孔,先行探查腹腔情况,评价腹腔粘连程度,能否进行机器人下腹腔粘连松解,若松解困难,可直接中转开腹手术,若存在松解粘连可能,助手可以先行腹腔镜下粘连松解,待腹腔粘连部分松解允许完成机器人手臂的布孔后,建立其余机器人手臂的各个穿刺孔。然后探查完成布孔后再由主刀进行机器人下进一步的粘连松解和吻合口的显露。患者第一次采用腹腔镜或机器人手术者,多数对腹腔内骚扰较小,因此腹腔内粘连不重,能够进行再次的微创手术治疗。

3. **吻合口显露** 以超声刀结合电凝钩游离肠袢及胆肠吻合口周围的粘连,进行吻合口显露,仅需游离吻合口周围的组织即可,注意保护肝门的动静脉血管等重要结构,防止不必要的损伤(图 15-1)。

4. **吻合口拆除** 确认吻合口后以电剪或电凝钩打开吻合口,切除吻合口瘢痕组织后扩大胆管开口并成形(图 15-2、图 15-3)。

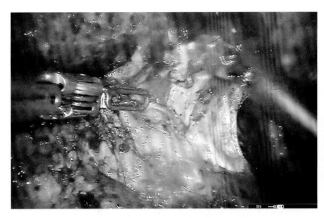

图 15-1　显露原有胆肠吻合口

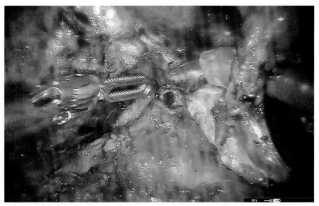

图 15-2　拆除原有胆肠吻合口

5. 胆管成型　根据胆管分支情况,一般为左右胆管成型,部分情况下可能需要 4~5 支的胆管成型,相对复杂,此种情况,一般先行单侧相近胆管成型,再行二次成型,部分情况下,胆管成型困难时,可以建立 2 个胆管开口,再行胆肠吻合。

6. 胆肠吻合口重建　使用原有肠袢开口,成形成合适大小后以 5-0 PDS 或可吸收缝线进行胆肠再吻合,在胆肠吻合中,可吸收线缝合,需要每缝合一针就要收拢一针,三针以上再行缝合线收拢时相对困难,难以收紧。初学者建议给以 PDS 缝合,每缝合三针进行收拢缝合线一次即可,但夹持缝合线要注意力度,防止缝合线断裂(图 15-4)。

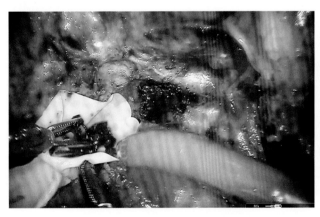

图 15-3　取出胆肠吻合口内结石

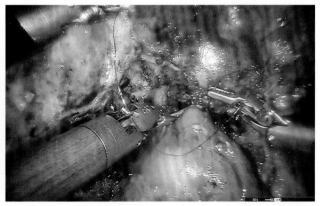

图 15-4　重建胆肠吻合口

7. 腹腔处理　需仔细检查胆肠吻合口是否存在胆漏,必要时补充 1~2 针。

8. 腹腔引流　妥善放置腹腔引流管后关闭戳孔。

六、操作要点与技巧

1. 手术是否能顺利完成在于术前对吻合口情况的判定和腹腔情况的评估,如确有术后胆漏、出血等容易发生较大范围粘连的情况,无法在腹腔镜下顺利完成的,需以开腹手术方式完成。

2. 胆肠吻合口的游离和显露是手术成功的关键,尤其是前次手术操作后可能对重要结构的相对关系产生影响,从而在游离时导致不必要的损伤,故手术操作需格外谨慎。

3. 胆管成形需尽量扩大吻合口以防术后吻合口瘢痕等因素导致再次狭窄,吻合多使用连续缝合,如有困难也可采用间断吻合。

七、常见术后并发症处理

1. 胆漏 术中切除完成后应反复检查,可使用干净纱布检查是否存在黄色胆汁,小的瘘口可予以缝扎。术后发生胆漏多不严重,仅需保留腹腔引流管待窦道形成后多可自行闭合。

2. 吻合口狭窄 瘢痕体质患者再形成瘢痕的几率非常高,如何预防术后再次形成瘢痕,未见有良好方法,但随着缝合线的改进,既往丝线缝合导致的丝线反应引起的吻合口瘢痕狭窄的几率相对较低。在缝合中,我们建议采用 prolene 缝合线或者 PDS 缝合线为最佳选择,特别是对于吻合口相对较细小时,进行肝门部胆管成型或者扩大后,再行吻合,对吻合口再狭窄预防有着一定的作用。

八、与常规腹腔镜手术比较

常规腹腔镜手术再次胆肠吻合非常困难,多使用开腹手术,对患者的创伤大,也丧失了前一次微创手术的优势,机器人的引入对于此类手术的开展带来了巨大的好处,患者对于二次手术更易接受,重建成功率高。随着腹腔镜和机器人外科的开展,术后胆管狭窄病例会逐渐增多,机器人下的胆管成形、重建的进一步开展对于解除患者病痛和缓解外科医生压力都非常有意义。

参 考 文 献

1. Jang JY, Yoon YS, Kang MJ, et al. Laparoscopic excision of a choledochal cyst in 82 consecutive patients. Surg Endosc, 2013, 27(5): 1648-1652.

2. Alkhamesi NA, Davies WT, Pinto RF, et al. Robot-assisted common bile duct exploration as an option for complex choledocholithiasis. Surg Endosc, 2013, 27(1): 263-266.

3. Lai EC, Tang CN, Yang GP, et al. Approach to manage the complications of choledochoduodenostomy: robot-assisted laparoscopic Roux-en-Y hepaticojejunostomy. Surg Laparosc Endosc Percutan Tech, 2011, 21(5): e228-e231.

第十六章

机器人下治疗肝内外胆管结石

一、概述

肝胆管结石病多见于远东地区,中国以西南、华南、长江流域和东南沿海等区域的发病率较高。我国肝内外胆管结石病患者占各类胆石症患者的比例高达 38%,其中部分肝胆管结石病术后结石残留率和复发率高,须反复多次手术,在病程晚期可继发胆汁性肝硬化、肝实质毁损及肝胆管细胞癌等。肝内胆管结石常是阶段性分布,但可能是双侧性的,临床上以左外叶、右后叶胆管内结石更为多见。典型的肝胆管狭窄合并肝内胆管结石及肝纤维化萎缩,规则性的肝叶切除术已成为定型的手术。肝胆管结石病治疗的基本原则是"去除病灶、取尽结石、矫正狭窄、通畅引流、防止复发"。随着腹腔镜肝切除的发展和达芬奇机器人手术系统在肝切除术中的应用,腹腔镜或机器人治疗肝内胆管结石已成为重要治疗手段。本章主要介绍机器人肝内外胆管结石的治疗。

二、适应证

肝内外胆管结石,需联合肝段或肝叶切除者。

三、禁忌证

除与相应开腹手术禁忌证相同外,还包括:严重肺部疾病不能耐受 CO_2 气腹者;腹腔内二次或多次手术粘连难以游离肝脏并显露肝门者;结石范围广,需行多个肝段切除或不规则肝切除者。

四、体位与穿刺孔布局

1. **体位** 患者采取低截石位或分腿位。
2. **穿刺孔布局** 观察孔位于脐水平线右侧;1 号臂在患者左侧,置于脐水平线上方、左侧锁骨中线附近;2 号臂位于右锁骨中线外侧,负责协助 1 号臂进行解剖肝门、肝脏游离、止血操作;3 号臂位于预切除肝脏的对侧,负责脏器牵引、显露用。助手孔位于切除侧肝脏。助手孔位于脐下或脐偏左侧,与观察孔相距约 8cm。

五、手术步骤

1. 探查腹腔,解剖胆囊三角,游离结扎胆囊动脉及胆囊管,将胆囊在胆囊床游离,切除胆囊。显露第一肝门,分离出胆总管,注意保护门静脉、肝动脉,注意是否存在肝动脉的解剖学变异。
2. 打开胆总管,行胆道镜探查,了解十二指肠乳头括约肌的形态和功能是否完好;探查肝内胆管对照术前影像学检查明确肝切除范围(图 16-1)。胆道探查完,胆道内黏膜光滑、无结石,可以行胆道一期缝合,无需放置 T 型管(图 16-2)。
3. 肝切除同之前章节肝切除部分,顺序同样是首先游离肝周韧带;须半肝切除者解剖肝门游离并处理相应门静脉及肝动脉分支;必要时超声探查标记预切除线,肝实质离断,同时处理断面出血,切除病变肝脏。
4. **胆道镜顺行探查** 通过切除肝脏的胆管断端再次行胆道镜探查,了解是否有结石残余和胆管狭窄(图 16-3)。

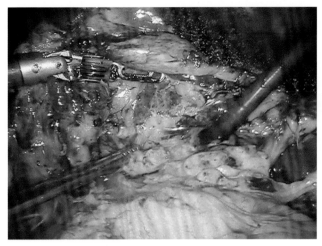

图 16-1　左外叶切除后,行胆道镜下胆总管取石

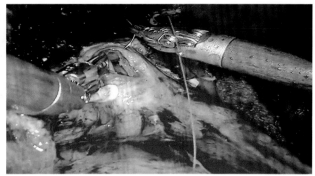

图 16-2　一期缝合胆总管

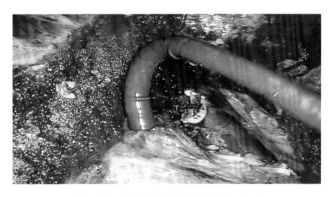

图 16-3　经左肝管,顺行胆道镜取石

5. 如十二指肠乳头括约肌功能受损造成肠液反流严重或肝门部胆管狭窄,需行胆管切开成形、胆管空肠吻合,吻合方式同样采用 Roux-en-Y 胆肠吻合。

6. **标本的取出及引流管放置**　标本装入一次性取物袋中,扩大脐部切口取出。肝断面处放置腹腔引流管,如行胆肠吻合,吻合口后方或 Winslow 孔放置引流管。

六、操作要点与技巧

1. **穿刺孔布局及 Trocar in Trocar 技术**　Trocar 布置是机器人手术的关键所在,布孔时应兼顾标本游离、断肝路线、切割闭合器使用、标本取出、引流管留置等需要,布孔好坏直接影响着手术效率、成功率及切口美容。不同于其他手术,肝脏手术游离范围有时较大,断肝角度需随时变换,因此建议采用 Trocar in Trocar 技术,如行左半肝切除时,建议 2 号臂采用 Trocar in Trocar 技术;右半肝切除时,建议 1 号臂采用 Trocar in Trocar 技术。该技术可使助手能够便捷地更换机器人器械与腹腔镜器械。

2. 肝切除的操作要点与技巧与第二篇中,肝脏切除方法相同,进行规则性肝切除或联合肝叶切除。

七、常见术后并发症处理

常见术后并发症为术后发热、胆瘘、肝断面包裹性积液、腹腔镜感染、脓肿、反应性胸腔积液等。

1. 术后发热与术中胆道镜探查取石、冲洗导致胆道感染、腹腔感染有关,建议保持腹腔引流管及 T 管引流通畅,术中可取胆汁做细菌培养及药物敏感试验,加强抗感染治疗。

2. 术后胆瘘多为暂时性,量少且局限者,通畅引流即可。如胆漏量大或造成腹膜炎,必要时需再次手术探查、修补及清创引流。

3. 肝胆管结石病患者术后肝断面包裹性积液发生率较其他肝脏手术高,经超声引导下经皮穿刺引流及抗感染等治疗可治愈。

八、与常规腹腔镜手术比较

目前关于机器人与腹腔镜对肝内外胆管结石治疗的对比研究较少,两种手术方式各有利弊。2014 年第二届国际腹腔镜肝切除共识会议指出机器人肝切除技术优于或不劣于腹腔镜技术。对于有经验的术者,机器人肝切除手术具有与腹腔镜肝切除手术同等的安全性和可行性。结合笔者团队腹腔镜和机器人肝切除手术的经验,笔者认为机器人手术系统更适合于半肝及以上或复杂部位的肝段切除以及需行胆肠吻合重建的肝切除术中。

对于单纯胆总管结石患者采用机器人手术未见有明显优势,因行胆道镜取石时,胆道镜不能通过助手孔及机器人其他穿刺孔进行胆道探查,需要经过剑突下再行建立 12mm 穿刺孔,进行胆道镜取石,且存在机器臂的相互干扰,操作胆道镜空间狭小,相对困难。因此,单纯胆总管结石和胆囊结石患者,不建议行机器人手术治疗。对于复杂的肝内胆管结石,并肝外胆道结石的患者,机器人手术治疗有着明显手术优势。

参 考 文 献

1. Tazuma S. Gallstone disease：Epidemiology，pathogenesis，and classification of biliary stones（common bile duct and intrahepatic）. Best Pract Res Clin Gastroenterol，2006，20（6）：1075-1083.

2. 中国医师协会外科医师分会微创外科医师专业委员会. 腹腔镜治疗肝胆管结石病的专家共识（2013 版）. 中华消化外科杂志，2013，12（1）：1-4.

3. 黄志强，黄晓强，张文智，等. 肝切除术治疗肝内胆管结石 20 年的演变. 中华外科杂志，2008，46（19）：1450-1452.

4. Uenishi T，Hamba H，Takemura S，et al. Outcomes of hepatic resection for hepatolithiasis. Am J Surg，2009，198（2）：199-202.

5. Nuzzo G，Clemente G，Giovannini I，et al. Liver resection for primary intrahepatic stones：a single-center experience. Arch Surg，2008，143（6）：570-573：discussion 574.

6. 黄志强. 肝内胆管结石肝切除的演变. 中国现代普通外科进展，2009，12（1）：1-2.

7. 刘荣，胡明根，赵向前，等. 完全腹腔镜肝切除术中顺行胆道镜检查的临床应用. 中华消化外科杂志，2007，6（1）：25-28.

8. 刘荣. 腹腔镜手术治疗肝胆管结石. 腹部外科，2008，21（2）：69-70.

9. Lee KF，Fong AK，Chong CC，et al. Robotic Liver Resection For Primary Hepatolithiasis：Is It Beneficial？ World J Surg，2016，40（10）：2490-2496.

10. 方晶晶，丁磊，解敬伟，等. 达芬奇机器人辅助下复杂肝内胆管结石的外科治疗. 中国普外基础与临床杂志，2012，19（6）：632-635.

11. Wakabayashi G，Cherqui D，Geller DA，et al. Recommendations for laparoscopic liver resection：a report from the second international consensus conference held in Morioka. Ann Surg，2015，261（4）：619-629.

12. Tsung A，Geller DA，Sukato DC，et al. Robotic versus laparoscopic hepatectomy：a matched comparison. Ann Surg，2014，259（3）：549-555.

13. 王晓颖. 机器人肝切除应用价值与评价. 中国实用外科杂志，2016，36（1）：1155-1158.

14. Ho CM，Wakabayashi G，Nitta H，et al. Systematic review of robotic liver resection. Surg Endosc，2013，27（3）：732-739.

15. 刘荣，尹注增，赵之明，等. 应用机器人手术系统行肝胆胰手术单中心 1000 例报告. 中国实用外科杂志，2017，37（3）：288-290.

第十七章

机器人胆总管中段癌根治术

一、概述

胆管癌包括肝内胆管癌和肝外胆管癌,其中肝外胆管癌的发病率约占胆管癌的75%,是胆道系统常见的恶性肿瘤。肝外胆管癌按照发生的部位不同,又分别分成肝门部胆管癌与远端胆管癌两类。肝门胆管癌(hilar cholangiocarcinoma,HCCA)也称Klatskin瘤,是指原发于胆囊管开口以上肝总管与左右二级肝管起始部之间,主要侵犯肝总管、肝总管分叉部和左右肝管的胆管癌。发病率占肝外胆管癌的50%~70%。肝门部胆管癌预后较差,发病时仅有25%患者可手术,5年存活率在11%~42%。

Bismuth-Corlette分型是目前临床最常用的分型方法,对式式选择有重要价值,但其未评估血管侵犯以及淋巴转移和远处转移因素,无法判断预后及做出全面的可切除性评估。美国癌症联合委员会(American Joint Committee on Cancer,AJCC)的TNM分期的依据是肿瘤的病理,是评估患者预后的标准,但是术前往往难以获得,无法做出术前评估。纪念斯隆凯特琳癌症中心(Memorial Sloan-Kettering Cancer Center,MSKCC)T分期依据肿瘤是否侵犯二级以上胆管和门静脉、是否合并肝叶萎缩,主要用于可切除性评估,但未考虑动脉侵犯、淋巴转移与远处转移等因素,在可切除性评估与预后判断优于Bismuth分型,但仍不全面。国际胆管癌协会分期将Bismuth胆道肿瘤分型方法用于肝动脉与门静脉受累范围的分型,又结合AJCC分期中淋巴转移与远处转移的分期方法,还包括病理类型、原有肝脏基础疾病及术后残肝体积,对肝门部胆管癌的可切除性、术式选择、手术安全性及预后能进行较为全面准确的评估。

根治性外科手术仍是肝门部胆管癌的首选手段,随着技术的进步,外科治疗效果有了显著提高。目前,国内外一致认为对于肝门部胆管癌应施行肝外胆管切除联合肝切除+全尾叶切除、淋巴清扫,必要时行门静脉和肝动脉切除重建。扩大肝切除范围,可提高患者的R0切除率及生存率。但肝门部胆管癌患者往往伴有严重肝损害,实施大范围肝切除的有一定风险,多数学者主张行半肝切除或扩大半肝切除。

对于部分经过筛选的肝门部胆管癌患者可施行肝移植术。根据Mayo标准,无任何肝内外转移、直径小于3cm、无法根治性切除的患者,肝移植治疗肝门部胆管癌的5年生存率可高达65%~70%。

肝门部胆管癌患者术前往往伴有黄疸,黄疸可增加大范围肝切除的风险,因此对于预计须施行大范围肝切除的患者应进行术前减黄。减黄方式可采取PTCD或ENBD两种方式,有文献报道,术前ENBD组胆管炎发生率高于PTCD组,但术后肝衰、1年存活率ENBD组较PTCD组为优,分别为11%与13%和91%与73%。对于残存肝体积不够的患者,术前施行减黄及PVE可提高手术安全性。

胆道的恶性疾病,其治疗具有复杂性,利用机器人的镜头放大作用可非常清晰地进行精细的解剖,这与胆道手术的要求不谋而合。肝外胆管癌中,胆总管中段癌比较适合采用机器人手术,对肝十二指肠韧带淋巴结的清扫和胆肠吻合操作更具优势,手术的难点、要点在于如何界定切缘的阴性以及行机器人下胆肠吻合与肠肠吻合。手术中如病情许可,则首先应切断上下切缘,将切缘送冰冻病理,根据病理结果调整手术方式,如改行胰十二指肠切除、半肝切除+胆肠吻合或半肝联合胰十二指肠切除。如无法达至上下切缘均为阴性则可行R1切除。

二、适应证

胆总管中段恶性肿瘤。

三、禁忌证

1. 肝十二指肠韧带外淋巴结转移。
2. 有远隔转移,肝内或腹腔广泛播散。
3. 门脉汇合部以上及双侧门脉支受侵。
4. 肝固有动脉干完全受侵。
5. 患者高龄,一般情况差,合并严重内科疾患者不宜接受手术者。

四、体位与穿刺孔布局

1. **体位** 患者仰卧,头高脚低30°,小截石位。
2. **穿刺孔布局** 脐上建立气腹至腹内压13~15mmHg,穿刺建立第一辅助孔,位于脐下,电视监视下建立其余4个戳孔。机器人下胆管中段癌根治,主要为机器人胆肠吻合。其穿刺孔设计与机器人下胆肠吻合或胰十二指肠切除基本相似。

五、手术步骤

1. **腹腔探查** 明确肝外胆管癌的浸润范围,术前影像学评估,肿瘤位于胆管中段,但在实际临床工作中,肿瘤有可能顺行胆管向远端浸润,特别是对于部分绒毛状胆管内腺瘤伴有癌变情况,虽然肿瘤的基底部位于胆管的中段位置,但实际已经到达胆管的下段或向上侵犯肝门部胆管。因此,先行腹腔探查,明确肿瘤有无远处转移,有无局部浸润或胆管外侵犯,是否已经侵犯肝动脉及门静脉等,侵犯血管深度,能否进行镜下血管重建等。对于胆管内肿瘤侵犯情况,需要结合实际手术过程一边手术一边评估,做好有可能调整手术方式的准备,改行胰十二指肠切除、半肝切除+胆肠吻合或半肝联合胰十二指肠切除。

2. **胆管中段癌** 术前影像学评估为胆囊管汇合部以下,因此,在行胆管中段癌根治中,手术入路一般采用先降低肝门板。解剖及显露左右肝管汇合部,经汇合部,采用电凝钩离断左右胆管,离断左右胆管过程中,要明确是否有肿瘤侵犯左右胆管汇合部的情况(图17-1、图17-2),并送术中冰冻病理。

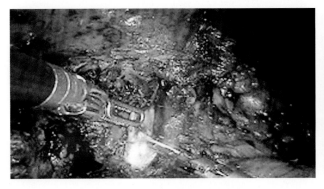

图 17-1 超声刀离断远端胆管

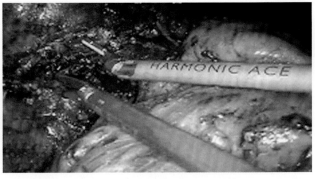

图 17-2 剪刀离断肝门部胆管

3. 游离结肠肝曲,显露出十二指肠,充分行Kocher操作,将十二指肠、胰头翻向左方。游离胆总管胰腺段,切开部分胰腺实质,尽可能至胆管与胰管汇合部(图17-3)。Hemolock夹夹闭胆管,切断胆总管,远端切缘送冰冻病理。

4. **等待病理结果期** 自十二指肠水平部开始由右至左、由下向上沿下腔静脉清理第13组、16组淋巴结。将肝十二指肠韧带自下腔静脉前方完全分离;左至肠系膜上动脉、腹腔干根部。

5. 在肝动脉起始部沿肝动脉走行在肝动脉前方打开肝十二指肠韧带,在血管鞘内解剖,全程显露肝动脉及左肝动脉左侧(图17-4)。沿肝总动脉走行解剖向左至腹腔干,显露出腹腔干三支分支:肝总动脉、胃左动脉、脾动脉。沿胃左动脉、腹主动脉上行解剖至膈肌角,向右沿肝下缘将小网膜囊完整切除至门静脉左缘。

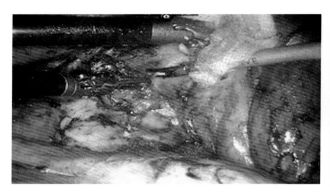

图 17-3　打开 Kocker 切口,显露胰腺段胆管

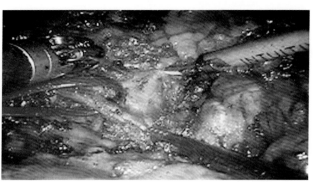

图 17-4　解剖及显露肝总动脉

6. 根据冰冻病理结果决定手术方式　上下切缘阴性,行胆管中段癌根治术;上切缘阴性,下切缘阳性,改行胰十二指肠切除术;下切缘阴性,一侧切缘阳性,半肝切除+肝门部胆管癌根治术;一侧切缘阴性,下切缘阳性,半肝切除+胰十二指肠切除。

7. 决定行胆管中段癌根治术后,离断胆总管下端,将胆总管远端断端向上提起(图 17-5),沿肝总动脉右前方解剖,将肝动脉骨骼化(图 17-6),如可能,将胆总管与肝右动脉分离,如困难可待胆胆囊剥离后将胆囊及胆总管牵向右下方后再解剖骨骼化右肝动脉;在胰腺上缘门静脉前方切开结缔组织,将门静脉左、前、右方骨骼化(图 17-7)。

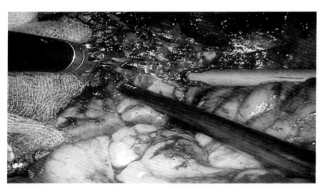

图 17-5　肝动脉骨骼化

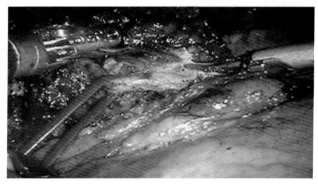

图 17-6　骨骼化肝门

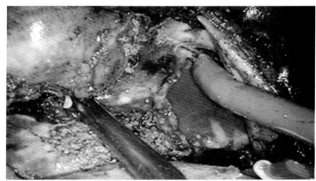

图 17-7　清扫门静脉左侧

8. 在胰头后方将胰后淋巴结与胰头分离,在此处向上,将门静脉后方淋巴结与门静脉分离。然后将已游离的小网膜及 7 组、8 组、9 组淋巴结从门静脉后方拉至门静脉右方。

9. 自胆囊底开始,将胆囊自胆囊床剥离至胆囊三角处。找到胆囊动脉,结扎或缝扎(图 17-8)。如步骤 7 解剖右肝动脉困难,则可在此时将胆囊及胆总管牵向右下方后解剖骨骼化右肝动脉。至此可将淋巴结、胆囊、肝外胆管整块切除(图 17-9)。将标本装入标本袋,拉至助手孔下方,取出 Trocar,将 Trocar 在标本袋上方再次置入。

10. 胆肠 Roux-en-Y 吻合

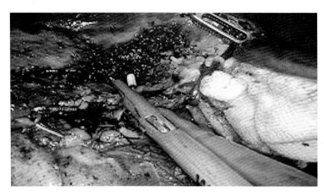

图 17-8 结扎胆囊动脉

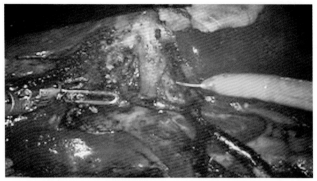

图 17-9 完整切除标本,骨骼化第一肝门

（1）游离肝胃韧带,将小网膜打开一 5cm 大小的开口。

（2）打开胃结肠韧带,显露出结肠系膜,在肠系膜上动脉左侧无血管区打开结肠系膜,可见 Treitz 韧带及近段空肠（L 孔）（图 17-10）。将近段空肠经此孔提至结肠系膜上方,再经胃后方上提至肝门区域（图 17-11）。

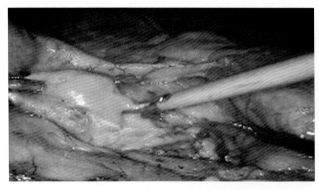

图 17-10 打开 L 孔,上提远端空肠

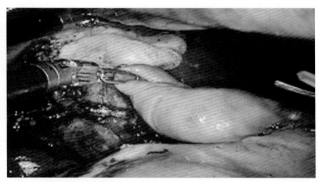

图 17-11 经胃后壁上提空肠

（3）胆肠吻合 对系膜缘切开空肠,5-0 可吸收线或 5-0 PDS Ⅱ 或 5-0 prolene 行肝管断端与空肠端侧吻合（图 17-12）。

（4）距胆肠吻合口 3~5cm 用直线切割闭合器切断空肠,将胆肠吻合口远端肠管向上提 50cm,在此处用直线切割闭合器行空肠侧侧吻合（图 17-13）。4-0 Prolene 线关闭空肠破口。

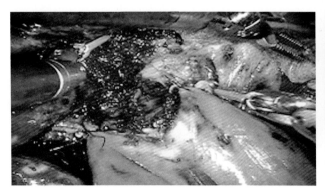

图 17-12 镜下进行胆肠吻合

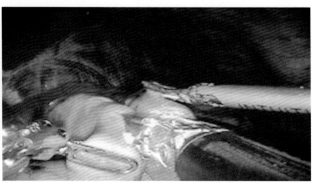

图 17-13 经 L 孔进行空肠侧侧吻合

（5）将吻合之肠管经胃后向下牵拉至 L 孔，经 L 孔将肠肠吻合口放置至结肠系膜下方。

11. 冲洗腹腔，放置引流管　胆肠吻合后方放置 1 根引流管，经 32 臂 Trcocar 孔引出。胰头后方放置 1 根引流管，经 2 臂 Trocar 孔引出。延长助手孔，将标本取出。

六、操作要点与技巧

1. 肝门结构的解剖　在肿瘤没有累及肝门板时，肝门三管的结构清楚，解剖肝门是安全的。解剖出肝门部胆管后，须尽量靠近肝脏侧用剪刀锐性离断胆管，不要用电刀或超声刀，以免影响冰冻病理结果。

2. 切除胆总管下端时须尽量靠下，应先打开 Kocher 切口，将胰腺后方显露，然后分离出胆总管下段，在外观正常处剪断胆总管，如有必要，可切开部分胰腺组织，以获得阴性切缘。

3. 根据切缘病理结果决定手术方式（如前所述）。

4. 如决定行胆管中段癌根治术，则可扩大 Kochcer 切口，自下而上将 16 组、13 组淋巴结一并切除，并向上沿下腔静脉前方将 12 组淋巴结、胆管一并处理，左至腹腔干根部。然后再沿肝总动脉向左清理 8、9 组淋巴结及肝胃韧带。与 12 组、13 组、16 组清理之淋巴结会师，即可将胆管与淋巴结整块切除。

5. 胆肠吻合　在机器人下完成胆管癌的切除之后，可以直接进行小肠的离断与吻合，也可以在小切口条件下行肠肠吻合，具体操作需要依据术者的经验与习惯。

6. 胆肠吻合　可经 L 孔、胃后将空肠上提至肝门部先行胆肠吻合，完成胆肠吻合后切断空肠再行肠肠吻合。然后经胃后、L 孔将肠肠吻合口放至结肠系膜下方。缝线推荐用 5-0 PDS Ⅱ 或可吸收线。缝合方式建议采用单层连续缝合。

7. 清理淋巴结时，应用血管吊带牵引动脉，尽量避免用器械直接钳接，防止假性动脉瘤的形成。

七、常见术后并发症处理

1. 腹腔活动性出血　确定为腹腔活动性出血后应予加快输液速度、输血和应用止血药物等保守治疗，无效后及时行手术探查止血。

2. 胆漏　腹腔引流管引流出棕黄色或黄绿色的胆汁样液体，引流管周围或切口有胆汁性液体渗出。给予有效的引流、抗感染及营养支持等治疗后治愈。

3. 腹腔积液合并感染　协助患者采取半坐卧位或坐位，充分引流防止渗血、渗液积聚，保持腹腔引流管或滴水双套管冲洗引流通畅，观察引流液性状及引流量，严格无菌操作，及时更换引流袋，严防逆行性感染。根据细菌培养及药物敏感实验结果合理使用抗生素，在禁食期间予以全肠外营养，给予营养物质灌注，以补充热量和蛋白质，提高机体免疫力。

八、与常规腹腔镜手术比较

机器人胆总管中段癌根治术与常规腹腔镜手术比较，操作的灵活度更高，其在第一肝门解剖、血管分离与淋巴结清扫过程中相对于常规腹腔镜操作优势明显，机器人手术在胆肠吻合过程中也具有更容易操作的便利优势，但在肠道手术操作过程中不如常规腔镜手术灵活。

参 考 文 献

1. Razumilava N, Gores GJ. Cholangiocarcinoma. Lancet, 2014, 383(9935):2168-79.

2. Buettner S, Margonis GA, Kim Y, Gani F, Ethun CG, Poultsides G, et al. Conditional probability of long-term survival after resection of hilar cholangiocarcinoma. HPB(Oxford), 2016, 18(6):510-517.

3. Deoliveira ML, Schulick RD, Nimura Y, Rosen C, Gores G, Neuhaus P, et al. New staging system and a registry for perihilar cholangiocarcinoma. Hepatology, 2011, 53(4):1363-71.

4. Robles R, Sanchez-Bueno F, Ramirez P, Brusadin R, Parrilla P. Liver transplantation for hilar cholangiocarcinoma. World J Gastroen-

terol,2013,19(48):9209-15.

5. Hameed A,Pang T,Chiou J,Pleass H,Lam V,Hollands M,et al. Percutaneous vs. endoscopic pre-operative biliary drainage in hilar cholangiocarcinoma-a systematic review and meta-analysis. HPB(Oxford),2016,18(5):400-10.

6. Dobrocky T,Kettenbach J,Lopez-Benitez R,Kara L. Disastrous Portal Vein Embolization Turned into a Successful Intervention. Cardiovasc Intervent Radiol,2015,38(5):1365-8.

第十八章

机器人肝门部胆管癌根治术

一、概述

胆管周围解剖关系复杂、胆管癌早期诊断率低、预后效果不佳。肝门部胆管癌位于胆囊管汇合部以上至左右二级肝管,发病区域狭小,且有着肝动脉、门静脉等重要管道,手术过程中常需要联合周围脏器切除以及切除后进行较复杂的胆管重建操作。但手术切除仍然是肝门部胆管癌获得治愈的唯一治疗方法,力争根治性的手术切除,以使患者取得更好的结果。肝门部胆管癌手术复杂,特别是在肝门部胆管癌的可切除性评估判断、手术是否需要扩大联合肝叶切除等方面,因此,进行肝门部胆管癌的微创难度更大。进行机器人下肝门部胆管癌根治时,要做好充分的术前检查并术中全面探查,进行是否可切除性的评估。

da Vinci 机器人手术系统是在腹腔镜的基础上,对视觉成像系统及器械操作系统进行了革命性的改进,放大 3D 立体成像,稳定的操作臂及 720°活动的终端工具,使疑难、复杂手术得以在机器人手术系统下完成。本章将对应用机器人进行肝门部胆管癌根治性手术过程进行详细的阐述。

二、适应证

根据 Bismuth 分型进行适应证的划分(图 18-1):

1. 肝门部胆管癌 Bismuth Ⅰ 型及 Bismuth Ⅱ 型。

2. 肝门部胆管癌 Bismuth Ⅲa 型、Bismuth Ⅲb 型。

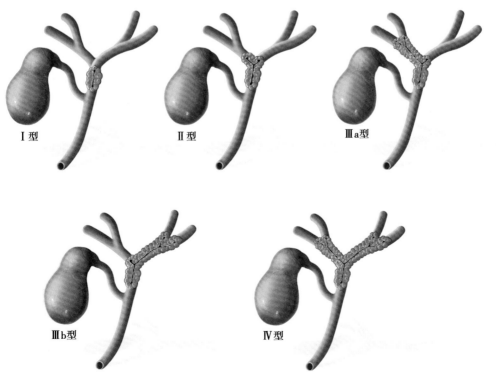

Ⅰ型 Ⅱ型 Ⅲa型

Ⅲb型 Ⅳ型

图 18-1　Bismuth 分型

3. 肝门部胆管癌 Bismuth Ⅳ型（需慎重考虑）。

三、禁忌证

1. 肿瘤病变同时超越双侧二级肝管汇合部。
2. 肝十二指肠韧带外淋巴结转移。
3. 有远隔转移,肝内或腹腔广泛播散。
4. 门脉汇合部以上及双侧门静脉受侵。
5. 肝固有动脉干完全受侵。
6. 一侧肝萎缩,对侧门静脉受侵。
7. 一侧肝萎缩,对侧二肝管受侵。
8. 患者高龄,一般情况差,合并严重内科疾患者不宜接受手术。

四、体位与穿刺孔布局

患者仰卧,头高脚低 30°,小截石位。脐上建立气腹至腹内压 12~14mmHg,穿刺建立第一辅助孔,电视监视下建立其余 4 个戳孔。根据病变位置及手术类型的不同,戳孔放置略有不同,是否需要进行左半肝切除或右半肝切除,进行调整穿刺孔位置(图 18-2)。

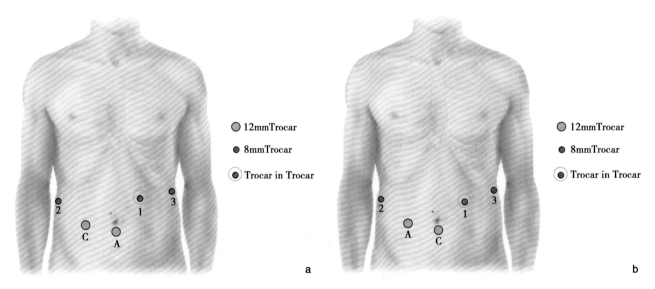

图 18-2　机器人肝门部胆管癌穿刺孔布局示意图

a:肝门部胆管癌根治联合右半肝切除时穿刺孔布局示意图;b:机器人肝门部胆管癌根治联合左半肝切除穿刺孔布局示意图

左侧 8mm 机器人器械套管通过 12mm Trocar 进入(Trocar in Trocar 技术),机器人 4 个器械孔的间距>8cm。机器人经患者头部正上方推入,固定。助手在患者两腿之间进行辅助手术操作。以腹腔镜超声进行术中肿瘤分期和引导手术(图 18-1)。

五、手术步骤

1. 肝门部胆管癌 Bismuth Ⅰ型及 Bismuth Ⅱ型　术式为肝外胆管根治性切除+肝十二指肠韧带淋巴结骨骼化清扫+Roux-en-Y 胆肠吻合术,Bismuth Ⅱ型根据切缘情况,必要时需要联合肝叶切除。对于 Bismuth Ⅰ型,可以根据切缘情况,决定是否能够采用机器人胆管中段癌根治术。

2. 肝门部胆管癌 Bismuth Ⅲ及 Bismuth Ⅳ型

（1）全腹探查,解剖肝门区,探查肿瘤位于肝门部位置。镜下可先逆行游离胆囊,降低肝门板,再行探查。探查肿瘤是否侵犯肝动脉、门静脉,侵犯左、右肝管情况,胆管扩张程度及管壁情况。沿肝管在 Glisson

鞘与肝实质间剥离,向双侧剥离至二级肝管汇合部。再向后深部分分离达尾状叶,探查肿瘤的范围。如一侧肿瘤上方有 1～2cm 正常胆管,尚可行一侧或一侧扩大肝切除。若两侧均为病变占据而未能发现正常肝管,如肝十二指肠韧带外无淋巴结转移,尚可考虑行肝移植。术中 BUS 有助于判断肿瘤与肝门血管的关系。肝门血管无明显受侵犯,切除的机会增大。

(2) 淋巴结清扫:经上述探查发现左、右肝管受侵情况及左、右肝脏、尾状叶受累情况判定可切除。应先打开 Kocher 切口,向左至肠系膜上动脉根部,将胰腺后方显露,然后分离出胆总管下段,在外观正常处剪断胆总管,如有必要,可切开部分胰腺组织,以获得阴性切缘。然后自下而上将 16 组、13 组淋巴结一并游离,并向上沿下腔静脉前方将 12 组淋巴结、胆管一并清理,左至腹腔干根部。然后再沿肝总动脉向左清理 8 组、9 组淋巴结及肝胃韧带。与 12 组、13 组、16 组清理之淋巴结会师,即可将胆管与淋巴结整块切除。距肿瘤尽量远(以不影响胆肠吻合为度)切断,以尽量获得阴性切缘(图 18-3)。

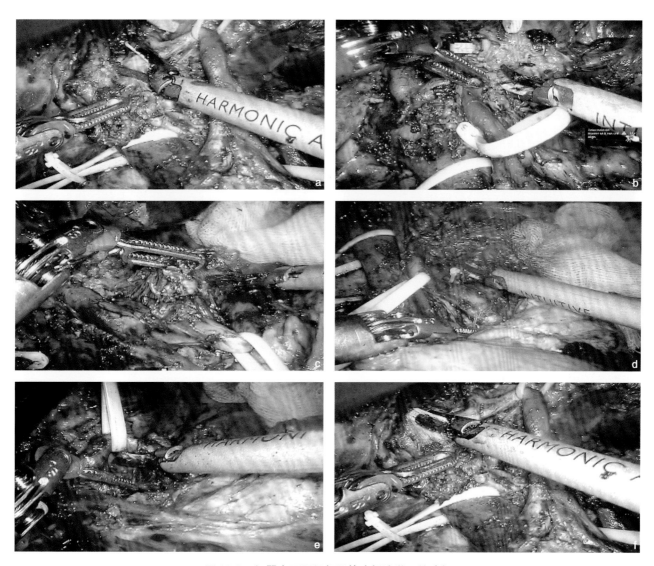

图 18-3　机器人下肝门部胆管癌根治淋巴结清扫

a:清扫右肝动脉周围淋病组织及结缔组织;b:清扫左肝动脉周围淋病组织;c:清扫肝总动脉周围淋巴结;d:清扫肝固有动脉周围淋巴结;e:悬吊肝总动脉,清扫周围淋巴结;f:清扫肝十二指肠韧带淋巴结

(3) 联合肝切除

1) 联合左半肝切除:多应用于源自左肝管的肿瘤,病变向外侧生长已侵犯至 S2 与 S3 段胆管汇合部,或已超越汇合部以上,并已侵犯 S4 段胆管,同时向中央部生长,使汇合部梗阻,此时多需要联合左半肝切除,甚至要联合固有尾状叶切除(图 18-4)。此间胆管的长期阻塞,或已侵犯左侧门静脉,使左肝萎缩。①首先完成

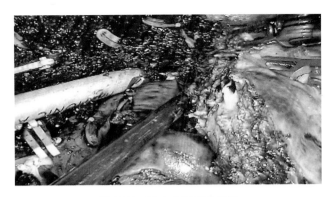

图 18-4　联合左尾状叶切除

肝十二指肠韧带骨骼化切除,于肝左动脉及左门静脉起始部结扎,切断肝左动脉。此处门静脉暂不切断,因游离较短,结扎线易于滑脱,待断肝时显露清楚后再进一步处理。②切断冠状韧带、左肝三角韧带及尾状叶的外侧腹膜以游离左肝,并缝扎左肝静脉。③右翻肝脏,将肝短静脉一一结扎切断,使尾叶从下腔静脉完全游离。④切断左肝静脉后,自前方沿左半肝切缘离断肝脏,肝中静脉留于右肝。再切断门静脉左支,此时显露较好,易于控制。⑤近肝门处将尾状突一并切下,右侧肝管于其二级肝管分叉部以上切断。⑥右肝创面充分止血后,若留有一支较粗肝管的,可直接行肝管空肠吻合;若左肝切除较多,而留下数支肝管,则可将两个或多个右肝管融合,形成一个完整的穹隆式大胆管,再行肝管空肠端侧一层吻合,此组胆管一定要与其伴行的门静脉分支或小动脉支有一定的宽度,然后再与空肠行一层精细的吻合。要防止吻合时,将其邻近的血管裹挟于吻合口之中,以避免吻合口血管漏的严重并发症。

2）肝中央叶切除:适用于汇合部肿瘤向左侵犯到 S4 段,向右侵犯到 S5、S8 段。此种手术的选择应依据术前仔细的影像学研究及术中详尽探查。首先完成肝十二指肠韧带的骨骼化切除,因包括尾状叶的切除,要充分游离双侧肝脏,所以要特别注意保护右肝静脉或右肝下静脉。双侧肝断面肝管分别融合重建后,再分别与空肠吻合。

3）联合右半肝切除:右肝管癌侵犯右侧二级肝管汇合部或以上,同时侵犯主肝管,左侧二级肝管未受累,可考虑右半肝及尾状叶切除。由于右半肝占肝容量的 65% 以上,加上长期恶性梗阻后肝功能不良,右肝切除容易引起肝衰竭,死亡率较高。因此,右半肝切除一般较为慎重。术前应用经皮经肝胆管引流减黄(尤其是重度黄疸)或经选择性门静脉或肝动脉栓塞,使预保留的肝增生肥大,从而切除更多的病变,保留更多的肝组织,避免肝衰竭。①首先完成肝十二指肠韧带骨骼化。②在距肿瘤 1～2cm 处断左肝管,切断肝右动脉,分离出门静脉右干,远端先行结扎,此处门静脉暂不切断,因游离较短,结扎线易于滑脱。③切断右冠状韧带、右三角韧带及肝结肠韧带,谨慎处理右肾上腺静脉,完全游离右肝。结扎,离断肝短静脉。④解剖出肝右静脉,可先在肝内做肝右静脉缝扎,然后在肝外切断,断端夹闭。⑤沿左右肝分界面,连同相应的尾状叶切除右半肝。在逐步断肝,显露右门静脉时,用无创伤血管钳夹住其起始部,切断后加闭门静脉开口。⑥肝断面彻底止血后,完成左肝管空肠吻合。

六、操作要点与技巧

1. **胆管断端残癌率**　有经验的外科医生常根据术中局部探查所见决定切除范围。若决定扩大肝切除或决定放弃切除而行姑息引流,此时应该有病理学证据,否则良性病变施行了扩大肝切除,或者局限的恶性病变则行姑息引流手术,都将是无可改正的失误。肝门胆管癌外科治疗的目标是争取达到根治性切除,亦称治愈性切除。

2. **血管问题**　肝门胆管癌对血管的包绕很常见,一般肿瘤与血管之间仍有一间隙,大部分情况下能将肿瘤从血管上剥除,肿瘤直接侵入血管致血管闭塞并不常见。门静脉重建后血栓易形成,导致肝衰竭死亡。同时切除肝动脉或动脉重建死亡率更高。故血管的切除、重建或置换均应慎重考虑。

3. **胆肠重建问题**　肿瘤切除后胆管与空肠吻合方式有三种:①肝管空肠吻合术;②肝内胆管空肠吻合术;③肝肠吻合术。对于汇合部肿瘤未侵犯尾状叶,局部切除后暴露于创面上的肝胆管可有数支,两支若靠近可融合后再与空肠吻合,两管过远可单独作两个吻合口,若张力过大亦可作三个吻合口,此即为肝管空肠吻合术。若半肝以上大面积切除,肝之创面上,留有 7～8 支二级以上胆管,柔软有弹性可拉拢彼此融合形成一个大的穹隆,如同一个大的有间隔组合的胆管,将其和空肠行端侧黏膜对黏膜的一层间断精密吻合,先行后壁吻合,后壁吻合完成后转向前壁吻合。各个胆管支中无需放置支撑管,应进行一圈 360° 周密的吻合,做到每一针吻合都是胆管与肠管的吻合,如此即完成了优良的胆肠吻合。如若做不到一圈360°周密的胆管肠管吻合,势必有一部分肠管要与肝实质吻合即"肝肠吻合",这就是不良的吻合,薄弱的吻合,也称漏洞吻合(图18-5)。

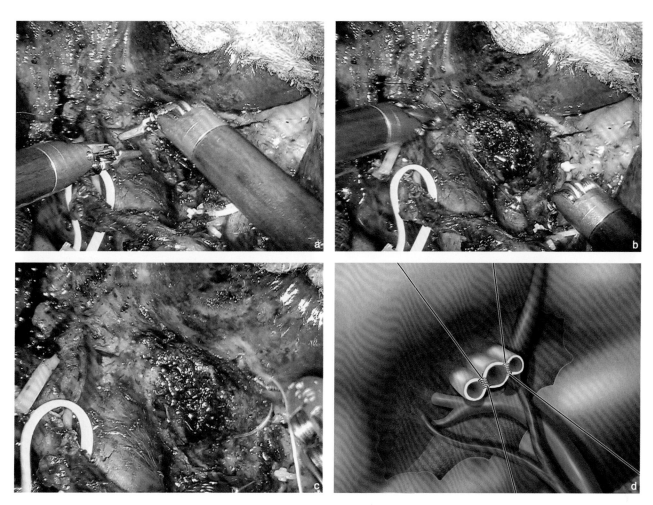

图 18-5　机器人下胆管成型
a:左肝管与尾状叶胆管成型;b:右肝管与尾状叶胆管成型;c:肝门部胆管成型;d:肝门部胆管成型

4. **引流问题**　通常将吻合口之近端肠袢置于结肠后,该段空肠在术后有一段无功能期,常有胆汁淤积。该段肠袢是否需要引流尚需进一步总结经验。

七、常见术后并发症处理

1. **胆肠吻合口漏**　术后引流管中黄色液体,多为体液渗出中所含胆汁,会渐渐减少而终止。
2. **吻合口破裂**　因结肠系膜裂孔处极度缩窄,近端肠袢梗阻、淤胆、高压破裂所致,常合并吻合口出血。
3. **吻合口门静脉漏**　可发生术后消化道大出血、出血性休克,与吻合口不良有关,多因胆管后壁游离不充分,缝合胆管后壁时,针线穿过门脉所致。常需输血、再次手术。充分游离胆管后壁至有足够的游离缘后再开始吻合,可避免这种严重的并发症。
4. **吻合口肝动脉漏**　可发生于手术后2周左右,引流袋中突然充满大量鲜血。需临床即刻诊断,介入科协助治疗,急诊血管造影证实诊断,栓塞止血、输血。

八、与常规腹腔镜手术比较

机器人在腹腔淋巴结清扫、胆肠吻合等操作中较腹腔镜手术更具优势,在肝外胆管切除状态下,肝十二指肠韧带骨骼化能够更彻底,即便是对门静脉后方的淋巴结机器人手术也可清扫,更灵活,方便。

参 考 文 献

1. DeOliveira ML,Cunningham SC,Cameron JL,et al. Cholangiocarcinoma:thirty-one-year experience with 564 patients at a single insti-tution. Ann Surg,2007,245:755-762.

2. Mansour JC,Aloia TA,Crane CH,et al. Hilar cholangiocarcinoma:expert consensus statement. HPB,2015,17:691-699.

3. Giulianotti PC,Sbrana F,Bianco FM,et al. Robot-assisted laparoscopic pancreatic surgery:single-surgeon experience. Surg Endosc,2010,24:1646-1657.

4. Szold A,Bergamaschi R,Broeders I,et al. European Association of Endoscopic Surgeons(EAES)consensus state-ment on the use of robotics in general surgery. Surg Endosc,2015,29:253-288.

第十九章

机器人胆囊癌根治术

一、概述

胆囊癌恶性程度高,早期可侵犯胆囊床肝组织或邻近脏器,并经血路及淋巴转移,且对放化疗敏感性较差。我们应按胆囊癌 Nevin 分期选择相应的术式(表 19-1)。因胆囊癌侵袭性及转移性强,对于晚期胆囊癌可行扩大根治性切除术,如肝脏联合胰十二指肠切除、肝右三叶切除或肝脏联合结肠切除术,因其手术风险高、创伤巨大,故应充分评估患者的一般情况及效益比。本文主要介绍机器人胆囊癌根治性切除术。

表 19-1　胆囊癌 Nevin 分期选择相应的术式

分期	病理特点	手术方式	清扫范围
I 期	黏膜层内的原位癌	单纯胆囊切除术	
II 期 III 期	侵犯黏膜及肌层 侵犯胆囊壁全层	胆囊癌根治性切除术	胆囊+邻近胆囊床肝组织+肝十二指肠韧带、肝总动脉、胰头后方淋巴结清扫
IV 期 V 期	侵犯胆囊壁全层及淋巴结 侵犯或转移至肝脏、胆管、胰腺、结肠等邻近脏器	胆囊癌扩大根治性手术	胆囊+邻近胆囊床 IVa 肝段+肝十二指肠韧带、肝总动脉、胰头后方淋巴结清扫+受累邻近脏器联合切除、区域淋巴结清扫

二、适应证

Nevin II 至 IV 期的胆囊癌,以及术后病理发现的意外胆囊癌,均可行机器人胆囊癌根治性切除术。患者全身状况良好,肝肾功能及凝血功能正常。

三、禁忌证

1. 已有肝内及远处脏器转移,腹壁或腹腔内种植转移,肿瘤侵犯左肝动脉。
2. 肝十二指肠韧带呈"冰冻"样肿瘤浸润。
3. 全身状况差,心肺功能不全,无法耐受麻醉及气腹。
4. 腹腔内复杂或致密的粘连无法行机器人微创治疗。

四、体位与穿刺孔布局

患者取仰卧头高脚低分腿位,右侧抬高 30° 的改良截石位。机器人机械臂安置于患者头侧。在脐下 1cm 处置入 12mm 镜头孔(C),探查腹腔,明确有无手术禁忌证。在明确无手术禁忌后,其余 Trocar 孔均在直视下完成。机械臂 8mm 孔(R1)置入镜头孔上方偏右 8~10cm 处,机械臂 12mm 孔(R2)置于左侧腋前线肋缘下,采用 Trocar in Trocar 技术方便切肝时使用直线切割闭合器,机械臂 8mm 孔(R3)置于右侧腋前线肋缘下,副操作孔(A1)置于镜头孔左侧 5cm 处。

五、手术步骤

1. 胆囊癌淋巴结转移途径的探查　首先探查肝十二指肠韧带内肝动脉、门静脉及胆总管周围淋巴结

(图 19-1)。行 Kocher 切口,充分游离十二指肠降段及胰头后方,探查十二指肠降段、胰头后方、下腔静脉、腹主动脉周围淋巴结。切开肝胃韧带,探查肝十二指肠韧带左侧缘、肝总动脉、腹腔干周围淋巴结。

2. 离断胆囊动脉及胆囊管　游离胆囊三角,仔细分辨胆囊动脉及胆囊管(图 19-2),可用吸收夹夹闭并离断胆囊动脉,据胆总管 0.5cm 处离断胆囊管,切缘行冰冻病理检查,近端予以可吸收夹夹闭。

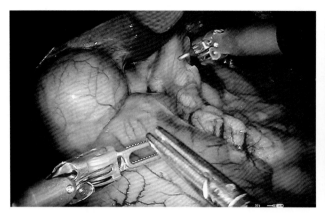

图 19-1　机器人下先行腹腔内探查

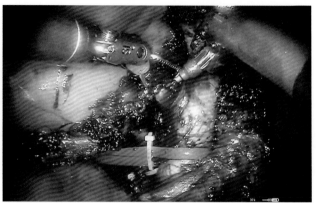

图 19-2　解剖胆囊管

3. 淋巴结清扫

(1) 清扫、游离肝动脉:切开肝十二指肠韧带前层腹膜,游离出肝总动脉后,紧贴血管壁行鞘内分离。用血管提拉带悬吊肝总动脉后,继续向肝门方向,游离出胃右动脉、胃十二指肠动脉及肝左右动脉。胃右动脉可于其根部双重结扎并离断(图 19-3)。

(2) 清扫、游离肝外胆管:游离出肝外胆管中段并用胆管提拉带予以牵拉,沿胆管壁向肝门处及胰腺方向逐步剥离胆管周围组织(图 19-4)。

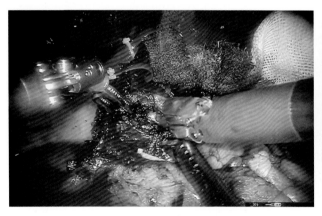

图 19-3　清扫肝动脉周围淋巴结

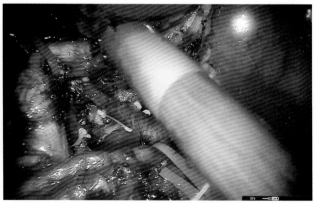

图 19-4　悬吊胆总管,进行清扫后方淋巴结

(3) 清扫、游离门静脉:向左右两侧分别牵开悬吊胆总管及肝总动脉的提拉带,充分暴露门静脉,贯通门静脉后方后用门静脉提拉带予以牵引,并将门静脉与周围组织分离。游离过程中需仔细结扎各小分支(图 19-5)。

4. 胆囊及胆囊床肝组织的楔形切除或联合半肝切除、肝中叶切除　切肝时常规并不需要阻断第一肝门,必要时可预置第一肝门阻断带。肝脏的楔形切除范围要求距离胆囊床不应小于 3cm。在切肝器械的选择上,我们采用左手双极电凝,右手超声刀的方法。切肝过程中遇到较大的管道均需用 Hemolock 夹夹闭并离断,如遇较大的出血,特别是肝中静脉分支,需用 5-0 prolene 缝扎止血,术毕进一步用氩气刀喷凝止血(图 19-6、图 19-7)。

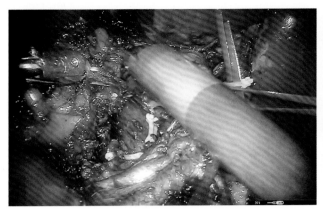

图 19-5　清扫门静脉周围淋巴结

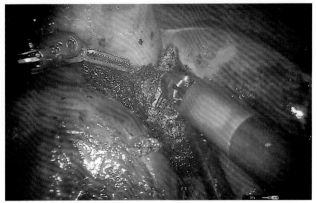

图 19-6　完整切除胆囊及胆囊板并部分肝组织

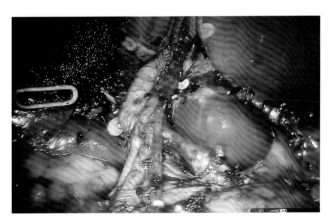

图 19-7　完整切除标本及清扫淋巴结

六、操作要点与技巧

关键技术在于能否做到 R0 切除及彻底的肝十二指肠韧带淋巴结清扫。R0 切除的关键在于肝脏的楔形切除范围距离胆囊床不应小于 3cm,术中胆囊管切缘需行冰冻病理检查。淋巴结清扫过程中,可采用从左到右、从上到下的方法,将淋巴结整块切除。具体操作时首先游离肝动脉及胆总管周围淋巴结后并不切断,待门静脉周围淋巴结清扫完毕后将肝十二指肠韧带内所有游离的淋巴结向右侧牵引并整块切除。机器人操作系统大大提高了缝合的便利程度,但由于机械手臂缺乏力反馈,在打结过程中可应用视觉力反馈的方法来避免打结力量过大,以免切割血管内膜形成假性动脉瘤从而导致术后出血。

七、常见术后并发症

1. **出血**　多发生于肝切除过程中,一旦发生,应迅速夹住血管,予以结扎或缝扎止血。

2. **胆瘘和感染**　胆瘘有时会持续一个月或更长的时间,一般经过充分引流便可痊愈,无需特殊治疗。如果胆瘘引流不畅可能发生腹腔感染,患者常表现为高热、腹胀、腹痛等症状,需应用广谱抗生素、全身支持治疗和持续充分的引流。

3. **胆管狭窄**　胆管空肠吻合时,如果胆管过细,容易发生胆管狭窄,进而出现黄疸。因此需要根据胆管直径,选用合适的缝线或采用间断缝合的方法。

4. **肿瘤腹壁及腹腔转移**　术中注意无瘤操作,及时将切除标本置入标本袋中,可降低肿瘤种植率及转移率。

八、与常规腹腔镜手术比较

达芬奇机器人3D高清影像系统可为主刀医生提供高分辨率的三维图像,便于术中找准解剖层次,稳定的手术视野可以避免常规腹腔镜手术中由于镜头晃动及与物体距离过近所导致的视觉不适。用于完成术中操作的工作臂灵活稳定,便于进行分离、缝合、打结等精细操作,在淋巴结清扫及胆肠吻合时有着明显的优势。既可以减少淋巴结清扫时的出血,精细的胆肠吻合技术也可以避免胆管狭窄、胆瘘等胆道并发症的发生。而且机器人操作中精准、充分的淋巴结清扫,也可以在一定程度上提高胆囊癌的远期预后。

参 考 文 献

1. Kim MY, Kim JH, Kim Y, et al. Postoperative radiotherapy appeared to improve the disease free survival rate of patients with extrahepatic bile duct cancer at high risk of loco-regional recurrence. Radiat Oncol J, 2016, 34:297-304.

2. Jarnagin WR, Ruo L, Little SA, et al. Patterns of initial disease recurrence after resection of gallbladder carcinoma and hilar cholangiocarcinoma: implications for adjuvant therapeutic strategies. Cancer, 2003, 98:1689-1700.

3. Ben-Josef E, Guthrie KA, El-Khoueiry AB, et al. a phase II intergroup trial of adjuvant capecitabine and gemcitabine followed by radiotherapy and concurrent capecitabine in extrahepatic cholangiocarcinoma and gallbladder carcinoma. J Clin Oncol, 2015, 33:2617-2622.

4. Bazoua G, Hamza N, Lazim T. Do we need histology for a normal-looking gallbladder?. JHepatobiliary Pancreat Surg, 2007, 14:564-568.

5. Lohe F, Meimarakis G, Schauer C, et al. The time of diagnosis impacts surgical management but not the outcome of patients with gallbladder carcinoma. Eur J Med Res. 2009 Aug 12;14(8):345-51.

6. 刘东斌,徐大华. 腹腔镜胆囊癌根治术的研究进展. 中华肝脏外科手术学电子杂志,2017,6(2):77-80.

7. 梁霄,蔡秀军. 腹腔镜技术在胆囊癌诊治中的应用进展. 浙江大学学报(医学版),2014,43(6):706-710.

8. Hundal R, Shaffer EA. Gallbladder cancer: epidemiology and outcome. Clin Epidemiol, 2014(6):99-109.

第四篇

机器人胰脾外科手术篇

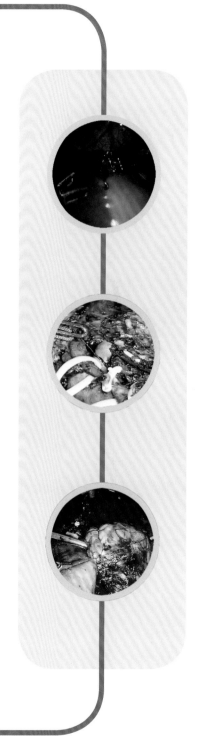

第二十章

机器人胰腺肿瘤剜除术

一、概述

胰腺肿瘤剜除术(pancreatic enucleation)主要适用于如胰腺囊腺瘤、胰岛素瘤、实性假乳头状瘤等胰腺良性肿瘤或交界性肿瘤,它是能够在切除病灶的同时最大限度的保留正常胰腺组织,且不改变体内正常的解剖结构,尤其是对于术前合并自身胰腺功能障碍的患者来说有重要的意义。因其操作相对简单,剜除术是胰腺微创手术中开展最早的术式。有研究显示,胰腺残量是医源性糖尿病的独立风险因素。因此,最大程度上保留正常胰腺实质,能够有效降低医源性糖尿病的风险以及改善患者生活情况。胰腺肿瘤剜除术,当前开展以腹腔镜下胰腺手术治疗为主,我们在临床中,已经开展大量的胰腺肿瘤剜除手术病例,特别是对于功能性胰岛素瘤的治疗,取得了理想的疗效,但同时也存在诸多问题,如肿瘤过多靠近主胰管或血管的部位,因腹腔镜下操作,放大倍数不足以及操作不精细等,导致主胰管损伤或血管损伤可能,从而转行远端胰腺切除、中段胰腺切除等挽救性手术。

机器人高清、3维的手术视野和精细、稳定的操作,进一步拓宽胰腺肿瘤剜除术的适应证,使得特殊部位的胰腺肿瘤剜除安全性得到进一步提升。此外,也可以相对从容应对术中的主胰管损伤和血管损伤。该术式在笔者所在的医疗中心,机器人胰腺肿瘤剜除术已逐渐取代腹腔镜胰腺剜除术,成为胰腺良性和交界性肿瘤治疗的首选术式。

二、适应证

1. 胰腺表面良性或低度恶性肿瘤,如胰岛细胞瘤、神经内分泌肿瘤、囊腺瘤、实性假乳头状瘤、胰腺真性或假性囊肿、胰腺导管内乳头状瘤等,直径≤3cm,与胆总管和主胰管存在安全距离(3mm以上)。

2. 部分肿瘤与胰管距离较近,但胰管较粗,可放入胰管支架者,亦可考虑切断胰管,行胰管吻合或放入胰管支架。

三、禁忌证

1. 合并严重心肺疾病,不能耐受麻醉及手术。
2. 既往有过复杂上腹部手术史。
3. 肿瘤直径>3cm,或肿瘤位置毗邻胆总管和主胰管。
4. 胰腺恶性肿瘤。

四、体位与穿刺孔布局

根据术前制定的手术入路,选取相应的手术体位。除后腹腔镜入路(参见第二十六章)外,患者一般采用平卧、分腿位,左侧脾区垫高,头高脚低左侧高。

穿刺孔的 Trocar 布置,常规参考远端胰腺入路。五孔法操作,镜孔置于脐下,1 臂和助手孔位于左上腹部,2 臂和 3 臂位于右侧腹壁,5 孔成大 V 型布置。

五、手术步骤

首先根据术前肿瘤定位,术中选择或组合合适的手术路径,具体路径选择包括经胃结肠韧带、经小网膜孔、经脾结肠韧带、经 Kocher 切口，经结肠系膜 R 孔和经腹膜后入路。腹腔镜超声的检查可显著提高术中肿瘤定位的准确性和效率，并明确肿瘤毗邻结构。

胰腺肿瘤定位

胰腺肿瘤定位方法较多，包括：增强 CT、超声造影、增强 MRI、数字减影血管造影（digital subtraction angiography，DSA）、奥曲肽（99mTc-TOC）显像等。在此不再详述。部分肿瘤（囊腺瘤、胰腺导管内乳头状瘤等）定位较容易，但有部分肿瘤（胰岛素瘤等神经内分泌肿瘤）定位较为困难，常需结合术中影像学检查方可定位，我们建议至少有两种以上影像学阳性检查一致定位较为稳妥。对于神经内分泌肿瘤，建议常规行奥曲肽（99mTc-TOC）显像，防止多发性内分泌腺瘤病（multiple endocrine adenomatosis）漏诊。术中超声定位，为最理想的一种定位方式，且可以采用术中超声造影，能有效提高检出率（图 20-1）。

对于胰腺体部腹侧的肿瘤可采取经胃结肠韧带入路；胰腺尾部腹侧肿瘤可联合经脾结肠韧带入路和胃结肠韧带入路；胰体尾处背面肿瘤可采取后腹膜入路手术（详见后腹腔镜胰手术）；胰头部及钩突部肿瘤可采取经 Kocker 切口或经肠系膜 R 孔入路。手术入路的正确选择和组合可显著改善肿瘤显露，提高手术效率。

1. 胃结肠韧带入路机器人胰腺肿瘤剜除术

（1）体位摆放及穿刺孔布局同机器人胰十二指肠切除术。

（2）首先用 3 臂将胃前壁提起，助手用无创钳向下牵拉横结肠，舒展胃结肠韧带，1 臂用超声刀于胃网膜血管下方横行打开胃结肠韧带（图 20-2）。

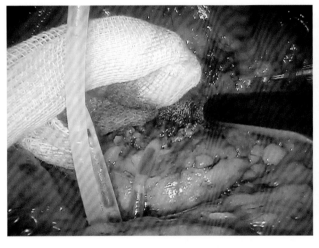

图 20-1　术中超声定位

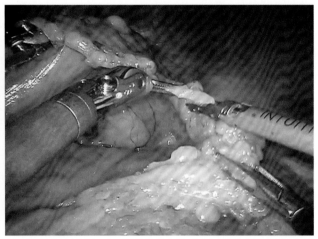

图 20-2　超声刀打开胃结肠韧带

（3）胃结肠韧带打开后，调整 3 臂牵引胃后壁向上后方提起，探查、术中定位肿瘤，确定手术切除范围（图 20-3）。

（4）镜下缝合肿瘤 1 针用于牵引。使用能量器械，如超声刀及或电凝钩等，紧贴肿瘤完整剜除（图 20-4）。如创面较小，可缝合胰腺（图 20-5）；如创面大，确切止血即可；如切断胰管，可行胰管吻合或置入细的胰腺支架管。

（5）将标本放入标本袋，冲洗腹腔，排除有无活动性出血（图 20-6），于胰腺断面处放置引流管。

（6）退出机器人器械及手臂、取出标本、缝合切口。

2. 横结肠系膜 R 孔机器人胰腺肿瘤剜除术

（1）体位摆放及穿刺孔布局同胰十二指肠切除术。

（2）首先在助手协助下将大网膜及横结肠向左上翻起。然后使用 3 臂在将横结肠挡向左上方，显露横结肠系膜根部、十二指肠水平部（图 20-7）。

（3）在肠系膜上血管右侧打开横结肠系膜膜无血管区（图 20-8），根据术前定位，钝性锐性分离胰头十二指肠与结肠系膜或肾前筋膜，充分显露胰十二指肠腹侧或背侧。推荐应用腹腔镜超声，明确肿瘤与十二指肠壁、主胰管和胆管关系（图 20-9）。

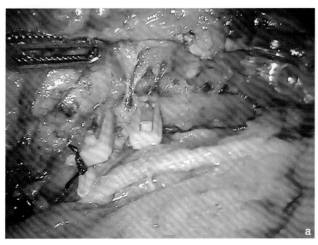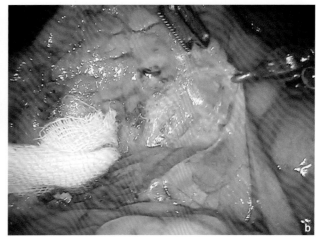

图 20-3　镜下胰腺肿瘤显露

a:解剖胰腺下缘;b:游离胰腺后,显露肿瘤,并定位

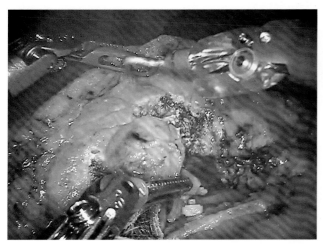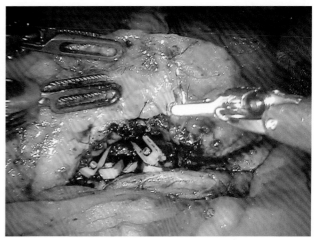

图 20-4　沿肿瘤边缘,进行腕除　　　　　　　图 20-5　创面对拢缝合

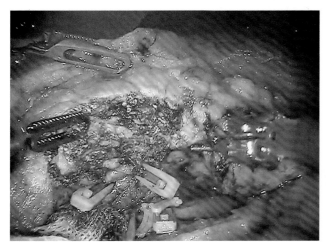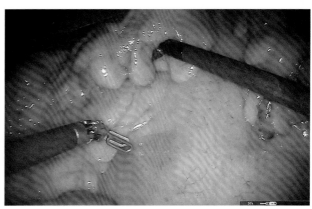

图 20-6　腕除标本后,胰腺创面　　　　　　　图 20-7　显露横结肠系膜根部

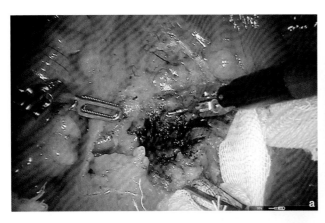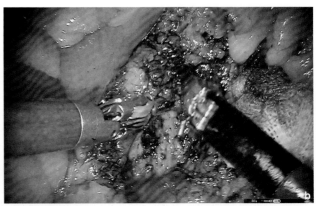

图 20-8　横结肠系膜入路显露钩突
a:打开横结肠系膜无血管区;b:显露胰腺钩突部

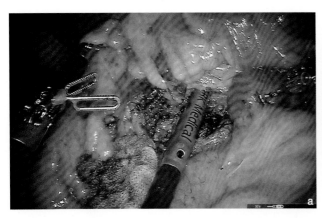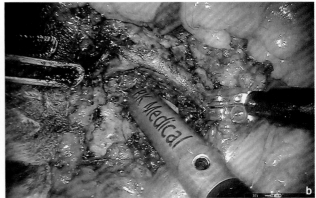

图 20-9　胰腺肿瘤的定位
a:术中超声定位肿瘤;b:明确肿瘤位置

（4）镜下缝合肿瘤 1 针用于牵引,使用能量器械如超声刀及或电凝钩,紧贴肿瘤完整剜除（图 20-10）。如创面较小,可缝合胰腺;如创面大,确切止血即可。重点排除胰腺头部附近重要脏器和组织的损伤。

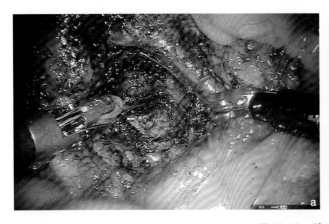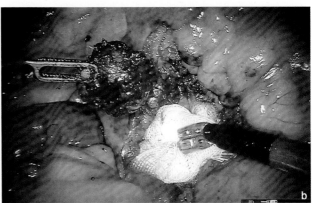

图 20-10　胰腺肿瘤的剜除
a:电凝钩剜除肿瘤;b:肿瘤的完整切除

（5）将标本放入标本袋,冲洗腹腔,于胰腺断面处放置引流管。
（6）退出机器人器械及手臂、取出标本、缝合切口。

六、手术操作要点与技巧

1. 肿瘤的准确定位是手术方案制定及成功的关键。需结合多种术前影像学检查初步判断肿瘤大小、部位、与胆总管及主胰管的关系,术中进一步确认肿瘤及其毗邻结构。对于小体积胰腺良性神经内分泌肿瘤,存在术中定位失败的可能,此时有学者建议的盲目性远端胰腺切除的处理方法,笔者不推荐。此类患者可终止手术,术后严密随访,待肿瘤长大后再做手术计划。

2. 神经内分泌肿瘤必须送冰冻病理检查以确定是否切除肿瘤,教科书上"突出胰腺表面,樱桃红色"等典型描述在临床上多数并不典型。

3. 如肿瘤与胆总管、主胰管关系密切,术前可行内镜下逆行性胰胆管造影(endoscopic retrograde cholangio pancreatography,ERCP),留置胆道支架或者主胰管支架,术中有助于避免和及时发现胆总管和主胰管损伤。节段性主胰管损伤推荐行主胰管架桥修复,具体操作参考第二十七章。

4. 肿瘤剜除时可使用能量器械,近胰管、胆总管时应使用冷分离方法,如剪刀等,防止出现能量器械造成周围组织的热损伤。

七、常见术后并发症处理

胰瘘是胰腺肿瘤剜除术后常见并发症,有文献报道胰腺肿瘤剜除术后胰瘘的发生率高于远端胰腺切除及胰十二指肠切除术等,应引起重视。胰瘘的治疗,主要依靠术后通畅的腹腔引流,围手术期应做好引流管的管理工作。

胰头处肿瘤剜除存在胆胰管汇合处损伤的可能,如术后发现胆漏、胰漏,则应积极处理。引流不通畅时,可以考虑行开腹十二指肠旷置,腹腔充分引流,必要时可以行挽救性胰十二指肠切除术。

胰腺肿瘤剜除术后存在主胰管梗阻引发术后胰腺炎的可能,术中对拢缝合创面时,避免深层紧密缝合。

八、与常规腹腔镜手术比较

机器人手术与腹腔镜手术相比具有 3D 视野,放大倍率高的优势,但在费用效益比上要低于腹腔镜手术。但对于位于胰腺表面,与胰管、胆总管关系不密切的肿瘤而言,宜选用腹腔镜手术。对于胰头、钩突等特殊部位或与主胰管、胆总管关系密切的肿瘤,术中存在主胰管、胆管或十二指肠副损伤,改行挽救性手术的可能时,机器人手术,更加适合。

参 考 文 献

1. 刘荣. 腹腔镜胰腺外科手术操作要领与技巧. 北京:人民卫生出版社,2016.

2. Leslie H. Blumgart. 肝胆胰外科学. 黄洁夫,陈孝平,董家鸿,译. 北京:人民卫生出版社,2010.

3. Furihata M,Tagaya N,Kubota K. Laparoscopic enucleation of insulinoma in the pancreas:case report and review of the literature. Surgical laparoscopy,endoscopy & percutaneous techniques,2001,11(4):279-283.

4. Hwang HK,Park JS,Kim JK,et al. Comparison of efficacy of enucleation and pancreaticoduodenectomy for small(<3cm) branch duct type intraductal papillary mucinous neoplasm located at the head of pancreas and the uncinate process. Yonsei medical journal,2012,53(1):106-110.

5. Justin V,Fingerhut A,Khatkov I,et al. Laparoscopic pancreatic resection-a review. Translational gastroenterology and hepatology,2016,1:36.

6. 胡明根,刘荣,赵国栋,等. 近端胰岛素瘤的腹腔镜切除. 腹腔镜外科杂志,2010,15(5):338-340.

7. 赵国栋,刘荣,罗英,等. 完全腹腔镜胰腺钩突部胰岛细胞瘤剜除术 1 例报告. 中国微创外科杂志,2008,(9):845-846.

第二十一章

机器人单孔腹腔镜下胰腺肿瘤切除术

一、概述

单孔手术是利用单一手术通道或切口进行的腹腔镜手术,其最大的优点在于手术切口的美容,腔镜手术开展之初就开始有单孔手术的假想出现,2000 年后单孔手术临床报道逐渐增多,并开始尝试应用于复杂腔镜手术,如肝脏切除、结肠切除和胰腺切除等。单孔腹腔镜手术具有一定临床价值和特定的适应证,如简单的腹腔镜手术和年轻爱美的女性患者。然而单孔手术在减少创伤的同时,带来的是手术操作难度的大幅增加。术中存在缺乏操作三角、直线视野、脏器牵拉显露难度大、器械体内体外打架等众多问题和缺点最终导致近年来单孔腹腔镜手术仅"流行"了一小段时间,近年来临床报道骤减,目前在复杂腔镜手术当中单孔腹腔镜手术基本被摒弃。

机器人单孔手术器械的出现让单孔手术再次引起临床关注,主刀操作上单孔手术与多孔机器人手术的操作相近,只是在操作幅度小于多孔机器人手术,腔内操作方面基本解决了单孔腹腔镜手术中器械操作困难和体内打架的问题。单孔机器人手术最早在泌尿外科领域开始应用及报道,目前仍局限于一些相对简单腹部手术。笔者所在的手术小组借助第一代单孔器械于 2015 年 9 月完成世界首例单孔机器人胰腺手术,结合自身操作感受,单孔机器人手术在主刀操作方面改善明显,较单孔腹腔镜手术有明显的进步,安全性大幅提高,但仍存在术中助手孔操作使用不便,尤其是 10mm 器械进出时与机器人镜头和主刀操作的器械相互干扰的问题。

单孔设备中能量器械较为单一,超声刀常用能量器械单孔下尚不能使用。目前单孔机器人手术在肝胆胰手术中适应证非常局限,胆囊切除术时有技术优势,但费用昂贵。临床中也有采用多孔和单孔手术"折中"的方法—single port plus 来改善单孔机器人手术的操作,该方法跟单孔的概念有根本不同,可作为多孔到单孔的过渡术式。

二、适应证

目前第一代单孔机器人器械可以安全、有效地完成简单的肝胆胰手术。如胆囊切除、胰腺表浅肿瘤剜除术、假性囊肿内引流及肝脏左外叶切除等。

三、禁忌证

涉及相对复杂、精细的分离解剖、吻合操作的肝胆胰手术;合并病理性肥胖患者也不推荐选用单孔方法完成手术。

四、体位及穿刺孔布局(以胰腺尾部肿瘤剜除为例)

患者取分腿平卧位,左侧季肋区垫高,单孔切口置于脐下,切开皮肤 2.5~3cm 将单孔 Port 放置好(图 21-1)。

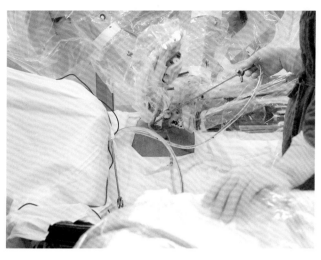

图 21-1　单孔机器人穿刺孔建立

五、手术步骤（以胰腺尾部肿瘤剜除为例）

手术先行常规腹腔内探查（图 21-2），对于胰尾病变，取脾结肠入路，且无需离断胃结肠韧带和悬吊胃壁，缩短手术路径，简化手术操作。术中首先离断脾结肠韧带（图 21-3），显露胰尾下方，肿瘤定位后行缝合悬吊（图 21-4），电凝钩剜除肿瘤（图 21-5、图 21-7），胰腺创面喷凝止血，留置引流管一根（图 21-6）；对于胰腺体部病变，需先离断胃结肠韧带，胃后壁与腹壁缝合，悬吊胃后壁，显露胰腺体部，定位肿瘤，缝合牵引后电凝钩剜除，创面喷凝止血，留置引流。

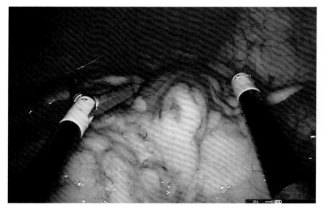

图 21-2　术中探查手术区域

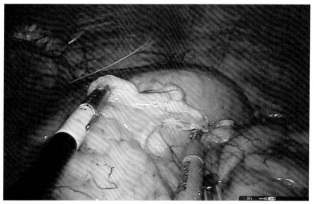

图 21-3　游离脾结肠韧带

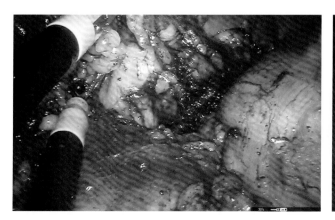

图 21-4　显露肿瘤

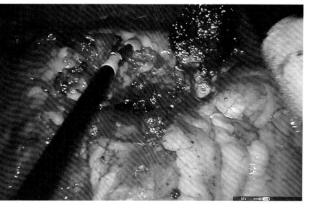

图 21-5　胰腺尾部肿瘤剜除

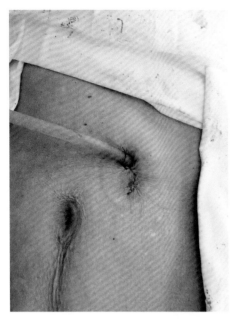

图 21-6　手术切口与引流管放置

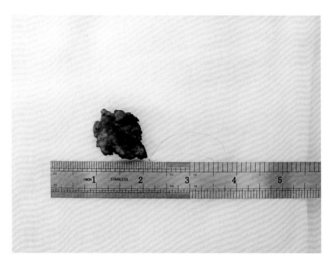

图 21-7　切除的标本

六、操作要点与技巧

单孔操作没有多孔操作便捷,器械运动幅度有限,操作过程中需要更多的耐心,同时要避免助手孔器械和机械臂间的干扰。为单孔操作多数是需要借助缝合悬吊的方法,协助脏器的显露。单孔机器人器械有限,其中能量设备仅有电凝钩和双极,缺乏机器人下超声刀等能量器械,血管处理时应谨慎,稍粗的血管建议血管夹钳夹后离断更为安全。必要时也可由助手使用超声刀,在主刀显露的帮助下进行分离和解剖操作。

七、常见术后并发症处理

对于胰腺手术而言,胰瘘仍为最常见并发症,在明确无主胰管瘘情况下,可采用电凝或氩气刀喷凝处理胰腺创面,术后留置引流管做到充分引流,直接且充分的引流是胰瘘自愈的关键。也有文献报道创面对拢缝合有助于减少胰瘘发生。

单孔手术下胰腺显露困难,周围脏器牵引和显露不佳,在解剖胰腺、分离胰腺过程中,要小心周围毗邻脏器和血管的损伤。

单孔手术腹部切口多取脐周,脐周皱襞可掩盖伤口,美容效果最好,但单孔手术的切口要显著大于传统腹腔镜或多孔机器人手术腹壁切口,有文献报道切口疝发生几率会有所增加,因此标本取出后伤口缝合要分层、细密,谨防切口疝的发生,术毕引流管应固定牢靠。

八、与常规单孔腹腔镜手术对比

单孔腔镜手术有众多不足,其中缺乏操作三角和器械打架问题,严重限制了单孔腹腔镜手术的应用范围,虽有多种腹腔镜器械革新和单孔 Port 的改进但仍不能较好的解决这个问题。单孔机器人手术通过特殊的单孔器械,基本解决主刀间器械打架的问题,手术操作安全性和效率有所提升,足以胜任胆囊切除等简单腹部手术,手术疗效理论上与传统腹腔镜手术相当,但费用过于昂贵。此外,助手孔器械与镜头和机器人器械打架问题依旧严重,相信二代单孔机器人器械会有所改进。单孔机器人手术发展前景令人期待。

参 考 文 献

1. Gungor M, Kahraman K, Dursun P, et al. Single-port hysterectomy: robotic versus laparoscopic. J Robot Surg, 2017 Apr 20. [Epub ahead of print].

2. Scheib SA，Fader AN. Gynecologic robotic laparoendoscopic single-site surgery：prospective analysis of feasibility，safety，and technique. Am J Obstet Gynecol，2015，212（2）：179. e1-e8.

3. Cuschieri A. Laparoscopic surgery of the pancreas. J R Coll Surg Edinb，1994，39（3）：178-184.

4. Escobar-Dominguez JE，Hernandez-Murcia C，Gonzalez AM. Description of robotic single site cholecystectomy and a review of outcomes. J Surg Oncol，2015，112（3）：284-288.

5. Misawa T，Ito R，Futagawa Y，et al. Single-incision laparoscopic distal pancreatectomy with or without splenic preservation：how we do it. Asian J Endosc Surg，2012，5（4）：195-199.

6. Machado MA，Surjan RC，Makdissi FF. First single-port laparoscopic pancreatectomy in Brazil. Arq Gastroenterol，2013，50（4）：310-312.

7. Han HJ，Yoon SY，Song TJ，et al. Single-port laparoscopic distal pancreatectomy：initial experience. J Laparoendosc Adv Surg Tech A，2014，24（12）：858-863.

8. Kim EY，You YK，Kim DG，et al. Dual-incision laparoscopic spleen-preserving distal pancreatectomy. Ann Surg Treat Res，2015，88（3）：174-177.

9. Kim SH，Kang CM，Lee WJ. Robotic single-site plus ONE port distal pancreatectomy. Surg Endosc. ，2017 Mar 24.［Epub ahead of print］.

10. Lee S，Kim JK，Kim YN，et al. Safety and feasibility of reduced-port robotic distal gastrectomy for gastric cancer：a phase Ⅰ／Ⅱ clinical trial. Surg Endosc. 2017 Feb 15.［Epub ahead of print］.

11. Matthews CA. New Developments in Robotics and Single-site Gynecologic Surgery. Clin Obstet Gynecol，2017，60（2）：296-311.

12. Balachandran B，Hufford TA，Mustafa T，et al Comparative Study of Outcomes Between Single-Site Robotic and Multi-port Laparoscopic Cholecystectomy：An Experience from a Tertiary Care Center. World J Surg，2017，41（5）：1246-1253.

13. Chatzizacharias NA，Dajani K，Koong JK，et al. The Role of the Single Incision Laparoscopic Approach in Liver and Pancreatic Resectional Surgery. Minim Invasive Surg，2016，2016（4）：1-9.

14. Ramirez D，Maurice MJ，Kaouk JH. Robotic perineal radical prostatectomy and pelvic lymph node dissection using a purpose-built single-port robotic platform. BJU Int，2016，118（5）：829-833.

15. Maurice MJ，Ramirez D，Kaouk JH. Robotic Laparoendoscopic Single-site Retroperitioneal Renal Surgery：Initial Investigation of a Purpose-built Single-port Surgical System. Eur Urol，2017，71（4）：643-647.

16. Ramirez D，Maurice MJ，Kaouk JH. Robotic Single-port Surgery：Paving the Way for the Future. Urology，2016，95：5-10.

第二十二章

机器人胰腺体尾部切除术

胰腺体尾部切除或称之为远端胰腺切除,最早可追溯到 1882 年,Friedrich Trendelenburg 完成了第一例胰腺体尾部切除治疗胰腺肿瘤,1913 年 Mayo 提出了胰腺体尾部切除的手术步骤。而胰腺体尾部切除的微创治疗开始于 20 世纪 90 年代,在 1996 年 Cuschieri 完成了世界上第一例腹腔镜胰腺体尾部切除(laparoscopic distal pancreatectomy,LDP),但因腹腔镜胰腺手术对术者技术要求较高,腹腔镜胰腺体尾部切除推广相对缓慢,笔者在腹腔镜胰腺体尾部切除方面,积累了大量经验。2002 年 Melvin 报道了第一例的机器人胰腺体尾部切除术,我们在 2011 年开始机器人胰腺体尾部切除手术,并同步进行了腹腔镜胰腺体尾部切除的对比分析,体会到有腹腔镜基础的外科医师能够很快掌握机器人胰腺体尾部切除手术,并发现机器人胰腺体尾部切除术手术时间明显短于腹腔镜手术,且保留脾血管成功率明显高于腹腔镜下胰腺体尾部切除。自 2006 年国内引进第一台机器人以来,已经在多个学科进行推广,胰腺外科因其解剖的特殊性及生理特点,进展相对较慢。但胰腺体尾部切除术,特别是联合脾血管的胰腺体尾部切除,可以作为机器人胰腺外科手术的着手点,但保留脾血管的胰腺体尾部切除,即 kimura 法,初学者应慎重选择。

第一节　机器人下保留脾血管及脾脏的胰腺体尾部切除术

一、概述

胰腺体尾部切除已经成为治疗胰腺体尾部良性肿瘤或交界性肿瘤的金标准,按是否保留脾血管分为 Kimura 法和 Warshaw 法。保留脾血管及脾脏的胰腺体尾部切除,保留了脾脏的功能及血运情况,减少了术后发生脾梗死及脾感染的几率,但发生术后出血及术后并发死亡的几率明显增加。在选择哪种胰腺体尾部切除手术方式时,要综合术者技术及经验后做出决定。机器人胰腺体尾部切除(Robotic distal pancreas resection,RDP)在保留脾血管方面明显优于腹腔镜下胰腺体尾部切除(Laparoscopic distal pancreas resection,LDP),随着机器人技术及设备的普及,机器人胰腺体尾部切除会逐渐替代腹腔镜下胰腺体尾部切除,成为胰腺体尾部肿瘤微创治疗的主流方向。

二、适应证

1. 胰腺体尾部的良性肿瘤或交界性低度恶性肿瘤,如常见的胰腺囊腺瘤、实性假乳头状瘤、神经内分泌肿瘤等。

2. 难以行局部切除的肿瘤,如肿瘤临近主胰管,存在主胰管损伤风险,部分情况下可以行肿瘤局部切除,胰腺的对端吻合,修复主胰管。

3. 肿瘤直径小于 5cm 为最佳,直径在 8cm 以内可以尝试,8cm 以上建议行开腹手。

三、禁忌证

1. 近期有胰腺炎急性发作情况,CT 或 MRI 等影像学检查提示胰腺周围渗出明显。

2. 胰腺恶性肿瘤,需要行根治性手术者。

3. 脾血管与胰腺关系密切,被胰腺实质完全包绕,分离脾血管困难者,建议联合脾血管切除。

4. 胰腺恶性肿瘤或低度恶性肿瘤,需要进行淋巴结清扫。

5. 有严重基础疾病,如心肺疾病等,难以耐受气腹状态。

6. 有上腹部手术史并腹腔内广泛粘连者。

7. 初学者技术不成熟,不建议行保留脾血管切除的胰腺体尾部切除术。

四、体位与穿刺孔布局

患者均采用头高脚低,小截石体位,左侧腰部脾区垫高。头高脚低体位,一般采用30~45度体位,部分可能需要调整更高体位,要根据患者体型及腹腔肥胖情况,是否容易显露肿瘤及胰腺体尾部。穿刺孔布局,采用脐下为观察孔,可以根据患者体型高矮,适当调整穿刺孔距离脐下的距离,建议采用脐下竖口,可以方便经脐下切口取标本。其余穿刺臂仍以脐下穿刺孔为中心,呈扇形分布或"C"型分布情况(图22-1),1号臂穿刺孔穿刺点一般选择在脐水平上下,不宜太高,否则术中如需要游离脾脏,可能导致操作困难,穿刺点位置尽量选取距离脾下极5~8cm;1号臂向外侧,约在腋前线位置,不宜太向内侧,否则与辅助孔相互干扰。2号臂与3号臂位置的选择不同于机器人胰十二指肠切除术中的定位,建议3号臂适当向腋前线或再适当向内侧调整,右侧紧贴肋弓下缘,不宜太靠外侧,否则在上提左侧胃壁显露胰腺尾部及脾门时,导致手臂距离不够。2号臂可选者3号臂与观察孔之间连线中点偏下1~2cm。辅助孔选择在1号臂与观察孔连线下方2cm,并可适当靠近1号臂侧。

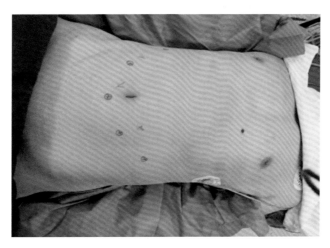

图22-1　机器人胰腺体尾部切除(联合脾脏切除)体位示意图

不管是否进行联合脾切除,均建议脾区用腰垫垫高,在进行胰腺体尾部切除术时,多数情况下要采用从两侧进行,一方面要从胰腺颈部向胰腺尾部游离,另一方面也需要经胰腺尾部,部分可能需要打开脾结肠韧带,才能从胰腺尾部向体部游离。

五、手术步骤

1. **腹腔探查**　胰腺解剖位置深在,为腹膜间位器官,对于恶性肿瘤,进行腹腔内、肝脏、腹壁等腔镜下探查有一定临床意义,以便于术中了解有无肿瘤转移。对于胰腺体尾部肿瘤,特别是良性肿瘤或交界性肿瘤,若要明确是否能够保留脾动静脉,很大程度上要根据手术解剖过程中,肿瘤与脾血管的关系来判定。对于腹腔内探查的指征,则无论肿瘤为良性或者恶性,均要探查腹腔内情况,有无腹壁粘连,特别有手术病史患者,还要重点检查是否建立穿刺器过程中存在粘连部位损伤等。

2. **打开胃结肠韧带,显露胰腺各段**　机器人3号臂上提胃壁,朝向上腹部,以显露胃结肠韧带无血管区为目标。超声刀快慢档位结合,沿着无血管区,离断胃结肠韧带,必要时,网膜内粗大血管支可以采用夹闭后离断或双极电凝后离断(图22-2)。

离断范围,向右侧尽可能至胃网膜右静脉处,向左侧游离至脾门处,必要时可以适当游离脾结肠韧带,脾胃韧带内,胃短血管,一定要保留好。

胃结肠韧带游离要充分,否则在游离胰腺尾部时,影响显露胰腺尾部。

显露胰腺范围,由胰腺颈部,即肠系膜上静脉左侧至脾门处。

3. 胰腺游离　胰腺的游离,一般由胰腺下缘开始,若行完整的胰腺体尾部切除术,可先行显露胰腺颈部,打通胰腺后方隧道。胰腺游离可以根据术者习惯,采用电凝钩或超声刀。电凝钩操作相对灵活,特别是在胰腺上缘游离的时候,超声刀有时候显露脾动脉更为困难。超声刀对于脾静脉与胰腺体尾部的交通血管支处理相对方便,电凝钩显露后仍需要超声刀离断处理。

胰腺游离一般采用两侧游离,一方面可以离断胰腺后,向左侧牵拉远端胰腺进行游离;另一方面,可以经脾结肠韧带游离后,显露胰腺尾部,经脾门处,游离胰腺尾部。双侧同时游离胰腺,有助于手术中快速进行。

4. 脾动静脉游离　保留脾血管的胰腺体尾部切除的难点与关键点是如何显露脾脏的血管结构。在复杂胰腺体尾部切除中不建议游离脾动静脉,部分脾血管可能在胰腺实质中走行距离较长,显露脾动静脉后,暴露的脾动静脉血管距离较长时,要慎重选择是否保留血管(图22-3)。

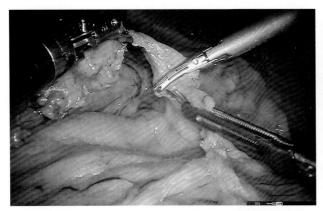

图22-2　**超声刀离断胃结肠韧带,显露胰腺**

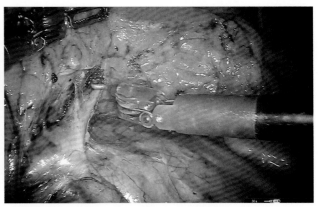

图22-3　**游离脾脏静脉**

脾血管的游离要根据动静脉不同采用不同游离方法。脾静脉的游离主要涉及部分胰腺实质内的交通静脉支,在胰腺体尾部,较少有相对粗大的静脉分支,对于静脉分支的处理,我们采用超声刀离断方法,部分情况下采用 Ligasure 效果较好。相对较粗的血管,一般建议 5mm 以上的可以进行结扎或者缝扎处理,也可以采用可吸收夹或外科夹夹闭方法,但因在后期拔出腹腔引流管过程中,可能存在将可吸收夹或外科夹撕扯掉的风险,我们仍建议尽可能减少外科夹的使用等(图22-4)。

多数情况下,脾静脉会存在大部分走行在胰腺实质内的情况,我们往往采用先连同脾血管一起,经胰腺后方,将完整胰腺体尾部游离后,再行解剖脾动、静脉(图22-5、图22-6、图22-7)。

5. 胰腺颈部离断　胰腺颈部离断可以早于游离胰腺体尾部。探查完毕后,如需要经胰腺颈部离断,可先行解剖胰腺下缘,显露肠系膜上静脉;游离胰腺上缘,经胰上三角,解剖出门静脉,打通胰腺后方隧道,经硅胶尿管悬吊后,可采用超声刀或直线切割闭合器进行胰腺颈部离断(图22-8,图22-9)。两种方法均可以,在术后胰瘘的发生上未见有明显差异。超声刀进行胰腺颈部离断时,建议最好明确主胰管的位置,给以进行缝合结扎或外科夹夹闭,进行单独处理。

超声刀离断胰腺颈部后,需要进行胰腺颈部的断面缝合,缝合采用断面间断捆绑缝合和断面的连续缝合;直线切割闭合器离断胰腺断面可以不予再次缝合断面,且缝合断面,对于术后胰瘘的发生率,未见明显降低情况,但对于术后出血的发生率的预防有着重要意义。

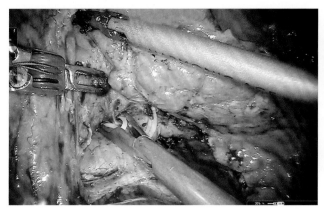

图 22-4　解剖脾静脉及游离、结扎其分支

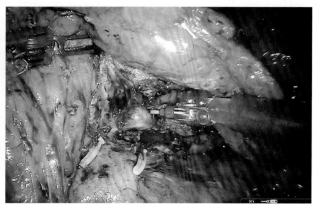

图 22-5　显露脾动脉分支

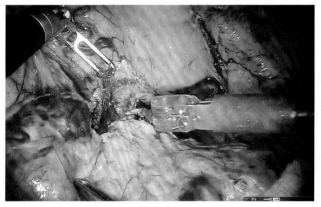

图 22-6　经胰腺上缘游离脾动脉

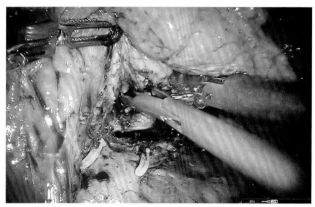

图 22-7　结扎脾动脉分支

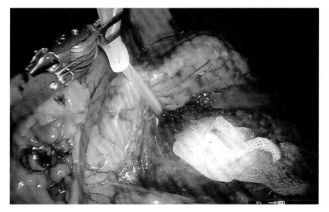

图 22-8　硅胶尿管悬吊胰腺颈部

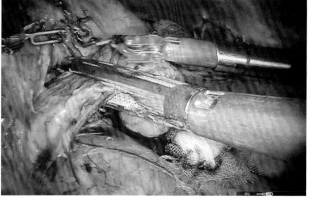

图 22-9　闭合器离断胰腺实质

　　6. **手术创面的处理**　完整切除胰腺体尾部,并保留脾动静脉后,再次检查胰床,并仔细观察脾动静脉分支,对于存在术后隐患情况,建议采用缝合方法再逐一进行加固处理,尽可能减少手术中外科夹或可吸收夹等夹子的使用情况。术中是否放置止血材料,一般情况下,笔者往往会适当放置止血纱布,覆盖脾动静脉,进行适当保护,但止血纱布存在一定风险情况,如果腹腔引流管引流欠通畅,或相对通畅,止血纱布的存在是一个重要的感染因素(图 22-10)。

　　7. **引流管的放置**　引流管是外科医生的眼睛,特别对于胰腺手术,放置引流管必须成为常规处理。笔者一般放置两根引流管,根据术后引流的情况,逐一拔出引流管。

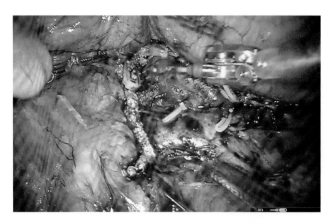

图 22-10　切除胰腺体尾部后,创面显露

8. 标本取出及关闭切口　标本置入内镜下取物袋内,经辅助口带到切口下后,再经脐下切口取出,并进行 12mm 穿刺孔的深部缝合及穿刺孔的皮内缝合等。

六、操作要点与技巧

1. 胰腺的游离,可以根据术者习惯选择不同器械,但电凝钩游离相对精细,特别是对胰腺上缘的游离,有多个角度性,使用相对灵活、便利,但对于血管处理相对困难,需要借助外科夹等。

2. 胰腺与脾动静脉的交通血管支的处理　对于脾静脉与胰腺体尾部的交通血管支,可以采用超声刀直接离断或 Ligasure 进行离断,相对较粗血管支,如大于 5mm 以上的血管,尽可能进行镜下缝合处理;对于脾动脉交通血管支,只要明确或可疑血管交通支,均建议进行镜下缝合处理,明确一支,缝合一支,防止遗忘。

3. 超声刀离断胰腺颈部,一定要进行断面捆绑式缝合处理,单纯进行断面的连续缝相对于胰腺断面的捆绑式缝合,在胰瘘的发生及术后出血上,要高于后者。其中单独进行主胰管的处理,会使术后发生严重胰瘘的几率明显降低。

4. 部分胰腺尾部,位置相对较深,可能达到脾门内。在游离胰腺尾部时,部分情况下建议先行离断脾结肠韧带,降低结肠后,再行游离胰腺尾部相对容易些。

5. 引流管的处理为胰腺体尾部切除的一关键环节。引流管放置后,要明确引流是否通畅,还是相对通畅。术后常规行腹部强化 CT 为关键,必要时进行管路调整。部分可能存在引流欠通畅情况,要适当延长引流管的拔出时间。

6. 能否保留脾动静脉,要根据术中情况,必要时可以采用可吸收线进行脾动脉的结扎处理,控制脾动脉压力,减少术后出血风险情况。

七、常见术后并发症处理

1. 术后出血　术后出血是胰腺术后常见的并发症,也是最为致命的并发症,且多数情况下与胰瘘是同时存在。对于保留脾动静脉的胰腺体尾部切除,其发生术后出血的几率要明显增加,高于非保留脾动静脉的手术。对于术中出血的处理,建议游离脾动静脉后,可进行脾动静脉的预先阻断处理,减少术中严重出血的发生;术后出血,首选介入治疗,但对于术后出血,且瞬时出血量大于 1000ml/h,进行积极抗休克治疗无效后,要及早进行手术治疗。

2. 胰瘘　胰腺体尾部切除术后胰瘘的发生率相对较高,但严重胰瘘(B 级或 C 级胰瘘)发生情况相对较低。对于胰腺体尾部切除术后胰瘘的发生,无很好预防方法,较严重胰瘘的处理,生长抑素的应用有一定效果,在一定程度上仍依赖于腹腔引流管的通畅引流,部分情况下,考虑存在局部感染情况时,建议进行引流管的局部冲洗处理,保持环境清洁,有助于胰瘘的早期愈合。

3. 脾梗死　保留脾血管的胰腺体尾部切除,可使发生脾梗死几率相对较低,但在部分病例中,胰腺尾部深入脾门时,分离解剖脾门,应注意保护脾门分支,防止结扎后,导致脾部分缺血的情况发生。

第二节　机器人下联合脾血管切除,保留脾脏的胰腺体尾部切除术

一、概述

随着人们对脾脏在免疫系统及血液性疾病的重要性的认识,如何最大程度保留脾脏及脾脏功能,已经逐渐被外科医师所认识。保留脾脏及脾血管的胰腺体尾部切除,最大程度保留了脾脏及脾脏功能,但难度相对较大,且术后并发出血的风险较高,开展相对困难。

保留脾脏,切除脾血管的胰腺体尾部切除术,即 Warshaw 法。1988 年最早对 Warshaw 法进行了手术描述,该方法虽然切除了脾血管,但保留了脾脏,依靠胃短血管、胃后动脉及胃网左动脉,并脾结肠韧带内血管,仍维持脾脏的血供,在一定程度上保留了脾脏功能,且该方法已经证实在腹腔镜胰腺体尾部切除中,保留脾脏,切除脾血管是安全、可行的,但却有着自身的缺陷性,如脾门血管解剖相对困难,以切割闭合器离断脾门处血管时,存在部分脾梗死的几率。机器人手术操作精细,能够更加精细地解剖脾门血管的结构,减少脾梗死发生的几率。

二、适应证

适应证与保留脾血管的胰腺体尾部切除基本相同,对于保留脾动静脉困难的胰腺体尾部切除病例,若术中发现脾动静脉与胰腺肿瘤关系密切,或脾动静脉走行在胰腺实质内,进行强行保留脾动静脉的胰腺体尾部切除,手术风险高,术中及术后出血等几率较大,建议行 Warshaw 法。

三、禁忌证

禁忌证与保留脾血管的胰腺体尾部切除相同。对于术中观察出现脾部分梗死,难以保留脾脏的患者,要连同脾脏切除。

四、体位与穿刺孔布局

体位的选择与保留脾血管的胰腺体尾部切除相同,但建议将左侧脾区垫高,因行 Warshaw 法,需要充分显露脾门处。

穿刺孔布局与保留脾血管胰腺体尾部切除相同。请参考本章第一节。

五、手术步骤

保留脾脏,切除脾血管的胰腺体尾部切除,相对保留脾血管手术简单,两种术式的手术步骤基本类似,主要在于胰腺尾部近脾门处的处理。

1. 腹腔探查　腹腔探查,明确肿瘤位置与脾血管位置关系,是否存在恶性肿瘤的可能,若术中考虑恶性情况,直接按胰腺体尾部癌根治手术处理。手术探查,重点明确能否保留脾血管,若果不能不留脾血管,不建议过多游离脾结肠韧带及胃短血管等重要脾脏供应血管分支。

2. 打开胃结肠韧带,显露胰腺各段　机器人 3 号臂上提胃壁,朝向上腹部,以显露胃结肠韧带无血管区为目标。超声刀快慢档位结合,沿着无血管区,离断胃结肠韧带,必要时,网膜内粗大血管支可以采用夹闭后离断或双极电凝后离断。

离断范围,向右侧尽可能至胃网膜右静脉处,向左侧游离至脾门处,必要时可以适当游离脾结肠韧带。

胃结肠韧带游离要充分,否则在游离胰腺尾部时,影响显露胰腺尾部。

显露胰腺范围,由胰腺颈部,即肠系膜上静脉左侧至脾门处。

3. 胰腺游离　胰腺的游离,一般由胰腺下缘开始,若行完整的胰腺体尾部切除术,可先行显露胰腺颈

部,打通胰腺后方隧道。胰腺游离可以根据术者习惯,采用电凝钩或超声刀。电凝钩操作相对灵活,特别是在胰腺上缘的游离时候,超声刀有时候显露脾动脉更为困难。超声刀对于脾静脉与胰腺体尾部的交通血管支处理相对方便,电凝钩显露后仍需要超声刀离断处理(图22-11,图22-12)。

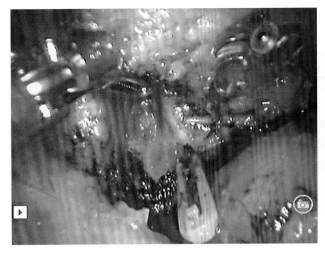

图22-11　游离胰腺下缘,显露肠系膜上静脉

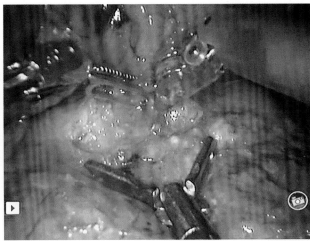

图22-12　游离胰腺上缘

4. 胰腺颈部离断及胰体尾部切除　胰腺颈部离断可以早于游离胰腺体尾部。探查完毕后,如需要经胰腺颈部离断,可先行解剖胰腺下缘,显露肠系膜上静脉;游离胰腺上缘,经胰上三角,解剖出门静脉,打通胰腺后方隧道,经硅胶尿管悬吊后,可采用超声刀或直线切割闭合器进行胰腺颈部离断(图22-13,图22-14,图22-15)。

超声刀离断胰腺颈部后,需要进行胰腺颈部的断面缝合,缝合可行间断捆绑缝合并断面的连续缝合;直线切割闭合器离断胰腺断面可以不予再次缝合断面,且缝合断面,对于术后胰瘘的发生率,未见明显降低情况,但对于术后出血的预防有着重要意义。

5. 脾动静脉的处理　脾动脉离断,可以经过胰腺后方,将胰腺颈部离断后,显露脾动脉及脾静脉。脾动脉及脾静脉的离断,一般可以同时离断,如切割闭合器连同胰腺颈部实质进行切割离断(图22-16、图22-17),必要时断面再行缝合处理,也可以以逐一解剖后离断(图22-18、图22-19),先行脾静脉离断再行脾动脉离断,离断方法可以采用结扎后离断,也可以采用切割闭合器方法进行离断(图22-20、图22-21)。

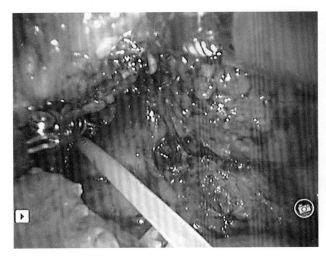

图22-13　建立胰腺后方隧道

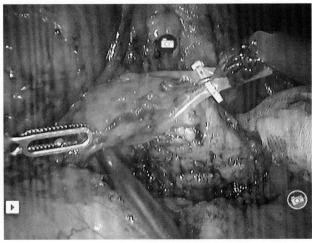

图22-14　硅胶尿管悬吊胰腺颈部

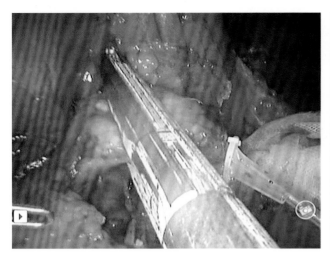

图 22-15　直线切割闭合器离断胰腺颈部实质

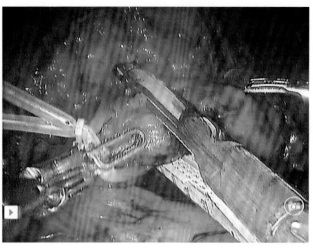

图 22-16　直线切割闭合器离断胰腺实质并脾脏动静脉

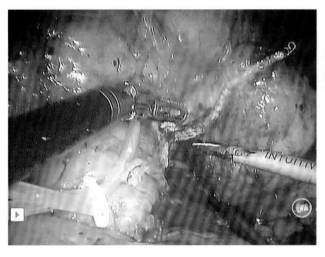

图 22-17　直线切割闭合器离断胰腺实质及脾动静脉断面

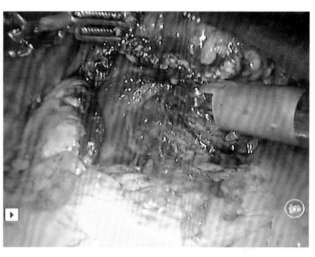

图 22-18　先行脾静脉解剖

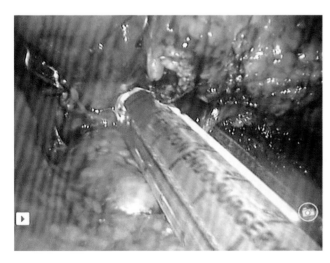

图 22-19　直线切割闭合器离断脾静脉

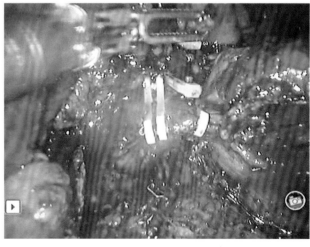

图 22-20　结扎脾动脉

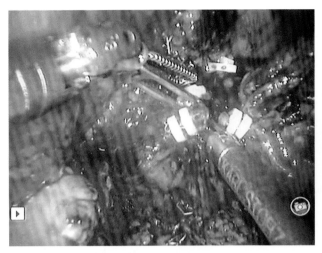

图 22-21　离断脾动脉

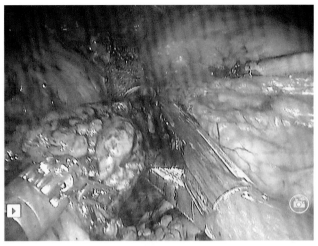

图 22-22　直线切割闭合器离断胰腺尾部,同时离断脾脏动静脉

6. 胰腺尾部脾血管处理　胰腺尾部近脾门处,脾动静脉处理,一般要远离脾门,适当游离胰腺尾部,在一级脾蒂,显露脾动静脉后,直接采用切割闭合器进行离断,并注意观察患者脾脏血供情况(图 22-22)。

7. 手术创面的处理　完整切除胰腺体尾部,再次检查胰腺断面,可有无脾动脉出血情况,必要时以 prolene 线进行胰腺断面捆绑缝合,术中是否放置止血材料,一般情况下,笔者往往会适当放置止血纱布,但止血纱布存在一定风险情况,如果腹腔引流管引流欠通畅,或相对通畅,止血纱布的存在是一个重要的感染因素。

8. 引流管的放置　引流管是外科医生的眼睛,特别对于胰腺手术,放置引流管必须成为常规处理。笔者一般放置两根引流管,根据术后引流情况,逐一拔出引流管(图 22-23、图 22-24)。

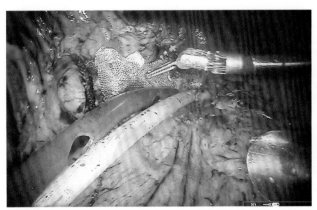

图 22-23　胰腺体尾部吧切除后放置腹腔引流管

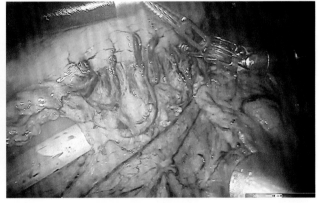

图 22-24　引流管放置后,胃后壁复位,局限手术区域

9. 标本取出及关闭切口　标本置入内镜下取物袋内,经辅助口带到切口下后,再经脐下切口取出,并进行 12mm 穿刺孔的深部缝合及穿刺孔的皮内缝合等。

六、操作要点与技巧

1. 脾动静脉离断　离断方法建议采用切割闭合器方法,相对安全,且对于初学者来说,方便掌握,且牢靠,但是在进行胰腺实质离断时,特别是联合血管进行切割闭合器离断中,快速离断胰腺实质会导致胰腺实质撕裂,血管破裂出血,因此在使用切割闭合器离断过程中,建议闭合要缓慢,且采用相对钉高高度较大的金色钉舱。

2. 脾门血管处理　近脾门处,脾动静脉离断,采用切割闭合器离断方法,可以连同部分软组织,适当游离胰腺尾部,显露一级脾蒂血管,行离断,部分可能存在脾梗死情况。部分脾梗死可以观察,有症状,择期待液化后,再行穿刺治疗。

七、常见术后并发症处理

1. 术后出血　术后出血是胰腺术后常见的并发症,也是最为致命性的并发症,且多数情况下与胰瘘是同时存在。联合脾血管的胰腺体尾部切除,出血最大可能位于脾动脉残端,术中观察,可能存在脾动脉残端出血的,一定要进行术中缝合。

2. 胰瘘　胰腺体尾部切除术后胰瘘的发生率相对较高,但严重胰瘘(B级或C级胰瘘)发生情况相对较低。对于胰腺体尾部切除术后胰瘘的发生,无很好预防方法,较严重的胰瘘,应用生长抑素有一定的效果,在一定程度上仍依赖于腹腔引流管的通畅引流,部分情况下,考虑存在局部感染时,建议进行引流管的局部冲洗处理,保持干净环境,有助于胰瘘的早期愈合。

3. 脾梗死　保留脾血管的胰腺体尾部切除,发生脾梗死几率相对较低,联合脾血管切除的胰腺体尾部手术,导致脾梗死,主要是在离断中,过多靠近脾门二级血管导致,多数患者无明显不适症状,部分可能导致发热,可以在术后脾梗死液化后,行穿刺治疗。

八、与常规腹腔镜手术比较

机器人下进行远端胰腺切除的主要优势在于保留脾动静脉及脾脏的胰腺体尾部切除,手术成功率明显高于腹腔镜下胰腺体尾部切除,且术中对于脾动静脉分支的处理上,明显优于腹腔镜下手术。但对于联合脾血管切除并保留脾脏的胰腺体尾部切除,手术方式无明显优势,但是在手术进度及手术时间上明显好于腹腔镜手术。

参 考 文 献

1. Finks JF,Osborne NH,Birkmeyer JD. Trends in hospital volume and operative mortality for high-risk surgery. The New Engl J Med, 2011,364:2128-2137.

2. Liang Y,Li G,Chen P,et al. Laparoscopic versus open colorectal resection for cancer:a meta-analysis of results of ran-domized controlled trials on recurrence. Eur J Surg Oncol J Eur Soc Surg Oncol Br Assoc Surg Oncol,2008,34:1217-1224.

3. Jin T,Altaf K,Xiong JJ,et al. A systematic review and meta-analysis of studies comparing laparoscopic and open distal pancreatectomy. HPB Off J Int Hepato Pancreato Biliary Assoc,2012,14:711-724.

4. Pericleous S,Middleton N,McKay SC,et al. Systematic review and meta-analysis of case-matched studies comparing open and laparoscopic distal pancreatectomy:is it a safe procedure? Pancreas,2012,41:993-1000.

5. Correa-Gallego C,Dinkelspiel HE,Sulimanoff I,et al. Minimally-invasive vs open pancreaticoduodenectomy:systematic review and meta-analysis. J Am Coll Surg,2014,218:129-139.

6. Walsh RM,Chalikonda S. How I do it:hybrid laparoscopic and robotic pancreaticoduodenectomy. J Gastrointest Surg,2016,20:1650-1657.

7. Buchs NC,Addeo P,Bianco FM,et al. Robotic versus open pancreaticoduodenectomy:a comparative study at a single institution. World J Surg,2011,35:2739-2746.

8. Zureikat AH,Postlewait LM,Liu Y,et al. A multi-institutional comparison of perioperative outcomes of robotic and open pancreaticoduodenectomy. Ann Surg,2016,264:640-649.

第二十三章

机器人下联合脾切除的胰腺体尾部切除（胰腺体尾部癌根治术）

一、概述

机器人下联合脾切除的胰腺体尾部切除常见于胰腺恶性肿瘤的根治性手术。外科手术是唯一可能治愈胰腺体尾部癌的手段。根治性顺行胰腺体尾部癌整体切除术（radical antegrade modular pancreatosplenectomy，RAMPS）手术符合肿瘤切除原则。腹腔镜探查术能够发现肝转移和腹腔播散，避免不必要的开腹手术，与开腹手术相比有诸多优势，特别是进行根治性顺行胰腺体尾部癌根治性切除方面，但仅仅限于体积较小胰腺体尾部癌的根治，有着开腹手术的优势。联合腹腔干切除的根治性远端胰腺癌切除术（radical distal or left pancreatectomy with resection of the celiac axis，DP-CAR）适合于肝总动脉或腹腔干受侵犯但仍有条件切除的患者，需谨慎开展。机器人胰腺体尾部癌根治手术，充分借助机器人操作的精细、放大的视野、3D 的目镜系统等优势，能够进行胰腺体尾部癌根治的顺行切除，且能达到良好效果。

对于胰腺体尾部的恶性或低度恶性肿瘤，因根治需要，需要联合行脾脏切除术。对于部分良性肿瘤，因肿瘤较大，脾血管与肿瘤关系密切，手术过程中难以分离，出血难以控制，往往也需要联合脾脏切除。

二、适应证

1. 胰腺体尾部恶性肿瘤，无周围脏器及血管侵犯，因根治需要需联合脾脏切除。

2. 胰腺体尾部良性或低度恶性肿瘤，如胰岛细胞瘤、神经内分泌肿瘤、囊腺瘤、实性假乳头状瘤、胰腺真性或假性囊肿、胰腺导管内乳头状瘤等，与脾血管或脾脏关系密切，难以完整切除。

3. 手术过程中因牵拉等操作导致脾脏出血，难以控制，需联合切除。

4. 合并其他疾病，如血小板减少性紫癜等血液疾病、肝硬化巨脾等疾病需联合切除。

三、禁忌证

1. 合并严重心肺疾病，不能耐受麻醉及手术。
2. 既往有过复杂上腹部手术史。
3. 肿瘤累及结肠、胃等邻近脏器、远处转移。
4. 肿瘤累及腹腔干、肠系膜上血管等。

四、体位摆放及穿刺孔布局

1. **体位**　患者取头高位，约 30°~45°，左侧脾窝处垫高，截石位。

2. **穿刺孔布局**　观察孔位于脐下，1 臂位于左腋前线肋缘下 3~5cm，2 臂位于右锁中线肋缘下 10cm 左右，3 臂位于右腋前线肋缘下 3~5cm，助手孔位于左锁中线平脐稍下处（图 23-1）。

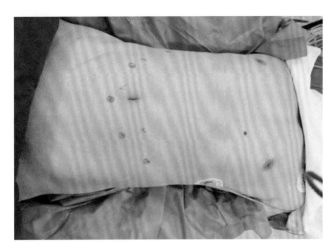

图 23-1　机器人穿刺孔布局

五、手术步骤

1. **腹腔探查**　机器人下建立气腹,并建立其他各操作臂穿刺孔后,置入镜头,探查腹腔情况,观察有无腹腔内转移,如有腹腔内转移,则及时调整术式(图 23-2)。部分情况下,需要手术进程中进行评估,如打开胃结肠韧带,了解肿瘤大小与周围组织关系,上提横结肠,了解横结肠系膜受侵犯情况等。

2. **打开胃结肠韧带及脾结肠韧带**　3 臂将胃前壁提起,助手用无创钳向下牵引横结肠,1 臂用超声刀于胃网膜血管下方,胃结肠韧带无血管区,横行打开胃结肠韧带(图 23-3),右侧支胃网膜右血管,左侧至脾门附近,在此处继续游离,直至将脾结肠韧带完全游离,遇有粗大的脾结肠血管 hemolock 夹夹闭,将结肠脾曲完全松解(图 23-4)。脾结肠韧带内多数存在 1~2 支血管,给以结扎后离断。

3. **胰腺游离**　机器人 3 号臂抓持胃后壁,向上方抬高胃后壁后,显露胰腺全程。先行游离胰腺下缘(图 23-5),经肠系膜上静脉,显露胰腺颈部,了解肿瘤是否侵犯胰腺颈部及肠系膜上静脉等重要结构,直接决定是否能够在机器人下行胰腺体尾部癌根治性切除以及是否需要联合血管切除重建等。

明确胰腺颈部无肿瘤或肿瘤未侵犯肠系膜上静脉等重要结构后,经过胰腺颈部后方,肠系膜上静脉间隙,进行钝性分离。此间隙一般无交通血管支至肠系膜上静脉(图 23-6)。经胰腺上缘显露第 8 组淋巴结,给以切除并清扫该处淋巴组织,显露肝总动脉。经胰腺上缘动脉三角区域,显露门静脉,经肠系膜上静脉前方至门静脉处,打通胰腺颈部后方隧道(图 23-7),判定肿瘤与血管及胰腺颈部的关系。

4. **胰腺离断**　经胰后通道置入直线切割闭合器(EC60)用金色钉舱将胰腺离断,离断过程中需缓慢闭合切割闭合器,需时约 1 分钟,可减少断面撕裂,减少出血(图 23-8、图 23-9)。胰腺断端可视情况用 4-0 Prolene线连续缝合。

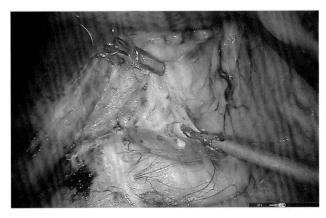

图 23-2　先行腹腔内探查,了解肿瘤转移及侵犯情况

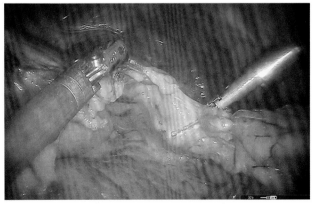

图 23-3　离断胃结肠韧带

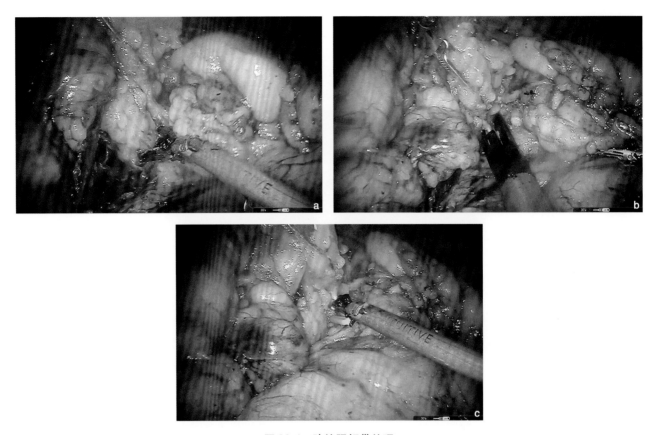

图 23-4 脾结肠韧带处理
a:游离脾结肠韧带内血管;b:结扎脾结肠韧带内血管;c:离断脾结肠韧带内血管支

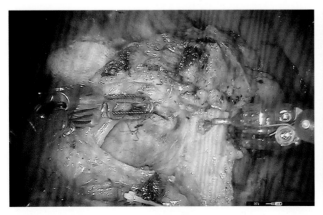

图 23-5 游离胰腺下缘

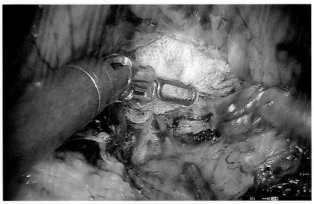

图 23-6 游离胰腺上缘

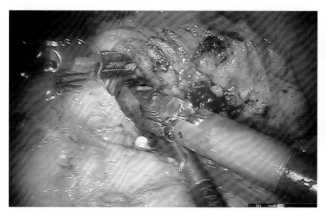

图 23-7　经胰腺颈部建立胰腺后方隧道

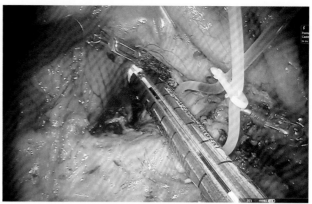

图 23-8　直线切割闭合器离断

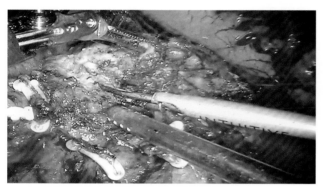

图 23-9　胰腺颈部离断实质后断面

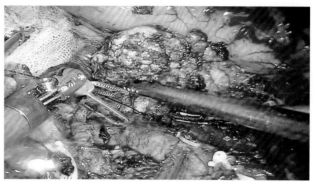

图 23-10　结扎脾静脉

经机器人 1 号操作臂进行超声刀直接离断胰腺颈部时，尽可能明确主胰管位置，明确后给以夹闭主胰管或者以 Prolene 线进行缝扎主胰管，能够有效减少术后恶性胰漏的发生。

5. **脾动静脉处理**　胰腺颈部离断后，机器人 2 号操作臂持胰腺断端，向远端翻转远端胰腺，显露肠系膜上静脉左侧，经胰腺下缘游离及显露脾静脉根部，游离脾静脉后，以切割闭合器离断脾静脉或者丝线结扎后，再行离断脾静脉（图 23-10，图 23-11）。

离断脾静脉后，继续向上游离，显露脾动脉根部，可以经肝总动脉，寻找脾动脉，明确后，给以外科夹夹闭后离断（图 23-12）。游离中注意切勿采用机器人 2 号无创抓钳夹持肝总动脉，导致动脉内膜损伤，术后出血的发生。

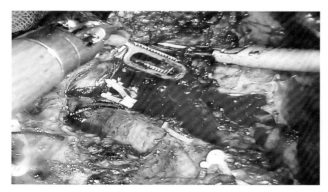

图 23-11　离断脾静脉

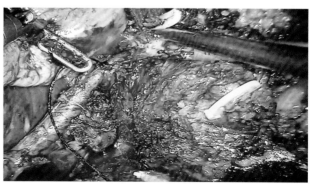

图 23-12　离断脾脏动脉

　　脾脏动静脉可以先行解剖分离后离断,部分远离胰腺颈部的肿瘤,可以将胰腺实质及脾动静脉一块进行直线切割闭合器的离断(图23-13)。

　　离断脾动脉后,对肠系膜上静脉及肠系膜上动脉左侧周围淋巴组织及结缔组织进行清扫(图23-14、图23-15、图23-16)。

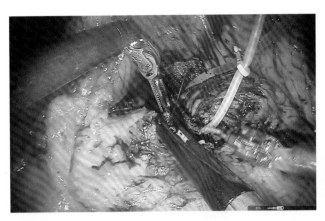

图23-13　直线切割闭合器直接离断胰腺颈部及脾脏动静脉后,脾动脉出血

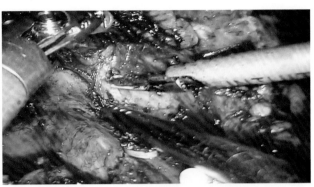

图23-14　清扫门静脉左侧淋巴组织

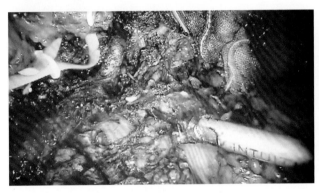

图23-15　清扫肠系膜上动脉周围淋巴结

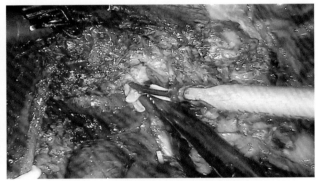

图23-16　离断脾动脉并清扫周围组织

　　经肠系膜上静脉的左后方,显露肠系膜上动脉,游离肠系膜上动脉左侧结缔组织及淋巴组织,完整清扫肠系膜上动脉左侧。直至显露腹腔干根部,并清扫腹腔干根部(图23-17、图23-18)。游离及显露左侧肾静脉、左肾动脉周围及腹主动脉左侧淋巴组织。

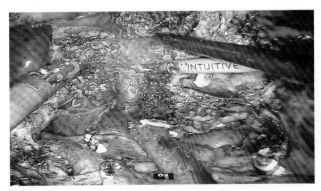

图23-17　清扫腹腔干周围14组淋巴结

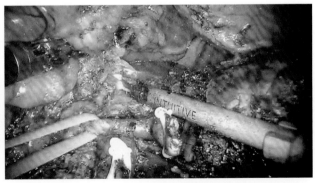

图23-18　清扫肝十二指肠韧带内淋巴组织

　　6. 胰腺的游离　将远端胰腺并脾动脉、脾静脉以及胰腺后方结缔组织,经左肾静脉前方,向左侧游离,直至左侧肾上极,必要时,若左肾上腺侵犯,可以行部分肾上腺切除(图23-19)。

7. 脾脏的游离　主刀用超声刀游离脾膈韧带至脾脏上极,助手用 Ligasure 离断脾胃韧带、胃短血管至将脾脏游离(图 23-20、图 23-21)。

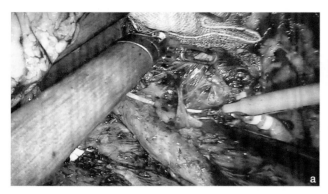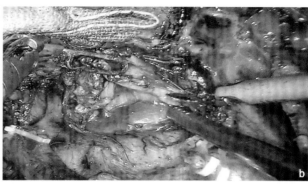

图 23-19　肾前组织清扫
a:显露左肾静脉;b:清扫肾上腺及脂肪组织

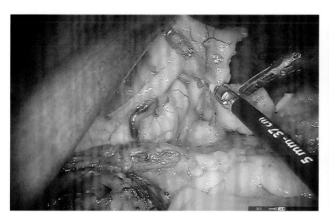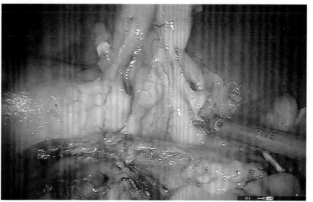

图 23-20　游离脾脏上极,离断胃短血管　　　　图 23-21　超声刀离断胃短血管,游离脾脏

8. 如为良性病变,可仅在脾静脉后方层面游离;如为恶性病变,则需在肾周脂肪囊后方游离,将肾周脂肪囊一并切除,以清晰显露左肾及左肾上腺为度,如必要可切除部分左侧肾上腺。

9. 将标本装入标本袋,确切止血,检查无出血后于胰腺断端及脾窝摆放引流管。

10. 撤除机器人手臂,经助手孔开腹完整取出标本,关腹。

六、手术操作要点与技巧

1. 打开胃结肠韧带时,应尽量在此时将脾结肠韧带完全游离,将结肠脾曲完全松解,这样可获得良好的暴露。小心分离即可分离出脾结肠血管并夹闭。

2. 脾动脉、脾静脉往往不能和胰腺同时分离,一并切断,可将胰腺离断后再分离脾血管。离断胰腺时切忌盲目自信,将肝动脉误认为脾动脉切断。

3. 离断胰腺过程中需缓慢闭合切割闭合器,用时约 1 分钟,可减少断面撕裂,减少出血。胰腺断端可视情况用 4-0 Prolene 线连续缝合。

4. 胰腺后方组织切除层次需根据肿瘤性质决定,恶性病变,须在肾周脂肪囊后方层次游离,将肾周脂肪囊一并切除,以清晰显露左肾及左肾上腺为度,如必要可切除部分左侧肾上腺。如层次正确,基本上不出血。

5. **能量器械选择**　分离胰腺后方及脾血管时使用电凝钩,具有灵活、角度的优势。脾胃韧带、胃短血管、肾周脂肪囊处离断建议采用 Ligarure;其余部位可使用超声刀。

七、常见术后并发症处理

1. **胰瘘** 为常见并发症,发生率约 0%~27%,多为 B 级胰漏,通畅引流后多可自愈。

2. **门静脉血栓** 可能与脾静脉内死腔及脾切除术血小板升高有关,可于术后 24~48 小时使用抗凝药物预防。

3. **出血** 常见为胰腺断面出血,偶有胃短静脉出血。术中行胰腺断面缝合、对粗大胃短血管使用外科夹可减少此并发症发生。

4. **腹腔感染** 腹腔感染多由胰漏引起,通畅引流可减少此并发症。

5. **胃肠道损伤** 分离胃结肠韧带时部分肥胖患者可有结肠损伤,包括直接损伤和间接热损伤。助手需注意在分离时将结肠向下牵引,可减少此损伤。

6. **血栓形成** 脾脏切除后,常见血小板破坏减少,导致高血小板血症,机体处于高凝血状态,一般建议术后患者 2 周,根据血小板指数情况,开始口服抗凝药物。血小板大于 $500×10^9/L$,口服阿司匹林肠溶片,100mg/d。

八、与常规腹腔镜手术比较

与常规腹腔镜手术相比,机器人具有视野清楚,电凝钩自由度高,稳定性高的优势。在进行胰腺恶性肿瘤根治性手术,显露及处理动脉周围淋巴结组织及结缔组织后,能清扫彻底,且电凝钩在分离胰腺后方通道及腹腔干血管时具有明显优势。尤其是脾动脉部分受累时,腹腔镜电凝钩或超声刀无法转弯,会给手术造成很大困难。关闭胰腺断面时机器人在缝合也具有很大优势。

参 考 文 献

1. 刘荣.腹腔镜胰腺外科手术操作要领与技巧.北京:人民卫生出版社,2016.
2. Melvin WS,Needleman BJ,Krause KR,et al. Robotic resection of pancreatic neuroendocrine tumor. Journal of laparoendoscopic & advanced surgical techniques Part A,2003,13(1):33-36.
3. Leslie H. Blumgart.肝胆胰外科学.黄洁夫,陈孝平,董家鸿,译.北京;人民卫生出版社,2010.
4. 刘荣,赵国栋,胡明根,等.腹腔镜胰体尾切除临床应用附 23 例报告.军医进修学院学报,2011,32(2):103-105.
5. 胡明根,赵国栋,罗英,等.腹腔镜胰腺手术常见并发症分析.腹腔镜外科杂志,2010,15(5):334-337.
6. 赵国栋,胡明根,刘荣.腹腔镜胰体尾切除术与开腹胰体尾切除术对比分析.南方医科大学学报,2010,30(12):2756-2758.

第二十四章

机器人下联合腹腔干及脾切的胰腺体尾部切除术

一、概述

机器人下联合腹腔干及脾切的胰腺体尾部切除术（APPLEBY 术式），最早由加拿大外科医生 APPLE-BY 行进展期胃癌根治时提出的一种新的手术方法，术中为彻底清扫淋巴结，自根部切断腹腔干，连同胃、胰体尾部及周围淋巴结、神经一并切除，此后，该手术也简称 APPLEBY 术。APPLEBY 手术证实了切除肿瘤侵犯的腹腔干及肝总动脉是可行的，肝脏供血可通过保留肠系膜上动脉经胰头十二指肠间的胃十二指肠动脉前后弓逆行而上，20 世纪 70 年代腹部外科医生 Kimura 开始借助 APPLEBY 术方法行腹腔干切除来根治远端胰腺癌，后被称为改良式 APPLEBY 术，也可缩写为 DP-CAR（distal pancreatectomy with enbloc celiac resection）。

胰腺颈部恶性肿瘤早期症状和体征不明显，缺乏特异性，就诊时肿瘤多已局部侵犯周围重要血管，切除率低，患者远期预后极差。临床应用研究提示，在适应证把握严格情况下，改良式 APPLEBY 术可提高远端胰腺癌手术根治率，改善生活质量，提高远期预后，术后患者 1 年、2 年和 3 年存活率分别可达 65.22%（49.32%~78.34%），30.20%（21.50%~40.60%）和 18.70%（10.89%~30.13%）。

对比单纯远端胰腺切除术，APPLEBY 手术难度大，手术时间长，术中出血更多，死亡率和并发症发生率高，且适应证局限，目前临床缺乏大样本量病例积累，机器人 APPLEBY 术更鲜有报道。目前 APPLEBY 手术的适应证和时机问题尚存争议，日本和欧洲的做法是分步进行，先行新辅助化疗，排除化疗不敏感、恶性程度高的患者，术前 1 周左右时间行肝总动脉介入栓塞，之后再行手术，对比研究结果提示分步治疗效果优于直接手术患者。但也有学者对 APPLEBY 手术提出质疑，研究认为在当前化疗药物优化的时代，单纯远端胰腺切除联合化疗的疗效与 APPLEBY 手术相似。

目前，文献中机器人 APPLEBY 手术鲜有报道，笔者手术团队自 2015 年 10 月起开始尝试使用机器人进行 APPLEBY 手术，迄今完成 3 例。手术过程均顺利，术后病理提示，R0 切除 2 例，R1 切除 1 例。R1 切除患者因多脏器功能衰竭于术后 1.5 个月去世，R0 切除患者 2 例，1 例术后 6 个月复发，迄今存活 8 个月，另 1 例已无瘤存活 10 个月。总体而言，机器人 Appleby 手术在具体手术方法和围术期处理等方面还不成熟，现结合文献将初步经验介绍如下。

二、适应证

胰颈部恶性肿瘤，侵犯腹腔干，肿瘤直径不超过 6cm，排除远处转移；合并毗邻脏器受侵，如胃、左侧肾上腺等，也可尝试一并切除（图 24-1）。

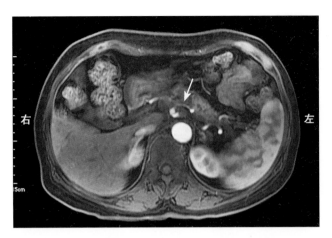

图 24-1　术前影像学显示胰腺颈部肿瘤,侵犯腹腔干

三、禁忌证

1. 术前检查提示或术中探查发现肿瘤侵犯腹腔干周围重要血管,如门静脉、肠系膜上动脉或胃十二指肠动脉等,单纯腹腔干切除不能做到根治者。

2. 术中阻断肝总动脉,肝脏明显缺血,肝固有动脉没法通过胃十二指肠动脉代偿者。

3. 肿瘤侵犯至胰头附近,颈部切缘难以保证阴性,需合并胰头切除。

4. 远处转移。

5. 全身状况差无法耐受手术。

四、体位与穿刺孔布局

参考第二十二章中机器人远端胰腺切除术体位和布孔方法。

五、手术步骤

1. **可切除性评估**　大范围离断胃结肠韧带(图 24-2),胰颈下缘打开胰被膜(图 24-3),显露肠系膜上静脉,打开胰上三角(肝总动脉、胃十二指肠动脉和胰腺上缘),打通胰后隧道(图 24-4),自肠系膜上静脉向左分离,必要时离断肠系膜下静脉(图 24-5),评估肿瘤边界、与肠系膜上静脉和肠系膜上动脉关系。

2. 解剖胰上三角(肝总动脉、胃十二指肠动脉和胰腺上缘),显露胰腺上方门静脉前壁,评估肿瘤与门静脉、胃十二指肠动脉和肝总动脉关系。

3. 游离和悬吊肝总动脉和胃十二指肠动脉,使用腹腔镜下动脉夹闭肝总动脉,观察肝固有动脉搏动情况和肝脏缺血情况,有条件可使用镜下超声评估肝固有动脉血流,综合评估腹腔干切除后肝固有动脉和肝脏供血代偿情况。如肿瘤仅侵犯腹腔干,在肝固有动脉代偿良好、搏动清晰的情况下可开始切除。

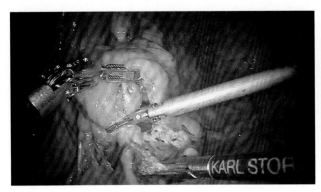

图 24-2　打开胃结肠韧带

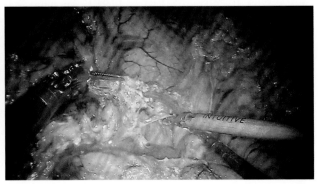

图 24-3　游离胰腺下缘

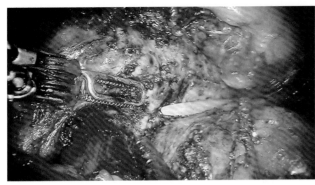
图 24-4　胰后隧道建立

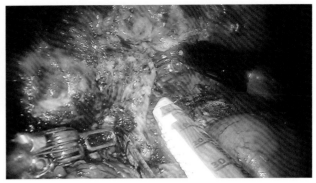
图 24-5　显露肠系膜下静脉并离断

4. 切除过程采用两侧向中心顺序进行,切除范围包括远端胰腺、腹腔干、肾周脂肪囊、左侧肾上腺及周围淋巴结。

首先自肠系膜上静脉前方,旁开肿瘤,使用超声刀断胰腺,向左继续离断胃结肠韧带、脾结肠韧带,降低横结肠及结肠脾曲,自肠系膜上动脉旁向左游离胰尾及脾脏(图 24-6、图 24-7),分离层面在肾周脂肪囊下方(图 24-8),待整个远端胰腺和脾脏下方和侧方均分离完后,紧贴胃壁离断胃胰皱襞和脾胃韧带(图 24-9),解剖和离断腹腔干、肝总动脉,最后离断解剖脾静脉,直线切割闭合器离断脾静脉,或先行丝线结扎后 hemolock 夹闭,Prolene 线缝扎(图 24-10)。

紧贴肠系膜上动脉向上向深面分离,直至腹腔干根部,直线切割闭合器离断腹腔干(图 24-11、图 24-12),标本连同淋巴结整块切除。根据肿瘤局部浸润情况,可切除毗邻受侵脏器,如结肠、胃和左肾等(图 24-13)。

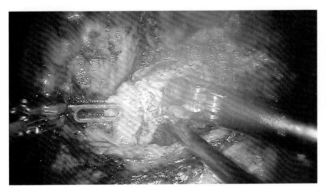
图 24-6　离断胰腺实质

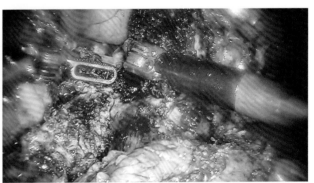
图 24-7　离断胰腺实质后,向胰腺远端游离

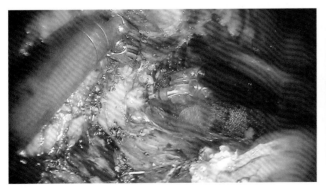
图 24-8　自胰腺筋膜深面分离胰腺背侧

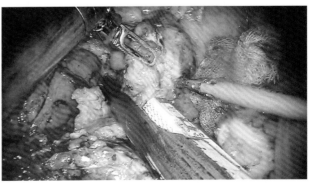
图 24-9　胃左动脉离断

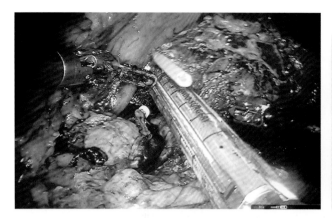

图 24-10　直线切割闭合器离断脾动静脉

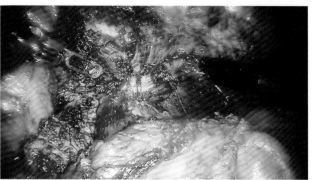

图 24-11　肿瘤侵犯腹腔干

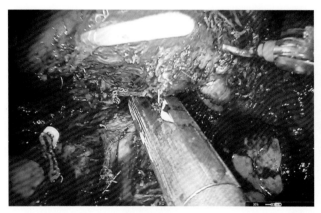

图 24-12　直线切割闭合器离断腹腔干

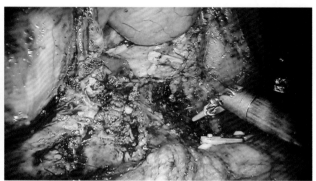

图 24-13　术毕创面

5. 术毕放置腹腔引流管　引流管位置一定放置于脾床,保证引流彻底(图 24-14)。

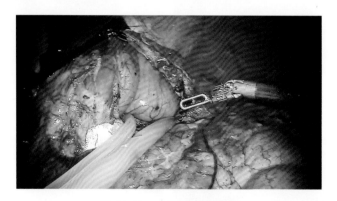

图 24-14　术后引流管放置

六、操作要点与技巧

1. 脾静脉处理　胰腺颈体部恶性肿瘤侵犯腹腔干的同时,多合并脾静脉起始段受侵犯。此时脾静脉处理需要一定技巧,离断时确保近心端处理牢靠,远心端多血管内癌栓可直接开放或者 3-0 prolene 线缝扎。理想的状态是分出一定长度的脾静脉,直线切割闭合器离断,安全快捷可靠,如分离长度有限,建议丝线结扎后缝扎止血或用外科夹夹闭。如肿瘤已侵犯至脾静脉起始段,建议门静脉两端游离后夹闭行门静脉修补或重建术。

2. 淋巴结清扫 APPLEBY 手术创伤大,术中尽可能做到阴性切缘和足够的淋巴结清扫范围,切缘方面主要依赖术中快速冰冻检查,淋巴结清扫方面建议采用鞘内分离整块清扫技术,分离时应注意分离层面和手术路径,例如胰腺下缘分离层面应走在肠系膜上静脉、腹主动脉、左肾实质、左肾动静脉、右侧膈肌和膈肌角表层,最后将肿瘤与远端胰腺、脾脏、肾周脂肪囊、左侧肾上腺、脾胃韧带一并切除,淋巴结清扫范围建议常规包括第 8 组、第 13 组、第 14 组和第 16 组淋巴结连同远端胰腺侧所有淋巴结,第 12 组淋巴结选择性清扫。毗邻脏器受侵时建议一并切除,提高 R0 切除率。

七、常见术后并发症处理

1. 胰瘘 胰瘘的发生几率和严重程度主要跟胰腺断端的处理直接相关。建议找到主胰管行结扎或缝扎处理,如无法找到主胰管断端,可在主胰管可疑位置行 3-0 或 4-0 Prolene 线 U 形对拢缝合,闭合主胰管断端。其后 U 形缝合胰腺断面,减少断面分支胰管的渗漏,并放置 1~2 根引流管做到通畅引流。引流管放置在气腹状态下,放气时位置可能会有所移动,建议放气过程中实时观察和调整引流管的位置。

2. 淋巴瘘 APPLEBY 术后淋巴瘘发生率高于远端胰腺和胰十二指肠切除术,但多数淋巴瘘可在术中可发现,术毕创面检查至关重要,对于淋巴瘘处行淋巴管断端结扎或缝扎处理。术后淋巴漏主要依靠延迟拔管时间,并配合存糖饮食。

3. 腹腔干供应区域脏器出现供血不足现象 主要是肝、胆囊和胃。肝供血不足,通过转氨酶检查可以直观反映,以保守治疗为主,多数能在 2 周内恢复。严重供血不足发生时亦会出现肝坏死、肝脓肿。肝脏供血不足发生时还应警惕胆囊血供不足引发胆囊坏死和胆囊炎的可能。避免肝脏供血严重不足发生需明确肝动脉变异情况,结合术中夹闭肝总动脉后肝固有动脉代偿情况来制定处理方法。如夹闭肝总动脉后,肝固有动脉代偿良好或肝动脉或肝总动脉异位发自肠系膜上动脉的话可无需重建,如代偿不良时应考虑肝固有动脉重建,将腹腔干根部与肝固有动脉行端端对吻。有研究表明,术前 1 周行腹腔干动脉栓塞,可以减少 APPLEBY 术后肝脏供血不足。

4. 胃部供血不足 APPLEBY 术中离断腹腔干和胃左动脉,胃壁血供受较大影响,其中大弯侧胃短血管附近血供最差,术后存在溃疡的可能,但文献报道其发生率较低,考虑与胃部血供丰富有关。建议术后定期随访,口服抑酸药和黏膜保护剂,警惕严重胃溃疡、胃穿孔发生。

5. 腹泻 文献综述提示 APPLEBY 术后平均 37.10%(20.79%~57.00%)患者发生腹泻。但绝大多数腹泻会通过保守治疗缓解,顽固性腹泻少见。

八、与常规腹腔镜手术比较

APPLEBY 在腹腔镜手术中尚未有相关报道,与开腹手术也没有相关独臂研究。笔者从早期经验初步提示机器人 APPLEBY 技术可行,术中对肿瘤的挤压作用小,淋巴结清扫范围同样充分、彻底。理论上远期预后,APPLEBY 与开腹手术应该相近,短期预后,尤其是并发症发生率,尚不明了。

参 考 文 献

1. Appleby LH. Removal of the celiac axis in gastrectomy for carcinoma of the stomach in selected cases:a ten-year assessment. J Int Coll Surg,1960,34:143-147.

2. Konishi M,Kinoshita T,Nakagori T,et al. Distalpancreatectomy with resection of the celiac axis and reconstruction of the hepatic artery for carcinoma of the body and tail of the pancreas. ,2000,7(2):183-187.

3. Hirano S,Kondo S,Hara T,et al. Distal pancreatectomy with en bloc celiac axis resection for locally advanced pancreatic body cancer:long-term results. Ann Surg,2007,246(1):46-51.

4. Nakamura T,Hirano S,Noji T,et al. . Distal Pancreatectomy with en Bloc Celiac Axis Resection(Modified Appleby Procedure)for Locally Advanced Pancreatic Body Cancer:A Single-Center Review of 80 Consecutive Patients. Ann Surg Oncol,2016,23:969-975.

5. Kondo S,Katoh H,Shimizu T,et al. Preoperative embolization of the common hepatic artery in preparation For radical pancreatectomyfor pancreas body cancer. ,2000,47(35):1447-1449.

6. Yamamoto Y,Sakamoto Y,Ban D,et al. Is celiac axis resection justified for T4 pancreatic body cancer? Surgery,2012,151(1):

61-69.

7. Kimura W,Han I,Furukawa Y,et al. Appleby operation for carcinoma of the body and tail of the pancreas. Hepatogastroenterology,1997,44(14):387-393.

8. Cesaretti M,Abdel-Rehim M,Barbier L,et al. Modified Appleby procedurefor borderline resectable/locally advanced distal pancreaticadenocarcinoma:A major Procedure for selected patients. ,2016,153(3):173-181.

9. Hirano S,Kondo S,Hara T,et al. Distal pancreatectomy with en bloc celiac axis resection for locally advanced pancreatic body cancer:long-term results. ,2007,246(1):6-51.

10. Peters NA,Javed AA,Cameron JL,et al. Modified Appleby Procedure for Pancreatic Adenocarcinoma:Does Improved Neoadjuvant Therapy Warrant Such an Aggressive Approach?,2016,23(11):3757-3764.

11. Gong H,Ma R,Gong J,et al. Distal Pancreatectomy With En Bloc Celiac Axis Resection for Locally Advanced Pancreatic Cancer:A Systematic Review and Meta-Analysis. Medicine,2016,95(10):e3061.

第二十五章

机器人胰腺中段切除术

一、概述

临床上,胰腺中段通常指胰腺颈部及体部胰腺组织。随着损伤控制外科的发展,能够在切除病灶的同时最大限度的保留正常胰腺组织,尤其是对于术前合并自身胰腺功能障碍的患者来说有重要的意义。有研究显示,胰腺残量是医源性糖尿病的独立风险因素。由于机器人在消化道重建方面相比于传统腔镜存在独特优势,近年来,随着机器人的推广,机器人胰腺中段切除术的应用逐年增加。

自 Giullianotti 教授于 2003 年首次报道机器人胰腺手术后,已经有多中心进行机器人胰腺中段切除的报道,如 Chang Moo Kang、Addeo p 等先后报道了机器人下胰腺中段切除手术。国内的瑞金医院也进行了机器人下胰腺中段切除的报道。笔者至 2011 年开展机器人胰腺手术以来,完成机器人下胰腺中段切除手术 100余例,均获得良好效果,对比腹腔镜胰腺中段切除,机器人胰腺中段切除有着明显优势,且术后胰漏等并发症的发生率明显低于腹腔镜胰腺中段手术组。

二、适应证

1. 胰腺颈部或体部良性或低度恶性肿瘤,如胰岛细胞瘤、神经内分泌肿瘤囊腺瘤、实性假乳头状瘤、胰腺真性或假性囊肿、胰腺导管内乳头状瘤等(图 25-1)。

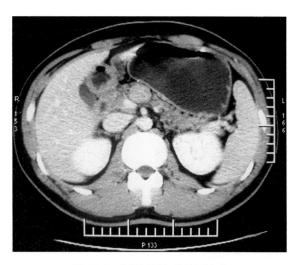

图 25-1　MRI 示胰腺颈部肿瘤

2. 肿瘤直径≤6cm,残留胰腺体尾部长度建议在≥5cm。
3. 胰腺颈部肿瘤紧邻主胰管,或局部切除有肿瘤残留风险。
4. 胰腺颈部局灶性病变,如局限性胰管狭窄、胰管结石等。
5. 非肿瘤性囊性病变,如淋巴上皮囊肿、皮样囊肿、包虫囊肿等。

三、禁忌证

1. 合并严重心肺疾病,不能耐受麻醉及手术。
2. 既往有过复杂上腹部手术史。
3. 肿瘤较大,中段切除后胰腺远端残留胰腺过少。
4. 胰腺颈部恶性肿瘤存在严重血管侵犯或邻近脏器侵犯。

四、体位与穿刺孔布局

体位摆放及穿刺孔布局同机器人胰十二指肠切除术(图 25-2)。

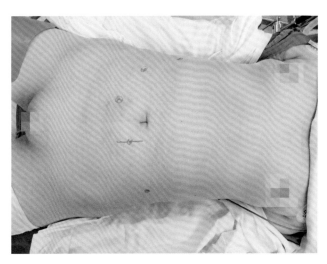

图 25-2　机器人穿刺孔布局

五、手术步骤

1. 腹腔探查及胰腺远近端离断

(1) 3 臂将胃前壁提起,助手用无创钳向下牵引横结肠,1 臂用超声刀于胃网膜血管下方横行打开胃结肠韧带(图 25-3),左侧至脾门附近,右侧肠系膜上静脉右侧。

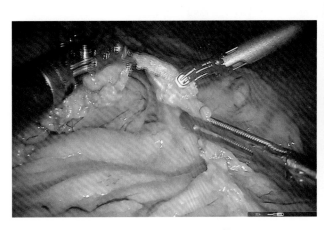

图 25-3　打开胃结肠韧带

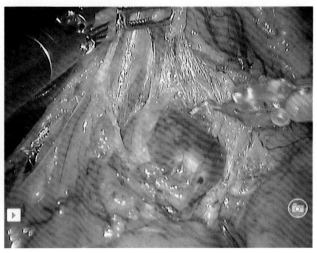

图 25-4　术中肿瘤位置定位

（2）打开胃结肠韧带后，调整3臂牵引胃后壁向上后方提起，使用超声刀于胰腺下缘打开横结肠系膜前叶，确认肿瘤位置及切除范围，如术中确认肿瘤位置困难可结合术中超声定位肿瘤（图25-4）；打开胰后隧道，显露肠系膜上静脉（图25-5），进一步探查肿瘤与血管关系；紧邻胰腺颈部上缘打开胰腺表面浆膜；建立胰腺颈部后方隧道，必要时硅胶尿管悬吊胰腺颈部（图25-6、图25-7）；可选用直线切割闭合器、或超声刀离断胰腺颈部（图25-8）；将胰腺左侧断端提起，使用超声刀或电凝钩进一步向左扩沿胰后隧道，直至预切除范围之左缘，此过程中要妥善处理胰腺下缘血管支、脾动静脉发往胰腺的分支血管（图25-9、图25-10）。

（3）使用超声刀或电凝钩于左侧切除线离断胰腺，离断过程中注意寻找远端胰管位置；于远端胰管内留置胰管支撑管并用可吸收线固定胰管支撑管；远端胰腺断面间断褥式缝合（图25-11、图25-12、图25-13）。

2. 消化道重建　胰肠/胰胃吻合：可根据术者习惯选择吻合方式，现尚无一种方法存在显著优势。因胰肠吻合相对胰胃吻合更符合患者生理，术后不适症状较少，故笔者团队多选择胰肠吻合（图25-14、图25-15）。

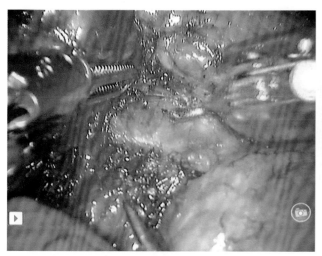

图 25-5　显露肠系膜上静脉

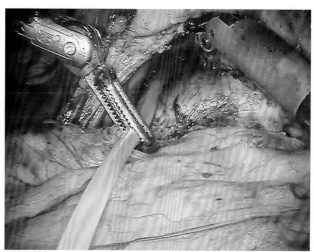

图 25-6　建立胰腺颈部后方隧道，置入悬吊带

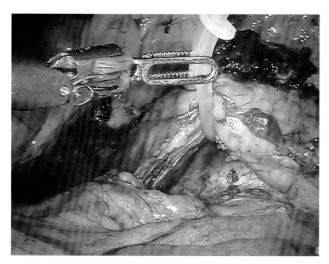

图 25-7　悬吊胰腺颈部

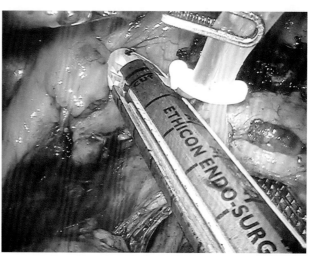

图 25-8　直线切割闭合器离断近端胰腺

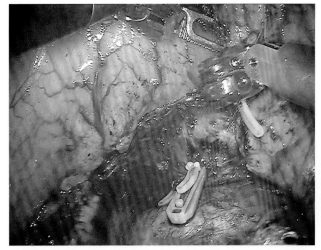

图 25-9　游离脾动脉

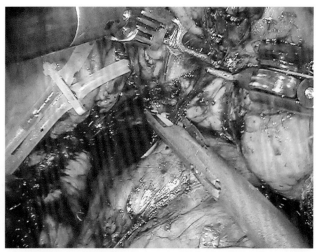

图 25-10　游离远端胰腺

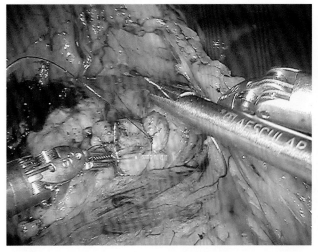

图 25-11　缝扎及捆绑胰腺断端

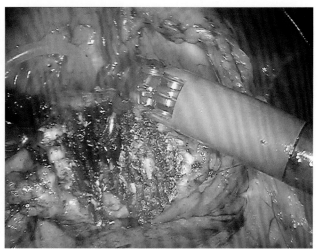

图 25-12　远端胰腺断端离断

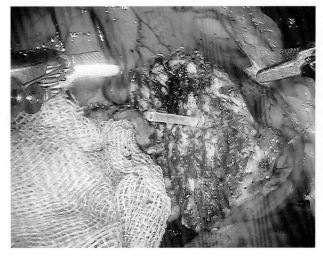

图 25-13　置入胰管支撑管

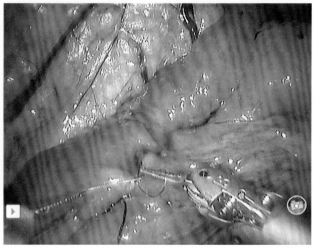

图 25-14　肠肠吻合

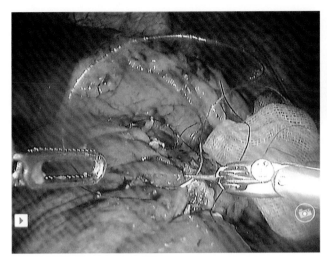

图 25-15　胰肠吻合

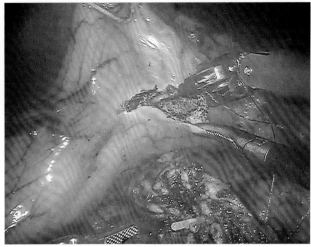

图 25-16　电刀打开胃后壁

于结肠中血管左侧与胰腺下缘处横结肠无血管区打开横结肠系膜,其下方为空肠起始段,将空肠于系膜孔下方提起,寻至距空肠起始段约 15cm 处直线切割闭合器离断空肠,将远端空肠上提与胰腺断端行端侧吻合,近端空肠与远端空肠行侧侧吻合。

胰胃吻合方法为打开为前后臂,进行后壁胰胃吻合,前壁闭合(图 25-16、图 25-17、图 25-18)。

3. 冲洗检查腹腔、放置引流管　将标本放入标本袋,冲洗腹腔,检查有无活动性出血,于胰腺断端及胰肠吻合口处放置引流管。

4. 退出机器人器械及手臂、取出标本、缝合切口。

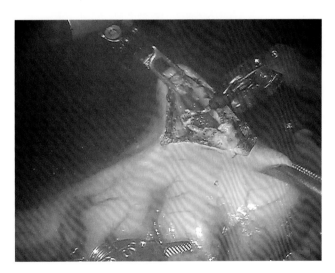

图 25-17　电刀打开胃前壁

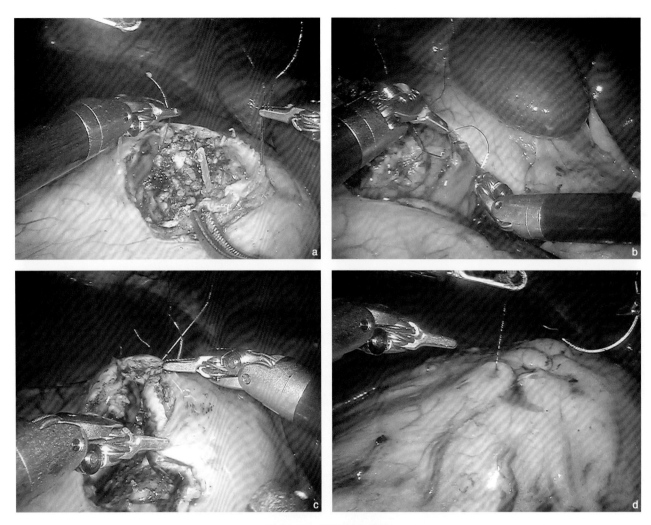

图 25-18 胰胃吻合步骤

a、b:胃后壁进行胰胃吻合;c、d:关闭胃前壁切口

六、操作要点与技巧

1. 术中探查、充分游离、准确定位肿瘤位置及切除范围是能否实施胰腺中段切除的关键。

2. 游离胰腺颈部上缘过程中,常会弄破上缘细小分支血管引发出血,此位置助手较难将术野清理干净,此时可采用小方纱压迫止血,如压迫效果不佳,可采用缝合止血,缝合时要辨清解剖关系,避免盲目操作导致重要血管损伤。

3. 打开胰后隧道,向左扩延胰后隧道时,可使用超声刀直接离断脾动静脉发往胰腺的分支,但要注意无张力原则,亦可使用外科夹夹闭分支血管,如出现脾动静脉无法控制出血时,可夹闭或者直线切割闭合器离断脾动静脉。

4. 切除标本应送术中冰冻病理检查,以明确肿瘤性质、切缘,如为恶性肿瘤,应遵循根治性原则进一步实施手术。

5. 远端胰管通常较细,位置多不恒定,于胰尾处多位于胰腺中心,离断胰腺时注意寻找。远端胰腺断端缝合及消化道重建过程中注意不要缝闭胰管从而导致胰腺炎的发生。

七、常见术后并发症处理

1. **胰瘘** 胰瘘最为常见,也是风险最大的并发症,跟术中吻合牢靠性直接相关,也与胰腺质地、组织愈合能力等有一点关联。胰瘘不可避免,所以对每一例手术均应按照术后发生胰瘘去对待,治疗的关键是直接而通畅的腹腔引流。术中引流管放置位置一定要恰当,做到胰瘘直接引出体外,减少胰瘘对腹腔周围脏器,特别是血管的腐蚀作用。

2. 胰胃吻合后内分泌紊乱　胰胃吻合存在胰液中和胃酸后,能有效减少吻合口溃疡及胃溃疡的发生,但胰胃吻合后,远期导致的术后内外分泌功能紊乱,导致营养功能的改变,术后存在复切等可能。

3. 术后出血　出血为胰腺手术中相对严重的并发症情况,胰腺中段切除后,双侧断面,特别是近段断面,胰漏的发生率较高,少量的胰漏就可能导致胰液稽留在胰腺断面区域,导致局部胰酶激活,且胰腺中段切除,周围紧邻肝动脉、肠系膜上动脉及脾动脉等重要血管,腐蚀出血几率明显增加。因此,要做到充分引流,减少积液的产生,特别是不建议于胰腺断面放置止血材料等,导致引流不畅情况的存在。

八、与常规腹腔镜的比较

胰腺中段切除相对胰腺体尾部切除或远端胰腺切除,增加了手术的吻合情况即消化道重建,手术难度增加。而在腹腔镜下进行消化道重建,为手术的难点,因此,在早期进行腹腔镜下胰腺中段切除的报道相对较少,且进展相对远端胰腺切除的微创治疗缓慢。因此,多数的胰腺颈部或靠近胰腺颈部的良性肿瘤,均采用胰腺远端切除的方法。机器人手术的出现,明显改善了这一局面。进行机器人下的消化道重建,手术时间短,手术安全性提高,且术后发生胰漏的几率也明显降低。

参 考 文 献

1. 刘荣. 腹腔镜胰腺外科手术操作要领与技巧. 北京:人民卫生出版社,2016.

2. Leslie H. Blumgart. 肝胆胰外科学. 黄洁夫,陈孝平,董家鸿,译. 北京:人民卫生出版社,2010.

3. Giulianotti PC,Sbrana F,Bianco FM,et al. Robot-assisted laparoscopic middle pancreatectomy. Journal of laparoendoscopic & advanced surgical techniques Part A,2010,20(2):135-139.

4. Warshaw AL,Rattner DW,Fernandez-del Castillo C,et al. Middle segment pancreatectomy:a novel technique for conserving pancreatic tissue. Archives of surgery,1998,133(3):327-331.

5. Crippa S,Bassi C,Warshaw AL,et al. Middle pancreatectomy:indications,short-and long-term operative outcomes. Annals of surgery,2007,246(1):69-76.

6. Reber HA. Middle pancreatectomy:why I rarely do it. Journal of gastrointestinal surgery:official journal of the Society for Surgery of the Alimentary Tract,2007,11(6):730-732.

7. Motoi F,Egawa S,Unno M. Middle pancreatectomy. Journal of hepato-biliary-pancreatic sciences,2012,19(2):148-151.

8. Giulianotti PC,Cotatti A,Angelini M,et al. Robotics in general surgery. Personal experience in a large community hospital. Arch Surg,2003,138:777-784.

9. Abood GJ,Can MF,Daoudi M,et al. Robotic-assisted minimally invasive central pancreatectomy:technique and outcomes. J Gastrointest Surg,2013,17(5):1002-1008.

第二十六章

机器人后腹腔镜胰腺手术

一、概述

远端胰腺背侧经腹显露困难,后腹腔镜下显露具有入路直接、操作简单的优势,术后通畅的引流更显著减少胰瘘继发性并发症的发生率。但空间小、操作角度受限等问题在一定程度上限制了后腹腔镜胰腺手术的深入应用。对比腹腔镜手术,机器人具有 3D 清晰稳定的视野和灵活精细的操作,狭小空间内的精细外科操作正是机器人手术优势的最佳体现,如机器人前列腺癌根治术,在发展不足十年的时间里已成为前列腺癌治疗的"金标准"术式。

笔者手术团队最早将后腹腔镜技术应用于胰腺手术,并率先完成后腹腔镜胰腺肿瘤剜除术、远端胰腺切除术和重症胰腺炎外科手术等多个手术,数十例的手术经验表明在严格的适应证选择下,后腹腔镜手术在远端胰腺切除和肿瘤剜除术中安全、可靠,对比经腹腹腔镜手术潜在优势显著。在重症胰腺炎坏死物质清除、置管引流术中更可以一次性、解剖性、安全清除坏死物质,后腹腔镜胰腺坏死物质清除、置管引流现已在国内逐渐推广。

2016 年 3 月笔者手术团队开始进行机器人后腹腔镜胰腺手术临床探索性研究,初步经验表明机器人后腹腔镜胰腺手术可行、安全,对比后腹腔镜胰腺手术,机器人手术操作潜在优势显著,目前仍待进一步病例积累和对比研究丰富机器人后腹腔镜胰腺手术理论和实践。

二、适应证

良性或交界性病变,位于远端胰腺,下方或背侧(图 26-1),病变直径<6cm 为最好,既往无后腹腔镜手术史;部分胰腺体尾部附近腹膜后病变也可采用机器人后腹腔镜方法切除。

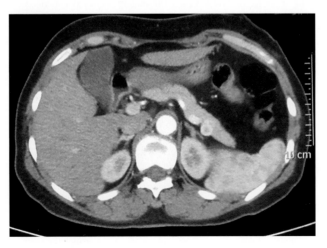

图 26-1　增强 CT 提示肿瘤位于胰尾背侧,动脉期明显强化

三、禁忌证

胰腺可疑恶性病变,直径>6cm,或非恶性病变,位于胰腺腹侧,此类病变更适合腹腔镜切除;联合脾脏切除病例也不适合在机器人后腹腔镜下完成。

四、体位及穿刺孔布局

患者取左侧卧位抬高腰桥,髂棘上2cm横行开口2cm左右,使用一次性皮下球囊扩张器协助建立腹膜后操作空间,四孔法操作,机器人1臂置于12肋尖下腋后线附近,2臂位于11肋缘下腋前线附近,镜孔与1臂和2臂成钝性三角形或者成直线,Trocar间尽量大于8mm。助手孔位于镜孔内下方(图26-2)。

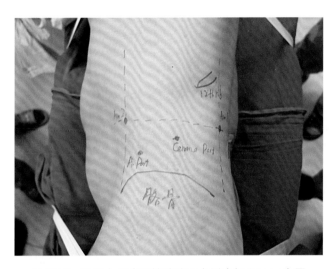

图 26-2　机器人后腹腔镜胰腺手术侧腹部 Trocar 布置

五、手术步骤

首先清洗腹膜外脂肪(图26-3),向下翻转,显露肾周筋膜,腹膜反折外侧打开肾周筋膜(换30°镜)(图26-4),进入肾周间隙,向肾上腺方向分离(图26-5),自肾上腺对侧打开肾前筋膜(图26-6),避开脾动脉波动处,紧贴胰尾扩大肾旁前间隙(图26-7),适当游离远端胰腺(图26-8),结合术中超声定位肿瘤(图26-9),根据肿瘤与主胰管及脾动静脉的关系制定手术方案。

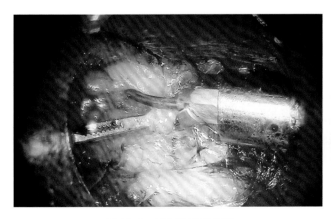

图 26-3　清理腹膜外脂肪

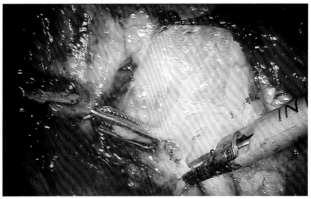

图 26-4　腹膜反折旁打开肾周筋膜

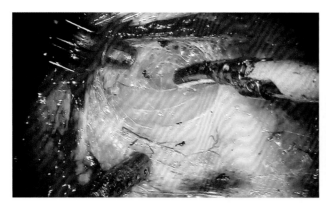

图 26-5 向左侧肾上腺方向扩大肾周间隙

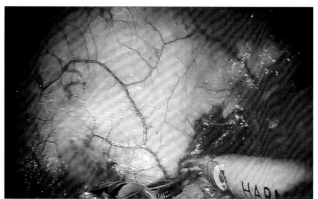

图 26-6 明确脾动脉搏动处

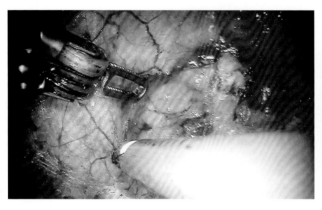

图 26-7 避开脾动静脉,打开肾前筋膜

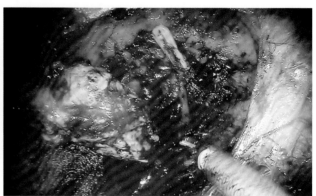

图 26-8 将远端胰腺适度游离

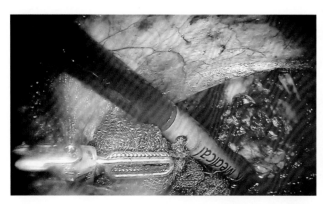

图 26-9 术中超声定位肿瘤,明确周围毗邻、与主胰管关系

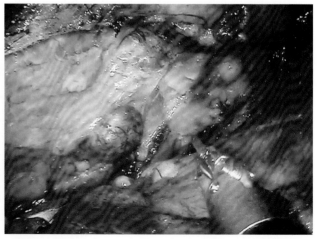

图 26-10 剜除肿瘤

　　如肿瘤在胰尾或与主胰管较近即行远端胰腺切除(图 26-10),胰腺断端 Prolene 线连续对拢缝合,如肿瘤在偏体部表浅处行肿瘤剜除术(图 26-11),创面电凝止血(图 26-12)。

　　标本放入一次性取物袋(图 26-13),胰腺创面附近留置引流管一根自助手孔引出(图 26-14)。

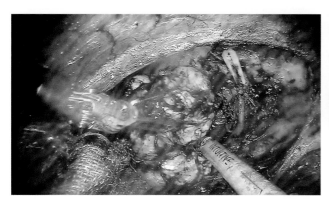

图 26-11　超声刀横断胰腺,切除远端胰腺

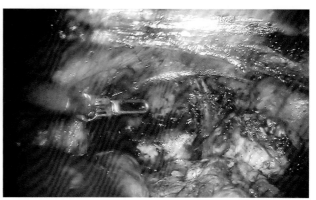

图 26-12　标本切除后待取出

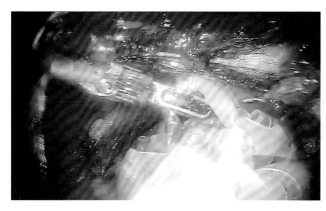

图 26-13　标本放入一次性取物袋

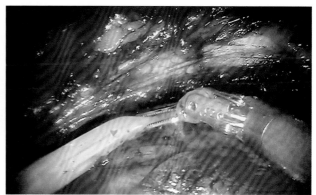

图 26-14　自助手孔流留置引流管一根

六、操作要点与技巧

布孔时要注意 3 个机器人 Trocar 间距,最好大于 8cm,3 个机器人 Trocar 成钝角或直线布局;

打开肾周筋膜时务必先明确腹膜后反折,以防后腹膜损伤。腹膜损伤时应即刻血管夹夹闭,谨防气腹影响腹膜后空间;

腹膜后操作空间有限,可以通过钝性分离扩大肾周间隙的前方、上方和后方,下降肾脏及肾周脂肪囊,扩大操作空间;

打开肾前筋膜进入肾旁前间隙(胰腺所在间隙)过程中,缺乏明确的解剖标识,存在损伤肾前筋膜前方脾血管、胰腺和结肠的风险,术中 2 处位置可相对安全打开肾前筋膜,一是脾动脉搏动的胰腺侧,应避开脾动脉一定距离。二是胰胃皱襞处,此处肾前筋膜较薄弱,钝性分离可轻易分开肾前筋膜进入肾旁前间隙;

行远端胰腺切除时,可先将脾动静脉阶段性结扎,再将远端胰腺与脾血管表面分离,更为安全可靠,改良 Warshaw(图 26-15),也可称之为阶段性结扎脾血管的远端胰腺切除术;

胰腺实质横断时建议采用超声刀,胰腺断端对拢缝合,充分利用机器人下缝合的优势;

术毕引流管放置时应从机器人 1 臂位置或助手孔处引出体外,2 臂引出体外时易造成引流管打折,影响引流效果。

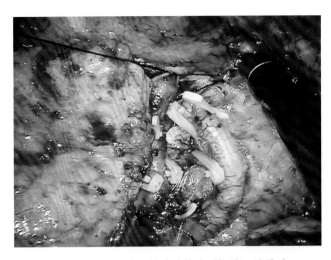

图 26-15　阶段性结扎脾动静脉后切除远端胰腺

七、常见术后并发症处理

胰瘘为机器人后腹腔镜胰腺手术术后常见并发症,治疗的关键在于术后的通畅引流。术中胰腺创面的处理十分重要,剜除后的创面应仔细排除主胰管损伤的可能。远端胰腺切除术后创面应仔细寻找主胰管断端予以缝扎,主胰管断端查找困难时可以在主胰管附近可疑位置行胰腺创面 U 形缝合,关闭主胰管漏口。引流管建议通过助手孔引出体外固定,1 臂穿刺孔留置引流管引流通畅,但影响术后患者平卧,2 臂穿刺孔留置引流管,免气腹状态下极易打折,导致引流不畅。

八、与常规后腹腔镜胰腺手术对比

目前机器人后腹腔镜胰腺手术完成例数较少,尚未进行对比分析,就笔者自身初步经验提示机器人后腹腔镜手术在简单操作上,如剜除术,无明显优势,但在保留脾脏的远端胰腺切除方面具有一定优势,术中可充分发挥机器人狭小空间、灵活操作的特点,显著降低血管处理、止血操作的难度。助手孔的使用,可以改善胰腺区域的显露,尤其是在后腹膜损伤的情况下。但机器人手术在围术期准备比后腹腔镜手术复杂,且单纯临床费用支出显著增加,两者间对比有待进一步研究。

参 考 文 献

1. Zhao G,Xue R,Ma X,et al. Retroperitoneoscopic pancreatectomy:a new surgical option for pancreatic disease. Surg Endosc,2012,26(6):1609-1616.

2. Zhao G,Hu M,Liu R,et al. Two anatomical pathways for retroperitoneoscopic pancreatectomy:indications for the posterior and lateral approaches. World J Surg,2014,38(11):3023-3032.

3. Ishikawa N,Watanabe G. Robot-assisted cardiac surgery. Ann Thorac Cardiovasc Surg,2015,21(4):322-328.

4. Jeong W,Kumar R,Menon M. Past,present and future of urological robotic surgery. Investig Clin Urol,2016,57(2):75-83.

5. Sood A,Jeong W,Peabody JO,et al. Robot assisted radical prostatectomy:inching toward gold standard. ,2014,41(4):473-484.

6. Zhao G,Hu M,Liu R,et al. Single-port retroperitoneoscopic pancreatectomy:preliminary results from the first 3 patients. J Clin Gastroenterol,2014,48(6):559-562.

7. Zhao G,Hu M,Liu R,et al. Retroperitoneoscopic Anatomical Necrosectomy:A Modified Single-Stage Video-Assisted Retroperitoneal Approach for Treatment of Infected Necrotizing Pancreatitis. Surg Innov,2015,22(4):360-365.

8. Kokosis G,Perez A,Pappas TN. Surgical management of necrotizing pancreatitis:an overview. ,2014,20(43):16106-16112.

9. Warshaw AL. Conservation of the spleen with distal pancreatectomy. Arch Surg,1988,123(5):550-553.

第二十七章

机器人主胰管架桥修复和胰腺端端对吻重建术

一、概述

胰腺良性疾病发病率高于恶性疾病,以囊性疾病、神经内分泌肿瘤和实性假乳头状肿瘤最为常见,多数需要手术治疗,腕除或者局部切除最理想的手术方式。当病变体积稍大、与主胰管缺乏安全距离(>2~3mm安全距离)时,或术中极易损伤主胰管,众多国内外新旧指南均推荐挽救性节段性切除,联合或不联合胰腺消化道重建术。这些手术方法对于胰腺良性疾病而言,手术目的性创伤过大,正常胰腺组织牺牲过多,正常生理解剖被改变。

传统观念认为主胰管无法修复、无法重建和无法替代,因此只能通过扩大切除或消化道重建去处理主胰管缺损,笔者对此一直存有质疑,胰腺和空肠、胃壁可以良好的吻合重建,为什么胰腺和胰腺,胰管和胰管不能对吻重建呢? 受一个偶然的成功病例启发,笔者创新采用桥梁对拢理论进行胰腺良性疾病新术式的临床探索性研究,手术方式主要以主胰管架桥修复(robotic main pancreatic duct bridging repair)和选择胰腺端端对吻重建术(robotic end-to-end pancreatic anastomosis reconstruction)为基础,对主胰管节段性缺损者进行胰腺的整形修复术,还原正常解剖,恢复主胰管连续性,初步临床结果较好地证实了该理论和技术方法的可行性和安全性,有望彻底改变胰腺良性疾病的外科治疗的策略。

2016年10月至2018年1月间中国人民解放军总医院共收治17例胰腺单发占位性病变,男女比例为:8:9,年龄在22~62岁,影像学检查提示肿瘤均紧靠或推移主胰管,术后病理提示实性假乳头状肿瘤7例,黏液性囊腺瘤1例,浆液性囊腺瘤6例,慢性肿块性胰腺炎1例,2例肾透明细胞癌胰腺转移,病变直径0.7~4.1cm,17例患者中4例采用剜除术切除肿瘤,13例采用中段胰腺切除移除肿瘤,标本切除后主胰管缺损0~6cm(主胰管仅前壁损伤,后壁完整的病例,损伤距离计0cm),术中未采用传统的远端胰腺切除、中段胰腺切除联合胰肠吻合或胰十二指肠切除术,一期处理主胰管损伤。笔者创新性应用桥梁对拢修复理论对主胰管和胰腺实质进行整形修复,其中剜除术后2例胰管架桥修复手术,2例胰管架桥修复并胰管包埋,中段胰腺切除术后11例行胰腺端端对吻重建手术,2例行胰管支撑管旷置术,所有患者术后均发生胰瘘,多为BL和B级胰瘘,无C级胰瘘发生,所有患者术后13天~10个月均顺利拔除腹腔引流管,无1例形成胰管皮肤瘘,随访5~21个月,影像学检查提示2例胰管旷置术后患者的胰腺支撑管未脱落,其余胰腺支撑管均自行脱落。

长久以来,胰腺微创手术一直借用开腹手术方法进行肿瘤的切除,不少手术入路创伤显著降低,但手术目的性创伤没有得到任何的减少。笔者借助桥梁合拢理论应用R mpd BR和R end-to-end PAR改变了胰腺良性疾病传统外科方法,该理论和技术方法适用于近乎所有胰腺良性疾病,良性疾病可首选目的性创伤最小的剜除或节段性切除方法移除,其后进行主胰管和胰腺实质整形修复,最大程度的保留正常胰腺组织和人体理解剖的完整性。该手术初步观察临床疗效极佳,推荐同行们参考借鉴。

二、适应证

胰腺良性或交界性肿瘤,无需周围淋巴结清扫,病变体积较大、与主胰管关系密切,已经缺乏安全距离;术中主胰管节段性损伤(图27-1)。

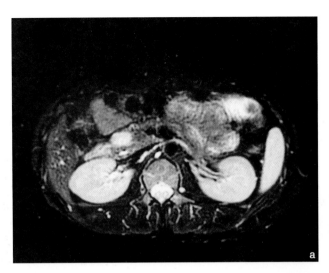
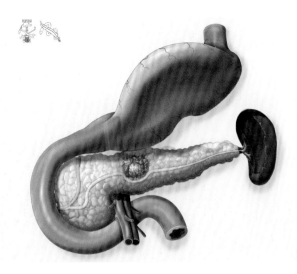

图 27-1 胰腺肿瘤与主胰管关系密切
a:术前 CT;b:示意图

三、禁忌证

胰腺恶性肿瘤;中段切除后胰腺缺损长度>6cm,远端胰腺残留较少;除外胆胰管汇合处损伤;传统腔镜手术不能耐受患者。

四、体位及穿刺孔布局

近段胰腺病变拟行此类手术时做好胰十二指肠切除术的准备,此时参考机器人胰十二指肠切除术布孔为参考。中段或远端胰腺病变拟行此类手术时,参考机器人远端胰腺布孔。

五、手术步骤

首先超声刀大范围打开胃结肠韧带,显露胰腺颈体部,打开胰腺下缘结肠系膜前叶,显露肠系膜上静脉,选择性打通胰头隧道,将肿瘤两侧胰腺完整游离,根据胰腺病变的大小,采用剜除或节段性切除方法切除肿瘤,其后根据主胰管损伤长度和周围胰腺残留情况,采用 3 种方法对胰腺进行一期整形修复术。

1. **主胰管架桥修复并选择性胰腺支撑管包埋术** 适用于剜除术后主管损伤或缺损≤3cm 的病例。术中找到主胰管两侧断端,选择适宜直径的胰腺支撑管分别放入主胰管近端和远端,使用 5-0 可吸收线固定胰腺支撑管远端,外源性胰腺支撑管取代主胰管,修复主胰管的连续性,根据胰腺创面情况选择性对拢缝合胰腺创面,包埋胰管(图 27-2)。

2. **胰腺端端对吻缝合术** 适用于胰腺中段切除术后主胰管缺损≤5cm。术中同样选择适宜直径胰腺支撑管放入主胰管,修复主胰管连续性,远端 5-0 可吸收线固定胰腺支撑管远端,近端不固定,胰腺两端断面上下缘 4-0 Prolene 垂直八字缝合,中间 U 型缝合,待两侧胰腺断面处理完毕后,使用 4-0 或 3-0 Prolene 间断或连续缝合将胰腺端端对吻,胰腺支撑管内置,胰管对胰管采用 1+1 胰肠吻合方法,进行拉合(图 27-3)。

3. R mpd BR+胰管旷置术,适用于中段胰腺切除术后主胰管缺损>5cm。术中选择适宜直径胰腺支撑管放入主胰管,修复主胰管的连续性,远端和近端均采用可吸收线固定,两侧胰腺断端 U 型缝合,闭合断面小的胰管断端。

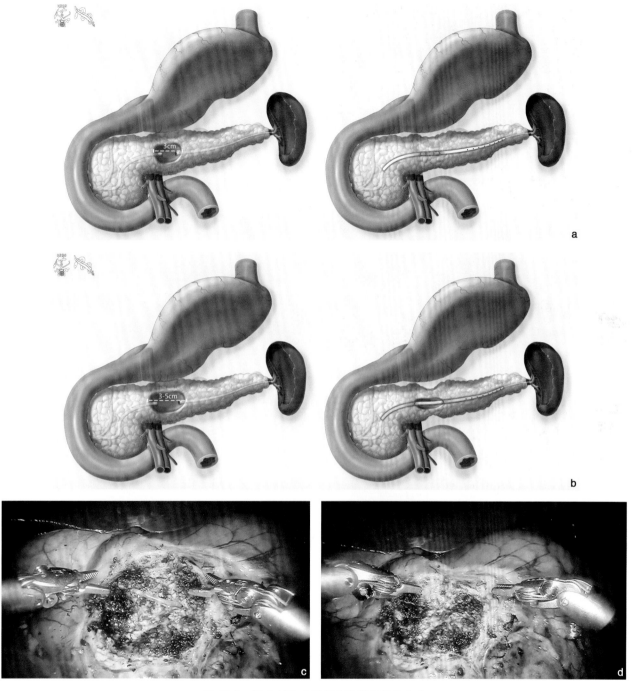

图 27-2　肿瘤剜除术后行主胰管架桥修复术

a：使用胰腺创面残余实质包埋胰腺支撑管；b：胰腺支撑管未包埋；c：主胰管架桥修复术中图；d：胰腺支撑管包埋术中图

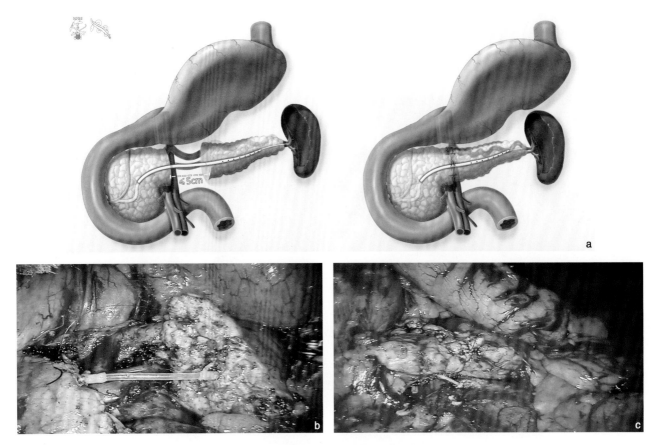

图 27-3　中段切除术后胰腺端端对吻重建术

a:示意图;b:术中先处理胰腺断端、主胰管架桥修复;c:术中胰腺端端对吻重建对中段缺损的胰腺进行修复整形

六、操作要点与技巧

1. 胰腺质地松软,单纯胰端端拉合过程中极易切割柔软的胰腺,笔者首先采用上下垂直 8 字、中间 U 型缝合的方法处理胰腺断端,起止血、缝闭胰腺断端小的分支胰管同时,为后续胰腺拉合做好"桥桩",再以"桥桩"为基点将胰端端缝合、拉拢,如两端距离较长,可分次拉合。

2. 胰腺支撑管多可自行脱落,术中选用可吸收线固定胰腺远端。

3. U 型缝合的方法固定胰腺支撑管可减少主胰管与胰腺支撑管间胰液外渗的几率。

4. 剜除术后主胰管缺损>3cm 病例,建议选择中段胰腺切除并胰腺端端对吻重建或主胰管旷置术。

5. 胰腺端端对吻重建可拉合 6cm 以下的胰腺缺损,前提是做到两端充分游离,以远端胰腺游离为主。

6. 中段胰腺切除术后主胰管缺损>5cm 者,可以采用胰腺支撑管旷置术,使用胰腺支撑管代替缺损主胰管,修复主胰管的连续性,两端残留胰腺保持原位。胰腺支撑管旷置术中,(图 27-4)。

7. 术后引流应充分,常规建议两根粗乳胶,分别置于胰腺上缘和下缘。

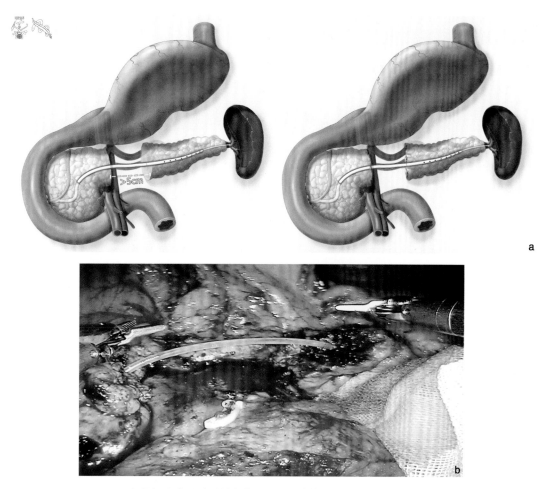
a

图 27-4　中段切除术后胰腺缺损较长,行主胰管架桥修复、胰腺支撑管旷置术
a:示意图;b:录像术中截图

七、常见术后并发症处理

1. **胰瘘**　因术中主胰管缺损,行胰腺支撑管代替,再加上两个胰腺创面,胰瘘发生率约 100%,以生化瘘(BL)或 B 级胰瘘为主。多数患者通过延长腹腔引流管拔出时间均可自愈。限制胰瘘发生等级的关键在于主胰管和内置的胰腺支撑管缝合紧密,笔者建议在胰管附近胰腺创面处行 U 型缝合,减少胰液外漏。笔者采用的上下垂直八字、中间 U 型缝合,可以很好的关闭胰腺断端小的胰管同时,还可以起到止血和"桥桩"的作用。术后生长抑素的使用可以显著减少胰瘘的量,缩短腹腔引流时间。

2. **假性囊肿**　因该手术术后胰瘘发生率约 100%,因此减少假性囊肿发生的关键在于腹腔通畅的引流。腹腔引流管过早拔除或引流不畅时,容易出现胰腺创面附近的假性囊肿,因此建议常规留置 2 根粗乳胶引流管,做好围手术期引流管的管理工作。

3. **远期胰管结石和慢性胰腺炎**　除胰腺支撑管旷置患者,笔者其余术中内置胰腺支撑管均自行脱落(图 27-5),对于胰腺支撑管长期内置患者,存

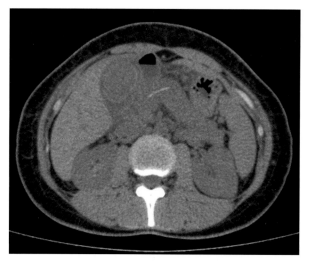

图 27-5　术后胰腺支撑管自行脱落

在胰管内结石形成和慢性胰腺炎的可能,暂时没有特殊的预防方法,期待可吸收式胰管支撑管的问世。

八、与常规后腹腔镜胰腺手术对比

暂无相关对比研究。机器人在精细操作和复杂重建中的优势已被证实和认可,因此我们有理由相信,除临床费用问题外,机器人下主胰管架桥修复和胰腺端端对吻重建术要显著优于传统腹腔镜手术。

参 考 文 献

1. Halfdanarson TR,Rubin J,Farnell MB,et al. Pancreatic endocrine neoplasms:epidemiology and prognosis of pancreaticendocrine tumors. Endocr Relat Cancer. 2008,15(2):409-427.

2. Tanaka M,Fernández-del Castillo C,Adsay V,et al. International consensus guidelines 2012 for the management of IPMN and MCN of the pancreas. Pancreatology. 2012,12(3):183-197.

3. Heeger K,Falconi M,Partelli S,et al. Increased rate of clinically relevant pancreatic fistula after deep enucleation of small pancreatic tumors. Langenbecks Arch Surg. 2014,399:315-321.

4. Brient C,Regenet N,Sulpice L,et al. Risk factors for postoperative pancreatic fistulization subsequent to enucleation. J Gastrointest Surg. 2012;16:1883-1887.

5. 中华医学会外科学分会胰腺外科学组. 胰腺囊性疾病诊治指南(2015版).临床肝胆病杂志. 2015,31(9):1375-1378.

6. Edwin B,Sahakyan MA,Abu Hilal M,et al. Laparoscopic surgery for pancreatic neoplasms:the European association for endoscopic surgery clinical consensus conference. Surg Endosc. 2017,31(5):2023-2041.

7. Goh BK. International guidelines for the management of pancreatic intraductal papillarymucinous neoplasms. World J Gastroenterol. 2015,21(34):9833-9837.

8. Tanaka M,Chari S,Adsay V,et al. International consensus guidelines for management of intraductal papillarymucinous neoplasms and mucinous cystic neoplasms of the pancreas. Pancreatology. 2006,6(1-2):17-32.

9. Clark OH,Benson AB,Berlin JD,et al. NCCN Clinical Practice Guidelines in Oncology:neuroendocrine tumors. J Natl Compr Canc Netw. 2009,7(7):712-747.

10. 刘荣,赵国栋,尹注增,等. 机器人胰腺肿瘤剜除联合主胰管架桥修复术个案报 道. 中华腔镜外科杂志(电子版). 2016,9(6):373-374.

11. 刘荣,王子政,高元兴,等. 机器人"荣氏"胰腺中段切除术一例报道. 中华腔镜外科杂志(电子版). 2017,10(5):319-320.

12. Bassi C,Marchegiani G,Dervenis C,et al. The 2016 update of the International Study Group(ISGPS)definition and grading of posto-perativepancreatic fistula:11 Years After. Surgery. 2017,161(3):584-591.

13. Fernandez Ranvier GG,Shouhed D,Inabnet WB. Minimally Invasive Techniques for Resection of Pancreatic Neuroendocrine Tumors. Surg Oncol Clin N Am. 2016,25(1):195-215.

14. Røsok BI,de Rooij T,van Hilst J,et al. Minimally invasive distal pancreatectomy. HPB(Oxford). 2017,19(3):205-214.

15. Gavriilidis P,Lim C,Menaham B,Lahat E,Salloum C,Azoulay D. Robotic versus laparoscopic distal pancreatectomy-The first meta-analysis. HPB(Oxford). 2016,18(7):567-574.

16. Magge D,Zureikat A,Hogg M,Zeh HJ. Minimally Invasive Approaches to Pancreatic Surgery. Surg Oncol Clin N Am. 2016,25(2):273-286.

17. Lianos GD,Christodoulou DK,Katsanos KH,et al. Minimally Invasive Surgical Approaches for Pancreatic Adenocarcinoma:Recent Trends. J Gastrointest Cancer. 2017,48(2):129-134.

18. Welsch T,Distler M,Weitz J. Minimally invasive and robot-assisted surgery for pancreatic cystic tumors. Chirurg. 2017,88(11):934-943.

19. Tamburrino D,Partelli S,Renzi C,et al. Systematic review and meta-analysis on laparoscopic pancreatic resections for neuroendo-crine neoplasms(PNENs). Expert Rev Gastroenterol Hepatol. 2017,11(1):65-73.

20. Liu R,Liu Q,Zhao ZM,et al. Robotic versus laparoscopic distal pancreatectomy:A propensity score-matched study. J Surg Oncol. 2017,116(4):461-469.

21. Liu R,Zhang T,Zhao ZM,et al. The surgical outcomes of robot-assisted laparoscopic pancreaticoduodenectomy versus laparoscopic pancreaticoduodenectomy for periampullary neoplasms:a comparative study of a single center. Surg Endosc. 2017, 31(6):2380-2386.

第二十八章

机器人胰十二指肠切除术

一、概述

胰十二指肠切除术（pancreaticoduodenectomy，PD）难度大、风险高，微创化之路进程落后。腹腔镜胰十二指肠切除术（laparoscopic pancreaticoduodenectomy，LPD）于1994年首次报道，迄今仍存争议，腹腔镜手术一些固有的缺陷，如2D视野、稳定性欠佳和过高的腔镜手术技巧要求等问题严重制约了LPD手术的发展，普遍存在手术时间过长、并发症高、淋巴结清扫难度大的问题。对比腹腔镜手术，机器人手术具有清晰稳定的3D视野和精细灵活的器械操作，在淋巴结清扫、精细操作和复杂重建时优势凸显，机器人胰十二指肠切除术（robotic pancreaticoduodenectomy，RPD）发展潜力巨大。

RPD最早由Giulianotti教授在2003年完成和报道，迄今为止临床常规开展单位较少。匹兹堡Zureikat教授研究提示RPD大约需要80例左右才能度过学习曲线，按此标准，绝大多数已开展的单位尚未度过学习曲线，常规开展单位更是极为有限。RPD目前尚无规范，大多数单位早期开展时多自行摸索，教训惨痛。

自2012年3月至2018年7月刘荣手术团队共完成机器人胰十二指肠切除术650例，其中，2015年8月26日前仅完成7例，其余病例均为近三年内完成。

二、适应证

壶腹部良性肿瘤或交界性胰头十二指肠区域疾病；病变直径最≤10cm；门静脉-肠系膜上静脉局限性侵犯，受侵犯长度≤4cm。

三、禁忌证

全身状况差，不耐受长时间气腹患者；既往有复杂上腹部手术史；合并严重胰腺炎火胆管炎患者，如胆道金属支架置入患者；肿瘤体积较大，直径大于10cm，影响镜下显露者；门静脉-肠系膜上静脉受侵犯长大于4cm，存在血管置换可能患者；肿瘤侵犯肠系膜上动脉；肿瘤已经远处转移；还有一些特殊部位恶性疾病，如十二指肠球部水平部恶性肿瘤、钩突处恶性肿瘤、十二指肠水平段恶性肿瘤，这些肿瘤位于肠系膜上血管正后方，机器人在术中解剖和淋巴结清扫时有一定的难度，建议经验欠丰富时首选开腹。

四、体位及穿刺孔布局

患者取分腿平卧位，床旁操作系统置于患者头侧，成像系统及能量平台放患者右前方（图28-1）。5孔法操作，镜孔选取肚脐右下方（12mm Trocar），1臂位于左侧锁骨中线外侧脐水平（8mm Trocar），3臂位于右侧肋缘下腋中线位置（8mm Trocar），2臂位于3臂和镜孔连线与脐水平线交点（12mm Trocar，术中采用Trocar in Trocar技术），助手孔位于肚脐左下方（12mm Trocar）（图28-2）。

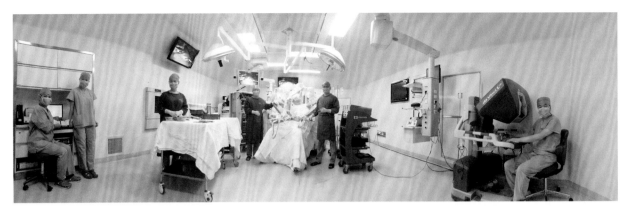

图 28-1 机器人胰十二指肠切除手术室布局

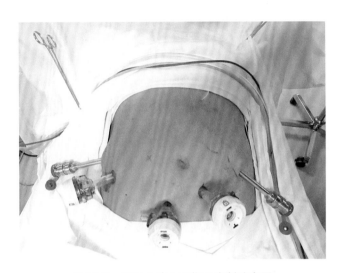

图 28-2 机器人胰十二指肠穿刺孔布局

五、手术步骤

1. 水平 Y 型可切除性评估 除外早期和良性疾病患者,入腹后首先进行水平 Y 型可切除性评估方法(图 28-3),评估重点在肠系膜上静脉(SMV)前方和肠系膜上动脉(SMA)后方,即胰头十二指肠区域的最前方和最后方。首先打开胃结肠韧带(图 28-4),紧贴胰颈下缘打开结肠系膜前叶(图 28-5),显露肠系膜上静脉前壁,结扎胃结肠干(图 28-6),部分建立胰后隧道,判断病变与肠系膜上静脉和门静脉关系,其后沿 Toldts 间隙向右分离,直至结肠肝曲,将右半结肠连同系膜下降(图 28-8),打开十二指肠侧腹膜做 Kocher 切口(图 28-7,图 28-9),经腹膜后向左分离直至腹主动脉、肠系膜上动脉根部和腹腔干旁(图 28-10),判断病变与 SMV、腹腔干关系,完成水平 Y 型可切除性评估过程。

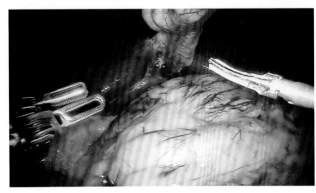

图 28-3 腹腔内探查

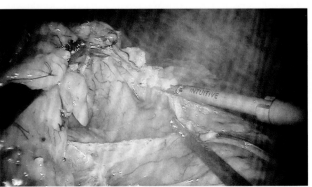

图 28-4 大范围打开胃结肠韧带

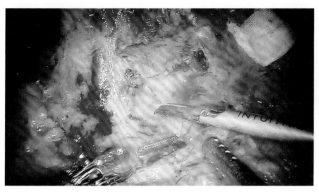

图 28-5　分离胰腺下缘

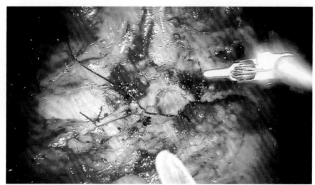

图 28-6　结扎胃结肠干

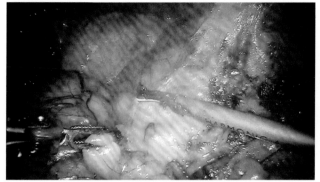

图 28-7　向左侧分离胰头十二指肠腹侧

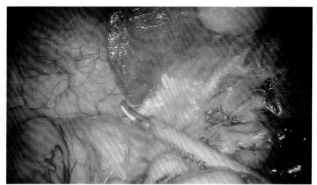

图 28-8　分离结肠肝区，下降横结肠

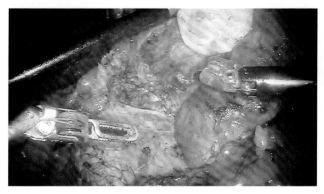

图 28-9　使用纱布向左侧翻转起胰头十二指肠

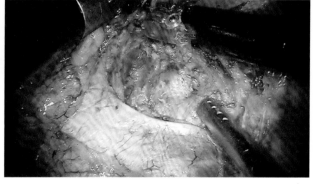

图 28-10　胰后显露肠系膜上动脉和腹腔干根部

2. **有序性标本切除（按自前向后，先上后下进行）**　先离断大、小胃网膜血管（图 28-11、图 28-12）。直线切割闭合器断胃（前）（图 28-13）；解剖肝总动脉、胃十二指肠动脉和胰腺上缘的三角（胰上三角），显露门静脉前壁，超声刀断胰腺（后）（图 28-14）；清扫肝十二指肠韧带内淋巴结，明确肝动脉走行和变异，离断胃右动脉、胃十二指肠动脉（图 28-15），游离胆囊，横断胆总管，胆总管下段夹闭（图 28-16），沿肝总动脉和肝固有动脉为界限，将肝十二指肠韧带内淋巴结分成左右两侧，右侧（即 12b、12p 组）和胆总管一并，左侧（即 12a、8a、8p）与第 9 组和第 16a2 组淋巴结整块游离后拉着门静脉右侧（上），待钩突离断后从后方清扫，所有淋巴结与标本整块切除；自结肠系膜孔右侧完整游离空肠起始段，上提空肠，紧贴空肠侧离断空肠系膜，离断空肠起始段，自下而上紧贴肠系膜上动脉右侧壁离断钩突（下）（图 28-17、图 28-18、图 28-19、图 28-20、图 28-21、图 28-22），最后将标本连同整块淋巴结自肠系膜上动脉根部及腹腔干根部分离。对于部分与肠系膜上静脉关系密切的恶性病变，选择性地采用肠系膜上血管右侧结肠系膜无血管区开孔（R 孔），自结肠下方分离病变与肠系膜上血管，减少血管损伤的几率（图 28-23）。

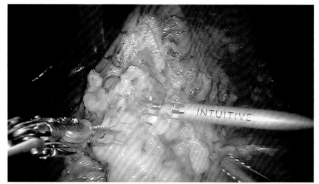

图 28-11　离断大网膜弓血管

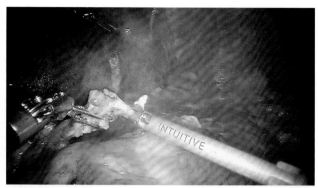

图 28-12　离断小网膜弓血管

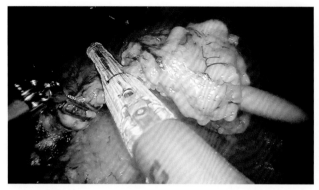

图 28-13　离断远端胃

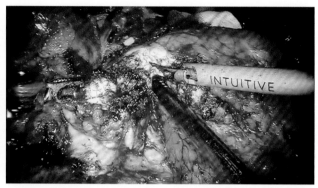

图 28-14　超声刀离断胰腺

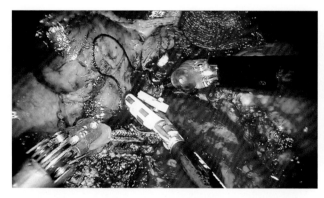

图 28-15　丝线结扎加可吸收夹处理胃十二指肠动脉

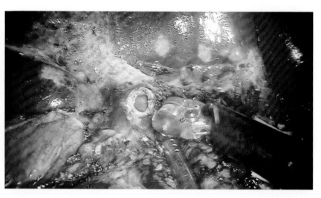

图 28-16　横断肝总管

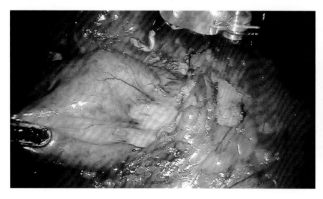

图 28-17　将空肠起始段经横结肠系膜孔牵拉至结肠右上区

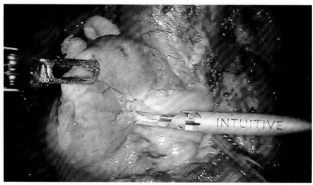

图 28-18　超声刀离断空肠系膜

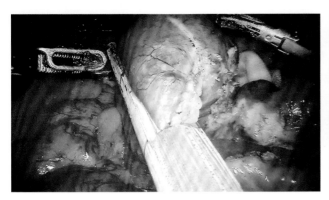

图 28-19　直线切割闭合器离断空肠

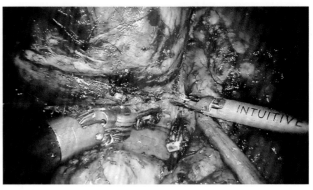

图 28-20　超声刀离断钩突

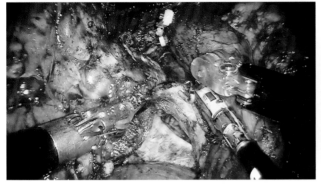

图 28-21　电凝钩解剖钩突

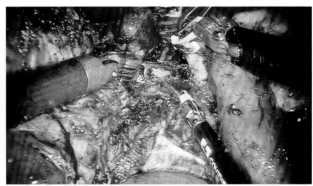

图 28-22　紧贴肠系膜上动脉离断钩突

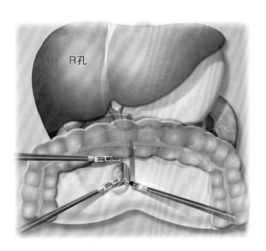

图 28-23　"R"孔示意图

　　3. 简单牢靠的消化道重建　消化道重建顺序按照胰肠、胆肠和胃肠吻合进行。经横结肠系膜裂孔上提近端空肠,距空肠盲端约 5cm 处行 1+2 或 1+1 胰肠吻合,先放入主胰管支撑管或外置胰管支撑管,5-0 可吸收线固定,4-0 Prolene 线于胰腺上下缘各缝合一针,胰腺断面 1~2 针 U 型缝合,待胰断面处理完毕后使用 1 根 4-0 Prolene 线自上而下行胰腺后壁实质对空肠浆肌层连续缝合,收紧后与胰上下缘预留线打结固定,胰管对空肠开孔,胰腺支撑管内置或外置,使用另外一根 4-0 prolene 线将胰管附近胰腺实质与对应处空肠浆肌层缝合(2 针间断或 1 针 U 型缝合),通过主胰管与空肠黏膜拉合的方式,完成简化的胰管对空肠黏膜吻合,最后使用后壁缝合线自下而上完成胰腺前壁对空肠浆肌层缝合(图 28-24、图 28-25、图 28-26、图 28-27、图 28-28、图 28-29、图 28-30)。该方法由 1 根 Prolene 线连续胰腺实质对空肠浆肌层缝合和 2 针间断缝合的简化胰管对空肠黏膜吻合方法组成,简称 1+2 或 1+1 胰肠吻合方法;距胰肠吻合口 8~10cm 行连续缝合法胆肠吻合术,直径 5mm 以下胆总管使用 5-0 可吸收线缝合,5mm 以上胆总管推荐使用 20 号 4-0 Prolene 线缝合(图 28-31、图 28-32、图 28-33、图 28-34);肠系膜上血管左侧结肠系膜无血管区开孔(L 孔),将近端空肠至结肠系膜上方,使用直线切割闭合器行 L 孔法胃肠吻合术(图 28-35、图 28-36、图 28-37、图 28-38)。

4. **引流管放置和标本取出** 排除活动性出血和胆漏后,文氏孔放置粗乳胶引流管一根自 3 臂 Trocar 处引出(图 28-39),胰肠吻合口上下方放置粗引流管一根,自 2 臂 Trocar 处引出(图 28-40)。文氏孔引流管位置与胰肠吻合口上方较远时,建议于胰肠吻合口上方增加引流管一根,可以与胰肠吻合口下方引流管一并引出体外。标本自助手孔竖行扩大后取出。胰管外置患者,可以自 2 臂与 3 臂连线中点戳孔后将支撑管引出体外(图 28-41)。标本扩大助手孔后取出(图 28-42)。

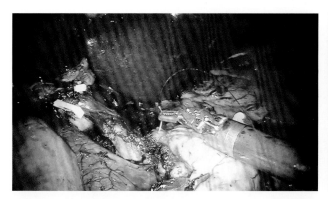

图 28-24 胰腺上缘缝合止血

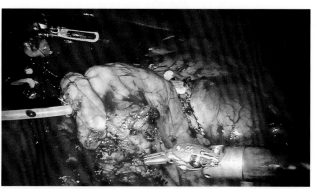

图 28-25 胰腺断端 U 型缝合

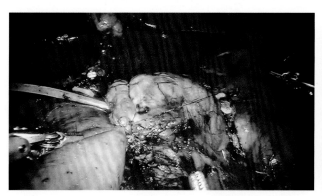

图 28-26 胰肠吻合后壁连续缝合

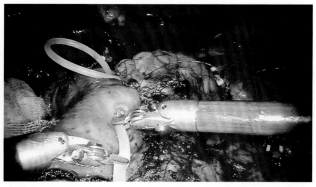

图 28-27 胰管自空肠袢处拉出待引出体外

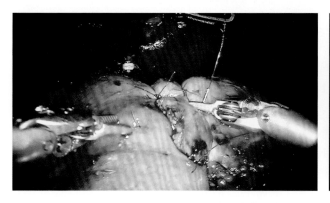

图 28-28 2 针间断完成简化胰管对黏膜吻合

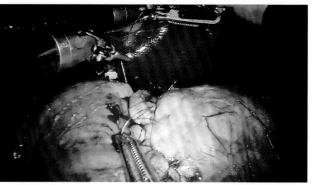

图 28-29 自下而上连续缝合胰肠吻合前壁

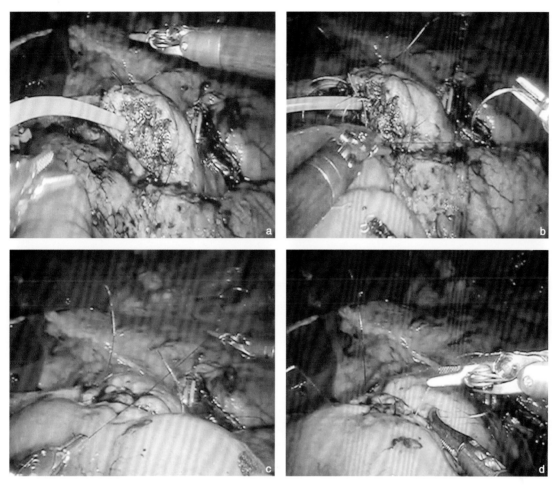

图 28-30 1+1 胰肠吻合方式

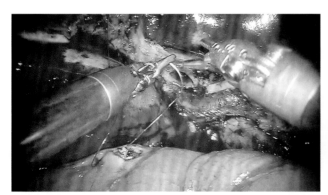

图 28-31 自右向左胆肠吻合后壁缝合

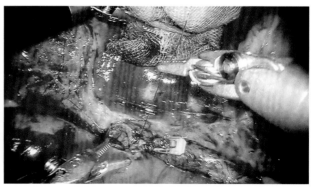

图 28-32 连续胆肠吻合后壁缝合

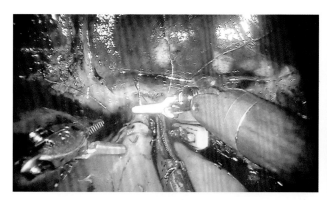

图 28-33 连续胆肠吻合前壁缝合

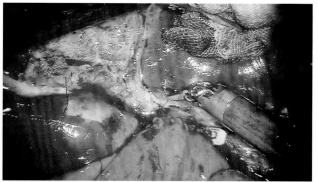

图 28-34 连续缝合，完成胆肠吻合

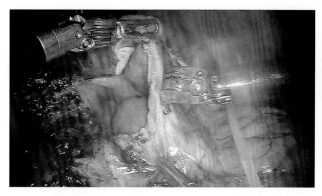

图 28-35 结肠系膜血管左侧无血管区开孔 L 孔

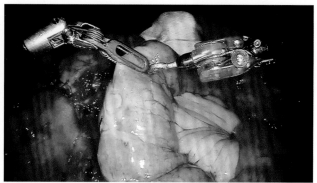

图 28-36 自 L 孔上提近端空肠

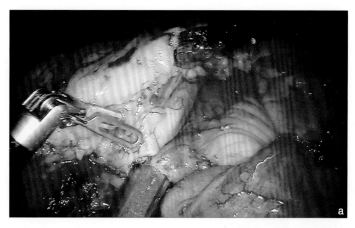

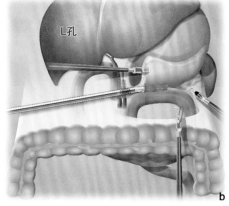

图 28-37 L 孔胃肠吻合及示意图
a:L 孔法胃肠吻合,直线切割闭合器吻合;b:示意图

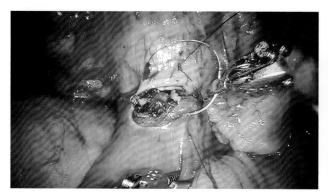

图 28-38　连续缝合胃肠吻合口

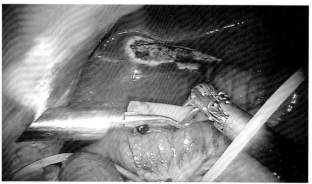

图 28-39　胆肠吻合口后方引流管自 3 臂 Trocar 孔引出体外

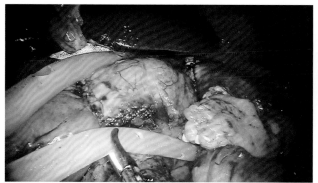

图 28-40　胰肠上下引流管

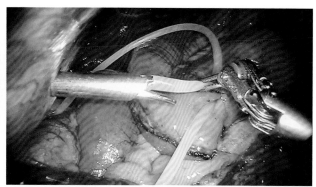

图 28-41　外置胰管另外戳孔引出体外

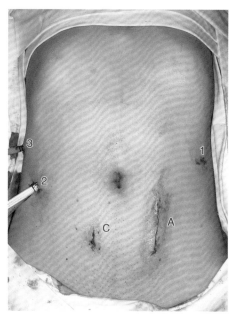

图 28-42　标本自助手孔扩大后取出（胰管内置病例）

六、操作要点与技巧

1. 与肿瘤预后直接相关的是淋巴结清扫的方法和范围　笔者所在团队均采用淋巴结整块清扫技术,并在清除范围方面有所扩大,常规清扫第 16a2 组和第 9 组淋巴结,并与标本及标准清扫范围内淋巴结一并切除,便于病理检查淋巴结计数和明确淋巴结转移区域,为预后判断和后续治疗提供病理证据。术中我们采用血管鞘内分离的方法廓清淋巴结,首先将胰头十二指肠标本后侧游离,将下腔静脉前方、腹主动脉右侧和两者间淋巴结(第 16a2)与胰头十二指肠一并游离,其后将肝十二指肠韧带淋巴结分两侧清扫,悬吊肝总动脉和门静脉后,将肝总动脉和肝固有动脉左侧淋巴结(即 12a,8a,8p)与第 16a2 组和第 9 组整块拉着门静脉右侧,待离断钩突后自肠系膜上动脉根部、腹

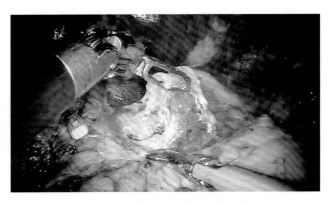

图 28-43　游离肝动脉左侧淋巴结

腔干旁分离。淋巴结整块清除技术符合肿瘤根治原则,一定范围的淋巴结扩大清除理论上利于患者远期预后,且未增加术后并发症(图 28-43、图 28-44)。此外,术中分离淋巴组织时也应注意方法,尽量避免淋巴结破裂,尤其是淋巴结可疑转移时。标本同淋巴结切除后也应即刻放入标本袋,防止肿瘤脱落播散(图 28-45)。

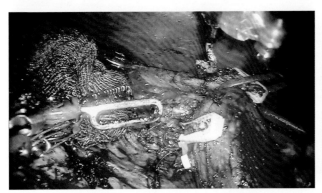

图 28-44　整块淋巴结牵拉至门静脉右侧

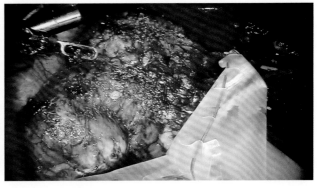

图 28-45　标本即刻放入取物袋

2. 钩突的离断与术中安全直接相关　钩突处理的关键在于钩突离断前的充分游离。在钩突离断前,建议将钩突后方、上方和下方游离,显露重要的解剖标识,最后再离断钩突,离断过程中要紧贴 SMV 和 SMA,鞘内分离,这样钩突和附近淋巴结清扫彻底,所遇分支最少。钩突处理过程中会遇到众多发自肠系膜上血管的分支,几乎所有的血管都可以采用超声刀或 Ligasure 安全地离断,关键在于无张力、原位离断,如钩突显露不佳,牵引力量过大,离断后血管存在安全隐患(图 28-46,图 28-47)。

3. 胰肠吻合与术后安全性最相关　笔者采用的 1+1 胰肠吻合方法,简单可靠。术中通过 2 针间断或 1 针 U 型缝合的方法将胰管与空肠黏膜拉合,完成简化的胰管对黏膜吻合,并通过 1 针连续缝合二次加固胰管对黏膜的可靠性。临床实践提示 1+1 或 1+2 胰肠吻合方法简单有效,B 级以上胰瘘发生率在 8%左右。此外,术中不进行精确的胰管对黏膜吻合,1+1 或 1+2 胰肠吻合的方法操作技术要求低,初学者也易掌握,值得推广(图 28-48,图 28-49)。

4. LR 孔法简化钩突显露和胃肠吻合术　笔者将肠系膜上血管左侧的结肠无血管区开窗称为 L 孔,肠系膜上血管右侧结肠系膜无血管区开窗称之为 R 孔(图 28-50)。L 孔多应用于结肠后胃肠吻合术(图 28-51),笔者发现 L 孔在机器人和腹腔镜下的消化道重建手术中更为有用。微创术中结肠牵拉较麻烦,特别是在肥胖患者、结肠粗大和有网膜粘连等手术时,L 孔无需处理牵拉结肠,减少手术操作。结肠后胃肠吻合顺

应性好,术后胃排空更顺畅。此外,在空肠起始段有粘连时,自结肠系膜裂孔右侧分离空肠起始段较困难,L孔下可以轻松游离空肠起始段,便于空肠起始段的上提和胰腺钩突的显露。笔者所在团队还将L孔用于中段胰腺切除、胆肠吻合等微创术式中,临床实践也逐渐证实经L孔操作的安全性、有效性和可行性。

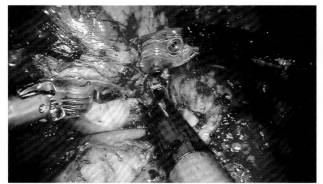

图 28-46　钳夹胰十二指肠下前静脉

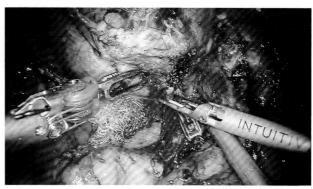

图 28-47　超声刀离断胰十二指肠下血管

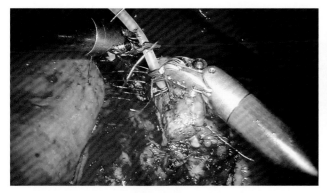

图 28-48　1 针胰肠后壁自上而下连续缝合

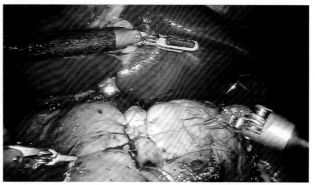

图 28-49　2 针胰肠间断缝合完成简化胰管黏膜吻合

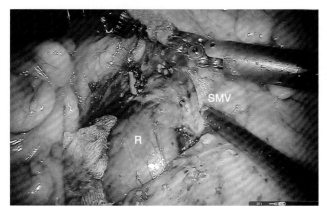

图 28-50　R 法辅助复杂钩突显露和离断

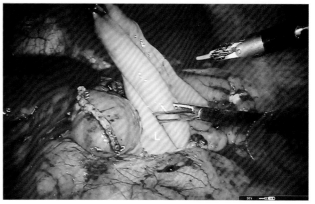

图 28-51　L 孔法胃肠吻合术

七、常见术后并发症处理

1. 胰瘘　胰瘘为胰十二指肠切除术后常见的并发症,主要跟术中吻合牢靠性直接相关,也与胰腺质地、胰管粗细、组织愈合能力等有一点关联,文献报道大的中心机器人胰十二指肠切除术 B 级以上胰瘘发生率在10%左右。笔者所在团队 B 级以上胰瘘发生率在4%左右,因分级标准不同,两组胰瘘发生率无法进行对比分析。胰瘘不可避免,减少其继发性并发症发生的关键在于直接而通畅腹腔引流务必做好腹腔引流管的管理工作。

2. 胆漏　胆漏多数可以避免,笔者对于 5mm 以上的胆肠常规采用 20 号 4-0 Prolene 进行连续缝合,选择 20 号 4-0 Prolene 刚好结合 20 号小针便于缝合和,4-0 线牢靠易拉紧。对于 5mm 以下的胆肠吻合,笔者团队常规采用 5-0 可吸收或 5-0 PDS Ⅱ,多数采用连续缝合,少数极细小胆管采用间断缝合的方法。

胆漏多发生在胆肠吻合两端的缝合处,因此两端的缝合应更加严谨细致。术中有可疑胆漏的应积极行间断缝合加固。胆漏自身危险较小,多数通过延迟拔管可以治愈,但合并胰瘘时,胰瘘继发腹腔出血的风险显著增加。

3. 胃排空延迟　笔者所在团队主要完成的均是标准的胰十二指肠切除术。术中切除 1/3~1/2 的胃,早期发生的胃排空延迟回顾分析考虑还是与胃肠吻合口的顺应性有关。结肠前胃肠吻合,术中翻动牵拉结肠较为繁琐,空肠长度不好估算,对于胃肠吻合口周围残胃和空肠袢的紧张度感受不清楚,因此部分患者出现术后反复呕吐或进食困难的问题。后续笔者采用 L 孔法基本解决这样的问题,该方法简单、易学,吻合口顺应性好。胃排空延迟还要警惕输出袢粘连的可能,笔者有两例患者因输出袢粘连造成胃排空延迟,持续胃肠减压和空肠营养 2 个月不通,二次手术提示输出袢粘连,其中 1 例进行粘连松解,另 1 例于胃前壁加行第二个胃肠吻合口治愈。

4. 胰瘘相关性腹腔出血　胰瘘继发性并发症中最为凶险的是动脉断端破裂出血,预防的关键在于减少胰瘘的发生、通畅的引流和适当的动脉断端保护,减少胰瘘的发生主要在胰肠吻合的方法和熟练程度,通畅引流前文有述,对于动脉断端的保护笔者所在团队没有进行相关的操作和研究,有作者建议采用肝圆韧带或空肠浆肌层对胃十二指肠动脉断端进行包埋的方法保护胃十二指肠动脉残端。

5. 非胰瘘相关性腹腔出血　非胰瘘相关性腹腔出血多发生在学习曲线内,主要跟术中血管处理不牢靠有关,多数发生在超声刀离断后的血管断端、血管夹处理的血管断端和电凝止血后的动脉性出血点。机器人胰十二指肠切除术中使用最为频繁的是超声刀,二代能量平台下超声刀可以安全离断 7mm 以下血管,但前提一定是咬合完全、原位离断,过度牵引状态下离断血管存在术后出血的可能。会不安全,术后存在出血可能。此外,对于较粗动脉,如胃十二指肠动脉,血管夹存在钳夹力过大,术后存在血管瘤形成可能,笔者所在团队即遇到过无胰瘘情况下胃十二指肠动脉破裂出血的病例(图 28-52),现阶段笔者均推荐丝线结扎或缝扎的方法

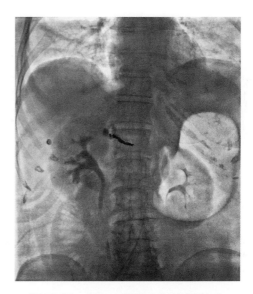

图 28-52　**胃十二指肠动脉瘤破裂出血**

进行胃十二指肠动脉等粗大的血管断端的处理。采用血管夹夹闭血管断端时同样应注意原位垂直钳夹的问题,此外,还需要在血管钳夹外侧保留一定长度的血管,夹子保留侧血管过少时易造成术后夹子脱落的可能。早期开展机器人胰十二指肠切除术,建议多采用缝扎的方法处理血管,较能量器械和血管夹而言更为牢靠。

八、与常规腹腔镜手术对比

目前与传统腹腔镜胰十二指肠切除术相比,尚无大样本的对比研究。有学者认为腹腔镜手术因无需装机撤机,且切换器械速度快,因此在切除速度方面可能较机器人手术存在一定优势,但笔者对此存保留态度。笔者所在团队在开腹、腹腔镜和机器人胰十二指肠切除术方面有着丰富的经验,笔者认为机器人手术在手术精确性、稳定性、眼手协同性和消化道重建的便利性方面有着腹腔镜手术无可比拟的优势,因此针对胰十二指肠切除这一复杂手术而言,经过学习曲线后的机器人手术应比腹腔镜手术在手术时间、术中出血控制、淋巴结清扫彻底度等等方面优于传统腹腔镜手术,相信不久的将来,机器人胰十二指肠切除术最终势必取代开腹手术、优于腹腔镜手术成为胰头良恶性疾病的金标准术式。

参 考 文 献

1. 刘荣,尹注增,赵之明,等.应用机器人手术系统行肝胆胰手术:单中心 1000 例报告.中国实用外科杂志,2017,10(3):288-290.

2. 刘荣,赵国栋,尹注增.达芬奇机器人胰腺癌根治术与技巧.中华普外科手术学杂志(电子版),2017,11(1):13-16.

3. 刘荣,赵国栋.LR 式机器人胰十二指肠切除术手术方法建立和技术优化.中华腔镜外科杂志(电子版),2016,9(4):193-195.

4. 刘荣,尹注增,赵国栋,等.横结肠系膜 L 孔在机器人胰十二指肠切除术中的应用.中华腔镜外科杂志(电子版),2017,10(1):11-13.

5. 刘荣,赵国栋,尹注增,等.机器人下 LR 式 1+2 胰肠吻合方法的理论和技巧,2017,10(1):7-10.

6. 秦新裕.机器人手术系统在普通外科临床应用现状.中国实用外科杂志,2016,36(11):1141-1143.

7. 彭承宏,施昱晟,吴志翀.机器人胰腺肿瘤手术难点与对策.中国实用外科杂志,2016,36(11):1158-1161.

8. Liu R,Zhang T,Zhao ZM,et al. The surgical outcomes of robot-assisted laparoscopic pancreaticoduodenectomy versus laparoscopic pancreaticoduodenectomy for periampullary neoplasms:a comparative study of a single center. Surg Endosc,2016.

9. Gagner M,Pomp A. Laparoscopic pylorus-preserving pancreatoduodenectomy. Surg Endosc,1994 8:408-410.

10. Giulianotti P,Gorodner V,Kinzer K,et al. Robot-assisted pancreatoduodenectomy with preservation of the vascular supply for autologous islet cell isolation and transplantation:a case report. J Med Case Rep,2012,6:74.

11. Giulianotti PC,Coratti A,Angelini M,et al. Robotics in general surgery:personal experience in a large community hospital. Arch Surg,2003,138:777-784.

12. Zureikat AH,Moser AJ,Boone BA,et al. 250 robotic pancreatic resections:safety and fea-sibility. Ann Surg,2013,258:554-559.

13. Giulianotti PC,Sbrana F,Bianco FM,et al. Robot-assisted laparoscopic pancreatic surgery:single-surgeon experience. Surg Endosc,2010,24:1646-1657.

14. Lai EC,Yang GP,Tang CN. Robot-assisted laparoscopic pancreaticoduodenectomy versus open pancreaticoduodenetomy-a comparative study. Int J Surg,2012,10:475-479.

15. Zhou NX,Chen JZ,Liu Q,et al. Outcomes of pancreatoduodenectomy with robotic surgery versus open surgery. Int J Med Robot,2011,7:131-137.

16. Horiguchi A,Uyama I,Ito M,et al. Robot-assisted laparoscopic pancreatic surgery. J Hepatobiliary Pancreat Sci,2011,18:488-492.

17. de Vasconcellos Macedo AL,Schraibman V,Okazaki S,et al.

18. Y,Peng CH,Li HW. Robotic-assisted laparoscopic versus open pancreatico-duodenectomy:a prospective,matched,mid-term follow-up study. Surg Endosc,2015,29:3698-3711.

19. Cunningham KE,Zenati MS,Petrie JR,et al. A policy of omitting an intensive care unit stay after robotic pancreaticoduodenectomy is safe and cost-effective. J Surg Res,2016,204:8-14.

20. Polanco PM,Zenati MS,Hogg ME,et al. An analysis of risk factors for pancreatic fistula after robotic pancreaticoduodenectomy:outcomes from a consecutive series of standardized pancreatic reconstructions. Surg Endosc,2016,30:1523-1529.

21. Boggi U,Napoli N,Costa F,et al. Robotic-assisted pancreatic resections. World J Surg,2016,40(10):2497-506.

22. Rashid OM,Mullinax JE,Pimiento JM,et al. Robotic Whipple procedure for pancreatic cancer:the Moffitt cancer center pathway. Cancer Control,2015,22:340-351.

23. Boone BA,Zenati M,Hogg ME,et al. Assessment of quality outcome for robotic pancreaticoduodenectomy:Identification of the learning curve. JAMA Surg,2015,150:416-422.

24. MacKenzie S,Kosari K,Sielaff T,et al. The robotic Whipple:operative strategy and technical considerations. J Robot Surg,2011,5:3-9.

25. Barbash GI,Glied SA. New technology and health care costs-the case of robot-assisted surgery. N Engl J Med,2010,363:701-704.

26. Zureikat AH,Postlewait LM,Liu Y,et al. A Multi-institution-al Comparison of Perioperative Outcomes of Robotic and Open Pancreaticoduodenectomy. Ann Surg,2016,264(4):640-649.

第二十九章

机器人联合腹腔镜下胰十二指肠切除术

一、概述

微创外科是21世纪外科的主旋律,在当前微创外科蓬勃发展的今天,微创外科已经深入普通外科、妇科、泌尿外科、肝胆外科等多个学科专业。腹腔镜技术在胰腺外科领域的进展相对缓慢,特别是代表肝胆外科微创最高水平的腹腔镜胰十二指肠切除(LPD),近年来在诸多外科医师的努力下取得显著进步,但多数仅限于大型医疗中心,且国内做LPD超过百例以上的仅10余家医疗中心。在胰十二指肠微创治疗中,最为困难的是在镜下消化道重建,特别是进行胰肠吻合及胆肠吻合,腹腔镜下操作相对困难,限制了腹腔镜胰十二指肠切除的技术进展。达芬奇机器人作为新生事物,克服了镜下2D视野操作困难、缝合不熟练、长时间手术操作、术者疲惫等困难,使得胰十二指肠切除的微创治疗又见曙光。但机器人手臂固定,操作范围有限,在一定程度上,限制了胰十二指肠切除手术切除的操作灵活性,笔者认为,有经验的外科医师,在很好掌握达芬奇外科手术的基础上可以开展完全机器人下的胰十二指肠切除(RPD),在胰十二指肠微创化早起治疗的起始阶段,机器人联合腹腔镜下胰十二指肠切除术(robotic hybrid laparoscopic pancreaticoduodenectomy,RLPD)是一个很好尝试,且融合腹腔镜操作的灵活性与达芬奇机器人吻合的可靠性,并能够在一定程度上减少患者花费,有着较好的经济效益。

二、适应证

手术适应证与机器人胰十二指肠切除(RPD)或腹腔镜胰十二指肠切除(LPD)相同。

需行胰十二指肠切除的胰头肿瘤、壶腹周围癌、胆管下段癌等良、恶性病例,不伴有局部血管侵犯。部分情况存在门静脉或肠系膜上静脉侵犯时,需行血管重建。对于胰腺钩突部相对肥大,并至肠系膜上静脉左侧的,行腹腔镜下胰腺钩突离断的有着绝对优势,适合进行机器人联合腹腔镜胰十二指肠切除。

早期开始尝试微创化胰十二指肠切除时,选择机器人联合腹腔镜胰十二指肠切除,不失为较好的选择。

三、禁忌证

对于合并有心肺疾病、肿瘤侵犯肠系膜上静脉等血管需行血管切除重建的病例是该手术的禁忌证。其中,若术者具备镜下进行血管重建技术的条件时,胰腺或胆管下段恶性肿瘤,伴有肠系膜上静脉侵犯,为相对禁忌证,但手术操作难度较大,对术者技术要求较高。

体型肥胖以及肿瘤位于胰腺钩突部的患者,不作为初始开展腹腔镜或达芬奇下胰十二指肠切除术切除的选择病例。

四、体位与穿刺孔布局

患者体位与RPD等手术方式基本一样,为小截石体位。因机器人体位固定及安装好机械臂后,不能再行变动,因此,在行腹腔镜胰十二指肠切除时,要同时兼顾机器人下消化道重建时所需要的体位。

腹腔镜穿刺孔布局为大"V"型,但观察孔位置建议适当向脐下移动,因在机器人吻合中,两者镜头长度不同,过近会影响到机器人镜头的进入腹腔内的深度。腹腔镜下完整切除标本后,进行机器人下消化道重建,采用腹腔镜下的穿刺孔,会导致机械臂活动以及助手操作受限,笔者进行重建机器人下1号臂和3号臂穿刺孔,并参照机器人下胰十二指肠切除时的穿刺孔布局(图29-1、图29-2)。

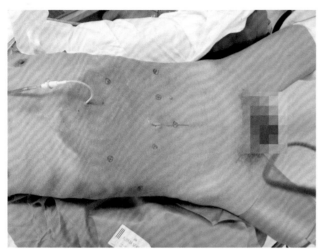

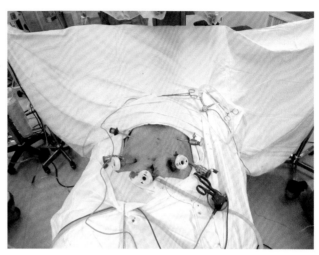

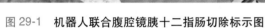

图 29-1　机器人联合腹腔镜胰十二指肠切除标示图　　图 29-2　机器人联合腹腔镜胰十二指肠切除实物图

五、手术步骤

机器人联合腹腔镜胰十二指肠切除,充分利用了腹腔镜下切除时,手术操作的灵活性。术中主刀可以根据需要调整站位(多数情况下,笔者在进行游离时,采用患者右侧站位),采用不同角度进行游离及切除标本,同时根据手术需求,调整患者体位,如进行打开 Kocker 切口,游离十二指肠时,患者采用右侧抬高体位,进行胃肠吻合时,调整为左侧抬高体位。标本切除后,进行消化道重建手术,为腹腔镜手术的难点。腹腔镜下消化道重建手术,用时时间长,缝合牢靠性欠佳,且术者明显有疲劳感。而机器人下进行消化道重建手术,充分利用机器人手臂的灵活性及稳定性,并在3D视野下操作,缝合更加紧凑。

腹腔镜下标本切除

1. 腹腔探查　腹腔镜下探查,经脐下2~3cm,纵行切开皮肤,建立气腹,置入12mm穿刺器及腹腔镜镜头后,探查腹腔内情况。了解肿瘤有无肝脏、网膜等远处转移,有无横结肠系膜等侵犯情况。必要时,建立主刀操作孔与助手孔,并打开胃结肠韧带,了解肿瘤对门静脉及肠系膜上静脉侵犯情况。

腹腔镜下进行胰十二指肠可切除性评估,与开腹稍有不同。开腹情况下,进行手术的可切除性评估,先行显露肠系膜上静脉。探查肠系膜上静脉,是否能够建立胰后隧道,成为手术能够继续进行的关键。打开 Kocher 切口,经胰腺后方,探查肠系膜上动脉,了解肠系膜上动脉搏动情况及周围肿瘤侵犯情况;经胰腺上缘,小网膜囊,探查肝动脉及腹腔干情况,了解肿瘤是否侵犯,为常规开腹手术时探查方式。因腹腔镜下胰十二指肠切除术时,缺少手的触感,难以明确肠系膜上动脉包绕情况,因此对于动脉侵犯情况,主要结合术前影像学检查,必要时进行术前的血管三维重建,了解肿瘤与血管的关系。也可以在腹腔镜下进行探查,了解有无肠系膜上静脉侵犯情况以及侵犯的深度。但对于存在肠系膜上静脉侵犯或部分侵犯时,仍建议慎重选择腹腔镜手术,因可能出现不可控制性出血情况,技术成熟的中心,可以进行腹腔镜下血管切除重建。

2. 腹腔镜标本切除部分

(1) 手术切除顺序:在腹腔镜胰十二指肠切除术中,一般采用先左后右,先下后上的顺序,同时结合患者肿瘤状况和术者习惯。

(2) 离断胃结肠韧带及处理胃结肠干:腹腔镜下胰十二指肠切除,手术先行胃结肠韧带离断(图29-3),助手进行右手夹持胃壁,上提胃壁,外展胃结肠韧带,显露无血管区,主刀以超声刀经无血管区进行离断胃结肠韧带,向左侧游离至胰腺体尾部。向右侧游离时,主刀可以站立在患者左侧,游离胃结肠韧带,显露胰腺下缘。

打开胃结肠韧带后,显露胃网膜右静脉及副右结肠静脉(图29-4,图29-5),沿两者汇合部,寻找胃结肠干,并显露肠系膜上静脉(图 29-6)。有经验的医师也可以直接经胰腺下缘寻找肠系膜上静脉,然后依据肠系膜上静脉,寻找胃结肠干。

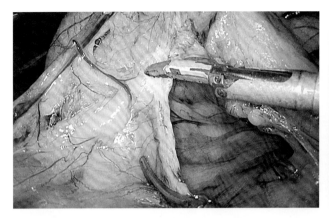

图 29-3　超声刀打开胃结肠韧带

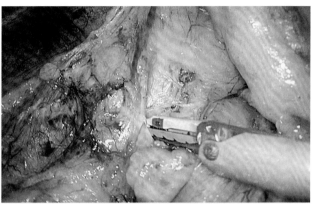

图 29-4　游离胃网膜右静脉

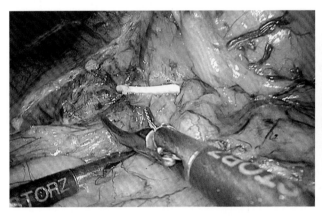

图 29-5　结扎胃网膜右静脉

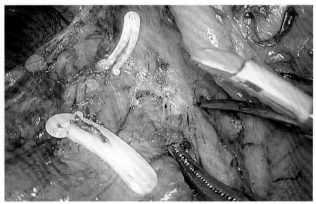

图 29-6　解剖肠系膜上静脉

直角钳分离胃网膜右静脉,以外科夹夹闭后,超声刀离断胃网膜右静脉,从而保留副右结肠静脉,但对于部分副右结肠静脉与胰腺下缘关系密切,需要离断时,可以显露胃结肠干后,给以结扎及离断胃结肠干。

(3) 胃的离断:在腹腔镜镜胰十二指肠切除术中,先行离断胃,游离及结扎胃大小弯侧血管弓(图 29-7、图 29-8),并离断,切割闭合器离断胃(图 29-9),一般采用 EC-60 蓝色钉仓,或 Endo-GIA 60 紫色钉仓。

离断胃后,显露胰腺颈部,再解剖肝门,游离及结扎胃右动静脉;适当骨骼化肝十二指肠韧带。部分胃十

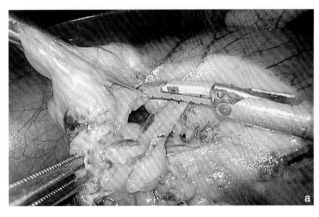

a

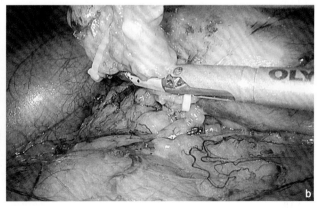

b

图 29-7　处理胃大弯侧血管弓
a:解剖胃大弯侧血管弓;b:结扎大弯侧血管弓并离断

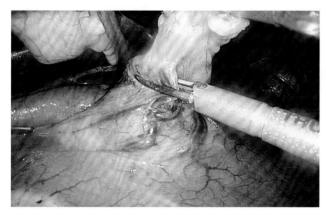

图 29-8　解剖胃小弯侧血管弓

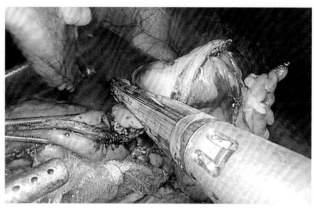

图 29-9　直线切割闭合器离断远端胃

二指肠韧带,在未离断胰腺时,显露胃十二指肠动脉相对较为困难,可以先行离断胰腺实质后,再行显露胃十二指肠动脉,较为容易。

(4) 胃右动脉处理:胃右动脉相对表浅,较为容易显露,胃右动脉可以采用外科夹或可吸收夹夹闭后离断(图 29-10、图 29-11)。部分病例,肝门部脂肪较厚或结构显露欠清晰,容易导致超声刀直接离断,术后患者出现胰漏或胆漏情况,腐蚀血管断端,存在术后出血风险。

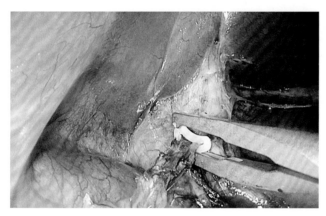

图 29-10　结扎胃右动脉

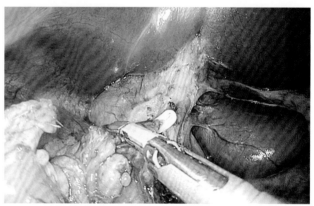

图 29-11　离断胃右动脉

(5) 胃十二指肠动脉处理:胃十二指肠动脉处理为腹腔镜胰十二指肠切除术中较为困难和重要的一步。部分病例胰腺肥厚或血管周围脂肪组织较多时,直接显露胃十二指肠动脉困难,需要先行离断胰腺颈部后,再行胃十二指肠动脉解剖,但此种情况因胰腺供血部分来源于胃十二指肠动脉,出血相对较多。游离胃十二指肠动脉时,可以先行游离及解剖肝总动脉、肝固有动脉,清扫第 8 组淋巴结,沿肝动脉鞘显露胃十二指肠动脉根部,直角钳进行分离胃十二指肠动脉,并给以结扎后离断(图 29-12、图 29-13、图 29-14、图 29-15)。

(6) 十二指肠游离:十二指肠游离经右侧打开 Kocher 切口,向上分离至第一肝门后方,紧贴后方下腔静脉,向下游离十二指肠降段、水平段,向左侧分离至左肾静脉、腹主动脉前方,胰腺钩突先行离断时,可以在此处显露肠系膜上动脉及腹腔干动脉根部,并进行肠系膜上动脉的显露,已完成胰腺钩突的离断(图 29-16,图 29-17,图 29-18)。

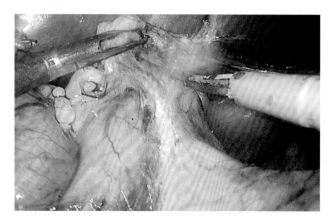

图 29-12　解剖肝十二指肠韧带

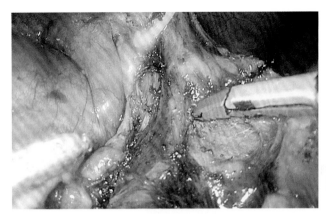

图 29-13　解剖胃十二指肠动脉

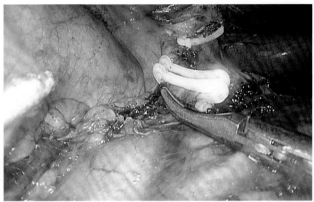

图 29-14　结扎胃十二指肠动脉

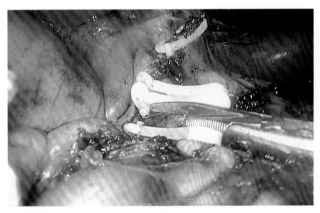

图 29-15　离断胃十二指肠动脉

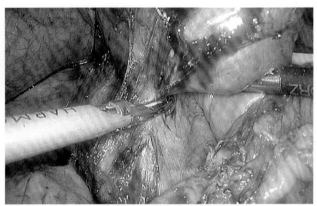

图 29-16　经结肠上区游离屈氏韧带

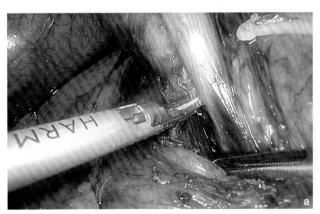

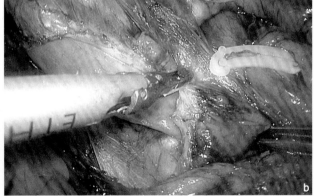

图 29-17　十二指肠游离
a:打开 Kocker 切口,游离十二指肠;b:游离十二指肠水平段

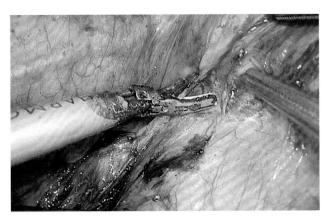

图 29-18　沿下腔静脉,向左游离胰头后方,至左肾静脉前方及腹主动脉前方

（7）胰腺后方隧道的建立:可以根据肿瘤侵犯情况。若为探查手术可切除性,应先行建立胰腺后方隧道,明确肿瘤与肠系膜上静脉关系。术前进行影像学检查以明确肿瘤可切除性,可以直接进行胰腺实质离断,但仍建议适当游离胰腺颈部后方组织。

（8）胰腺实质离断:明确胰腺上下缘及肠系膜上静脉走行或经胰腺颈部置入硅胶尿管后,在此引导下行胰腺颈部离断,也可采用超声刀直接离断胰腺颈部。离断器械可以采用电凝钩进行离断或超声刀进行离断方法,电凝钩离断对于创面止血及胰管解剖有着较好的优点,超声刀离断胰腺实质,出血控制较好,但对于胰管解剖,特别是胰管相对较细时,容易导致胰管闭塞,难以显露胰管（图 29-19）。

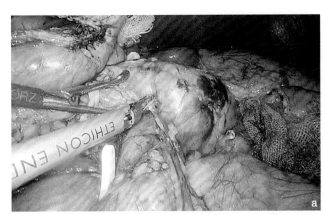
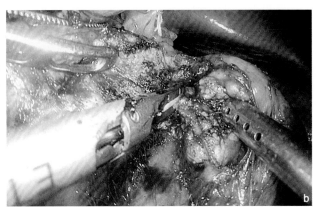
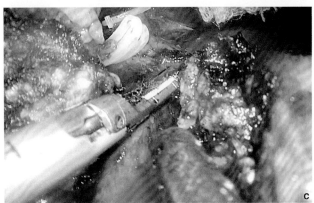

图 29-19　胰腺颈部的离断
a:超声刀离断胰腺颈部实质;b:超声刀离断主胰管位置;c:超声刀完全离断胰腺颈部

在离断胰腺实质过程中,胰腺上缘往往有胰背动脉或胰腺上缘滋养动脉支,有出血的可能,必要时可以采用胰腺上下缘进行 Prolene 线缝合,预先处理胰腺上下缘,或者在离断过程中,采用百克钳或双极电凝进行止血处理。

（9）空肠处理:十二指肠水平段以及屈氏韧带的游离,多数情况下,经右侧结肠上区,可以完全处理（图 29-20）。游离时,因横结肠的影响,在显露屈氏韧带时,存在困难,此时建议要充分游离结肠肝区,下降横结肠。经右侧结肠上区,充分游离屈氏韧带,完整游离后,将空肠向上提拉至结肠上区。或者在进行空肠游离时,上翻横结肠及系膜,游离空肠起始段及屈氏韧带,空肠系膜侧处理妥善后,拉至右侧横结肠上区,经贴空肠,可采用超声刀或 Ligasure 离断空肠系膜部,直线切割闭合器离断空肠(图 29-21、图 29-22、图 29-23)。

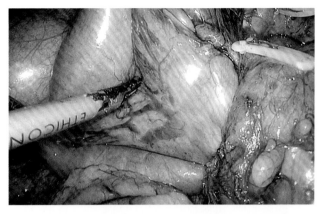

图 29-20　经横结肠上区,上提近端空肠,外展空肠系膜

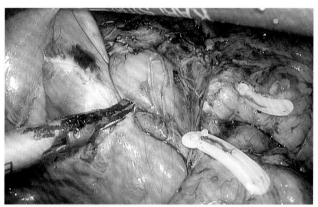

图 29-21　超声刀离断空肠系膜

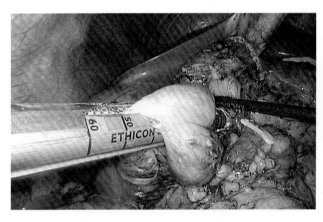

图 29-22　直线切割闭合器离断空肠

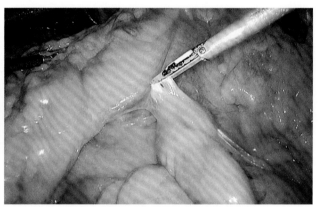

图 29-23　结肠下游离空肠,离断屈氏韧带

根据患者空肠情况,可以进结肠上区,即肠系膜上静脉右侧,游离、脱出后,在结肠上区进行空肠系膜的离断及空肠离断。部分患者因空肠起始段粘连相对较重,难以经肠系膜上静脉右侧脱出,需将横结肠上翻后,显露屈氏韧带处,经结肠下游离空肠并离断空肠后,方能经肠系膜上静脉进行拖出。

(10)胰腺钩突离断:胰腺钩突离断时,术者可以位于患者右侧,助手显露并将肠系膜上静脉向左侧牵拉,以显露胰腺与肠系膜上静脉之间组织间隙,以超声刀或电刀离断胰腺与肠系膜上静脉之间的软组织。

沿肠系膜上静脉(SMV)自下向上逐步离断胰腺钩突,注意保护肠系膜上动脉及变异的肝右动脉,必要时可将肠系膜上动、静脉分别解剖并彩带悬吊(图 29-24、图 29-25、图 29-26)。

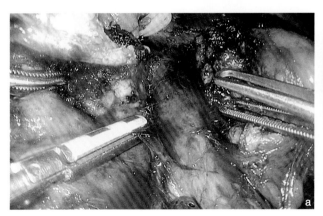

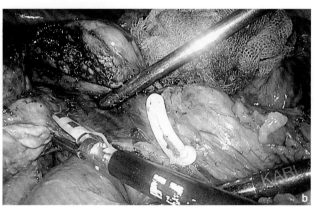

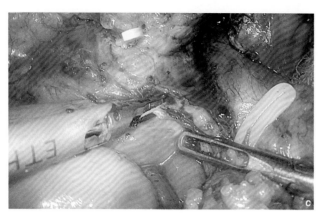

图 29-24 离断胰腺钩突部
a:游离肠系膜上静脉左侧;b:Ligasure 离断胰腺钩突;c:完成胰腺钩突离断

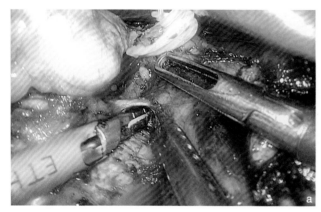
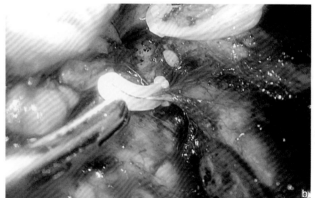

图 29-25 胰十二指肠上静脉支的处理
a:解剖胰十二指肠上静脉支;b:结扎胰十二指肠上静脉支

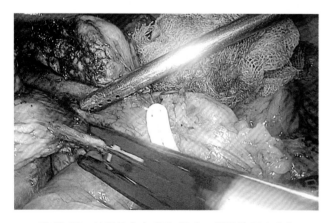

图 29-26 处理钩突内动脉,胰十二指肠前下动脉支

钩突先行的胰腺游离方法,是充分发挥腹腔镜下放大的隧道视野的优势,经过显露肠系膜上静脉后,先行游离胰腺肠系膜上静脉钩突部,进行处理肠系膜上静脉右侧,并显露左肾静脉,下腔静脉,腹主动脉等,寻找肠系膜上动脉根部及腹腔干根部,根据肠系膜上动脉根部,顺行分离肠系膜上动脉,进行离断胰腺钩突部,其优点在于优先处理钩突部,对于钩突部相对肥大或与血管密切的,进行动脉入路的处理。

(11)胆囊游离、胆总管离断及标本移除:胆囊与胆总管处理为腹腔镜胰十二指肠切除的最后一步,游离完胰腺钩突部后,沿门静脉向上游离,显露胆囊动脉,并夹闭及离断胆囊动脉,夹闭胆囊管,并完整游离胆囊,显露胆总管,经胆囊管上方,离断胆总管,移除标本(图 29-27、图 29-28、图 29-29)。

3. 机器人下消化道重建

(1)重新建立机器人穿刺孔:腹腔镜下胰十二指肠穿刺孔呈现"V"型分布,而机器人胰十二指肠切除是以脐部呈"C"型分布。机器人下直接采用腹腔镜下穿刺孔,进行消化道重建,存在以下问题:①机器人 1 号机械臂穿刺孔,取助手左手穿刺孔,位置过于靠近脐部,与机器人镜头太近,两者相互干扰,且机器臂 1 号臂与 2 号臂之间角度小,缝合不方便;②机器人 3 号臂穿刺孔,若采用主刀左手操作孔,位置太高,与腹壁呈现接近

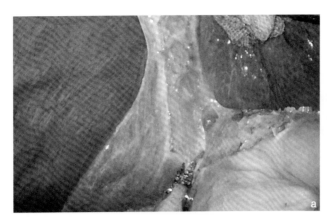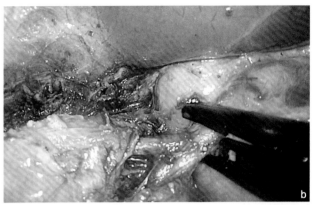

图 29-27 胆囊解剖与处理

a：胆囊游离；b：胆囊动脉结扎与离断

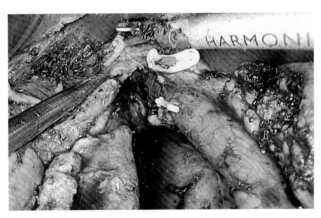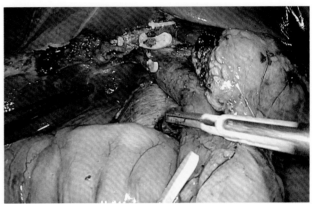

图 29-28 离断肝总管 图 29-29 完整切除标本

90°，不利于 3 号机械臂的活动范围，且与腹腔镜下主刀左手穿刺孔即机器人 3 号臂穿刺孔，放置引流管，不是体位最低位置，对于引流胆肠吻合口附近积液，不利于引流；③机器人下消化道重建时，助手孔选择腹腔镜下手术时，助手的左手孔位置，正好位于机器人 1 号机械臂下方，影响助手器械的使用与角度。

我们改进了机器人联合腹腔镜胰十二指肠切除的穿刺孔布局，在腹腔镜下标本切除后，改成重建机器人下 1 号穿刺臂和 3 号穿刺臂的穿刺孔。对比腹腔镜下胰十二指肠或机器人下胰十二指肠切除，增加了两个 5mm 穿刺孔，未增加患者手术创伤，且明显提高了手术效率。

（2）机器人下胰肠吻合（pancreaticojejunostomy，PJ）：吻合方法与机器人下的胰肠吻合方法相同，采用"1+1"的吻合方法。上提近端空肠，距空肠盲端约 5-8cm 处行胰肠吻合。先放入主胰管支撑管，5-0 可吸收线固定。采用 4-0 Prolene 线进行胰肠后壁缝合。经胰腺上缘，包绕胰腺上缘后，贯穿胰腺实质，缝合空肠浆肌层，然后在进行胰腺实质的贯穿缝合，并与线尾进行打结，以此类似，完成胰肠吻合的后壁缝合，并于胰腺下缘，缝线包绕后，打结固定。

标识好胰管位置，与空肠壁电刀下切开空肠全层，将胰管支撑管置入空肠内。以 4-0 prolene 线进行胰管空肠粘膜对黏膜的对端缝合，呈现荷包样缝合。最后使用后壁缝合线自下而上完成胰腺前壁对空肠浆肌层缝合（图 29-30、图 29-31、图 29-32、图 29-33）。

（3）机器人下胆肠吻合（hepatojejunostomy，HJ）：机器人下胆肠吻合方法与开腹胆肠吻合方法相同，为单层连续缝合方法。距离胰肠吻合口 8～10cm 进行胆肠吻合直径 5mm 以下胆总管使用 5-0 可吸收线或 5-0 PDSⅡ，5mm 以上胆总管使用 20 号 4-0 Prolene 线缝合。胆肠吻合前，可以将空肠侧壁先行固定在胆肠吻合口 9 点钟方向，减少胆肠吻合时的组织张力（图 29-34、图 29-35）。

采用自制双头针进行胆肠吻合时，一般选择 5-0 PDSⅡ，长度根据胆总管宽度进行调整，多数选择单侧长度 8～10cm，尾端结扎后，经 3 点或 9 点方向进行缝合。先行后壁缝合，再行前壁缝合，缝合后两个缝线收紧

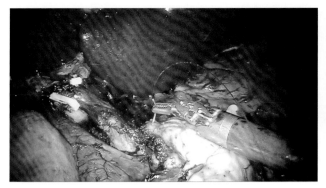

图 29-30　胰腺上缘缝合

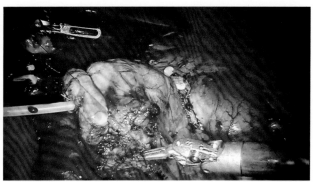

图 29-31　胰腺断端 U 型捆绑缝合

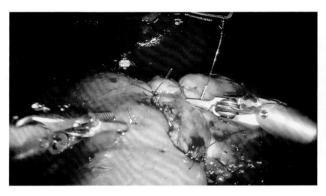

图 29-32　2 针间断缝合完成简化胰管对黏膜吻合

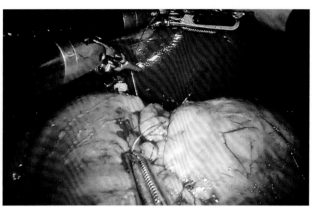

图 29-33　自下而上连续缝合胰肠吻合前壁

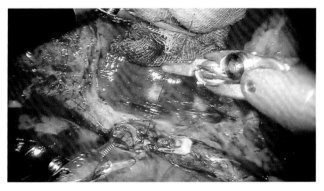

图 29-34　连续胆肠吻合后壁

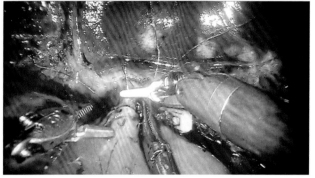

图 29-35　连续缝合胆肠吻合口前壁

后打结。

（4）机器人下胃肠吻合（duodenojejunostomy，DJ）：笔者将肠系膜上血管左侧的结肠无血管区开窗称为 L 孔，肠系膜上血管右侧结肠系膜无血管区开窗称之为 R 孔。L 孔多应用于结肠后胃肠吻合术，笔者发现 L 孔在机器人和腹腔镜下的消化道重建手术中更为有用。

胃肠吻合采用直线切割闭合吻合方法，但在吻合后，注意检查吻合口，是否存在吻合口出血情况。

胃肠吻合也可以早于其他吻合口，先行吻合。腹腔镜下进行胃肠吻合操作相对机器人下胃肠吻合方便，因进行胃肠吻合时，要较多的调整胃肠道位置，腹腔镜下操作范围较机器人下机械臂操作范围大，进行胃肠吻合更为便利。

（5）引流管放置及标本取出：标本先行放入内镜取物袋内，经辅助孔牵拉到切口下，延长脐下切口后取出标本。

术后留置乳胶管两根，进行腹腔引流。将引流管完全放入腹腔后，引出体外端，经左尾状叶后方穿过后，由 3 号机械臂穿刺孔引出体外,引流肝肾隐窝、文氏孔后方、小网膜囊空间的区域。另一个引流管,经 2 号机械臂穿刺孔置入后,引流胆肠吻合口上方、胰肠吻合口上缘以及胃肠吻合口区域。

引流管放置时,不需要贴近吻合口,同时术中放置的止血材料以及药物等,尽可能远离吻合口区域。

六、手术操作技巧与要点

1. 机器人联合腹腔镜下的胰十二指肠切除,穿刺孔布局为手术关键 在早期开展杂交的胰十二指肠切除时,笔者也尝试进行采用 LPD 的穿刺孔进行 RPD 的消化道重建,手术器械受限,机械臂相互干扰,操作困难。采用 RPD 的穿刺孔进行 LPD 的标本切除,虽然调整患者体位,但因部分穿刺孔位置偏低或者偏外,导致主刀操作角度难度大,难以进行镜下的游离及离断。笔者进行改进两者穿刺孔设计,共用部分穿刺孔,增加两个 5mm 穿刺孔,明显提高手术进度,未增加患者手术创伤情况。

2. 标本切除中,手术顺序 标本切除过程中手术步骤与开腹有别,笔者多先断胃、断胰腺、断空肠、断钩突,最后游离胆囊、断胆总管。部分情况下,进行钩突先行离断方法时,笔者先行显露肠系膜上动脉,显露胰腺钩突部,给以离断钩突。

钩突部位切除最关键,也是手术风险所在。术者应对钩突血管解剖和变异有较清楚的了解和镜下还原能力,选择合适的血管处理方法。笔者断钩突时习惯于可吸收夹、电凝钩、超声刀三者联用。注意在使用能量器械离断血管时,如超声刀和 Ligasure,"无张力离断"至关重要,离断时助手牵引力应控制。此外,离断钩突前十二指肠 kocher 切口应彻底,并将右半结肠适当游离,彻底游离胰头十二指肠背侧,尽可能到达直至肠系膜上动脉和腹主动脉旁,充分的游离可改善视野、提高手术安全。部分较肥胖患者,可通过肠系膜上血管右侧横行打开结肠系膜,通过系膜开口进行钩突游离和离断,空肠袢亦可由此拉出。

3. 血管的处理 胰十二指肠切除需要离断多根血管,处理方法应得当,减少术后出血的隐患。对于小动脉,如胃右动脉和胆囊动脉,建议使用 8mm 可吸收夹或者紫色外科夹夹闭,并要注意力度,防止动脉内膜损伤。对于大动脉,如胃十二指肠动脉,建议使用丝线结扎和可吸收夹或外科夹双重闭合。对于小静脉,如胆总管后静脉或胰十二指肠上下静脉,建议使用可吸收夹或外科夹夹闭。肠系膜上静脉及门静脉分支,较为细小,分离中,牵扯导致损伤出血风险较高,笔者发现,无需进行外科夹夹闭后离断,可以直接采用超声刀和 Ligasure 进行离断,术后仍不会出现静脉出血情况。大静脉,如胃肠静脉干,可用 prolene 线缝扎或外科夹夹闭后进行离断。所有血管保留侧血管蒂应尽可能保留多些,蒂较短时可吸收夹较可靠,hem-o-lock 容易脱,建议此时可在夹子后方进行贯穿缝合加固,血管周围附带较多结缔组织时 hem-o-lock 和可吸收夹一样牢靠。妥善的处理可减少缝扎的次数,提高手术效率。

4. 淋巴结清扫 淋巴结清扫力争达到整块清扫,鞘内分离,因难度较大,术中应以此为目的但不勉强。其中肝十二指肠韧带附近淋巴清扫最重要。此时清扫过程可从第 8 组淋巴结开始,首先沿肝总动脉向肝固有动脉方向打开动脉鞘,离断胃右动脉和胃十二指肠动脉,将淋巴结向左右两侧翻起,其后劈开动脉和后方门脉间淋巴结,偏右侧淋巴结可与胆总管一并切除,偏左侧淋巴结待动脉侧游离后,可在钩突离断后,从门静脉后方牵引、清扫,左侧淋巴结可与第 16 组淋巴结一并清扫。根据病变恶性程度及侵及范围,对淋巴结进行可控性清扫,笔者认为腔镜下淋巴结清扫可达到或优于开腹淋巴结清扫范围。对于部分肿瘤向左侧突出侵犯较深患者,术中可悬吊肠系膜上动静脉,协助钩突右侧显露和腹主动脉旁淋巴结清扫过程。

5. 消化道重建 笔者采用的 1+1 胰肠吻合方法,简单可靠,术中不进行精确的胰管对黏膜吻合,操作技术要求低。临床实践提示 1+1 胰肠吻合方法简单有效,B 级以上胰瘘发生率较低,连 A 级胰瘘现在也很少发生。胰肠吻合的关键在于胰管对黏膜吻合的严密性,通常做法是做精细的胰管对黏膜吻合,如果胰管扩张不明显时吻合难度大,费时费力,笔者所进行的方法通过两重简化的胰管对黏膜吻合代替精确的胰管对空肠吻合,该方法技术要求低,安全可靠,初学者也容易掌握,值得推广。

胆肠吻合进行连续的单层缝合方法,在进行缝合时,建议初学者选择 PDS Ⅱ 或者 Prolene 缝合线进行缝合,并每 2~3 针进行收紧缝合线,防止最后缝合线收紧困难。可吸收缝线进行缝合,建议一针一收紧的方法。

机器人下胃肠吻合,多采用直线切割闭合器吻合,注意吻合后检查吻合口是否存在出血情况。

七、常见术后并发症处理

机器人联合腹腔镜胰十二指肠切除的术后并发症与腹腔镜胰十二指肠切除或机器人胰十二指肠切除基本相同,最常见并发症仍为吻合口瘘,主要为胰瘘,胆瘘以及腹腔内出血等。

1. **胰瘘**　胰瘘最为常见,也是风险最大的并发症。如何减少胰瘘与避免胰瘘,文献报道,若计算 A 级和 B 级胰瘘情况,胰瘘发生率在胰十二指肠中能高达40%左右。胰瘘与术中吻合牢靠性直接相关,也与胰腺质地、组织愈合能力等有一点关联。据文献报道,大型诊疗中心行机器人胰十二指肠切除术 B 级以上胰瘘发生率为10%左右。胰瘘治疗的关键是直接而通畅的腹腔引流,如何减少胰瘘,笔者在临床中观察发现,早期胃肠道排空,有利于减少胰瘘的发生。肠道功能早期恢复后,良好的胃肠道蠕动,形成肠腔内局部负压状态,达到虹吸作用,给以胰管支撑管一负压吸引,如同吸管作用一样,降低了胰管内压力,能有效减少胰瘘的发生。基于此种理论,笔者也认为,胰肠吻合的关键,在于无张力吻合,减少胰肠吻合口之间的张力,并促进胃肠道蠕动。同时,笔者也采用胰管外置方法,增加胰管内负压,使胰液向外引流,能减少胰瘘的发生,特别对于恶性胰瘘的预防与处理,有着较好效果。

2. **胆瘘**　一个好的外科医师,进行胆肠吻合时,应将胆肠吻合口瘘降到最低或者避免胆肠吻合瘘的存在。笔者在进行机器人下胆肠吻合时,其发生胆瘘几率明显低于腹腔镜下胆肠吻合,但术后出血吻合口狭窄病例仍有存在。

由于胆道梗阻,出现梗阻性黄疸的患者,笔者建议常规进行术前留置 PTBD,进行减黄处理,其目的一方面能够减少胆道内压力,改善胆道内微环境,特别是对于存在胆道感染患者,可有效控制感染情况;另一方面,笔者认为,进行胆道外引流后,PTBD 引流管术中不予拔出,术后进行有效胆道引流,减少胆道内胆汁流量,减轻胆肠吻合压力,能够在一定程度上减少的胆瘘发生率,并对胆瘘患者的胆肠吻合口早期愈合有一定效果。

3. **胃肠吻合出血**　胃肠吻合出血主要是指术后早期的出血,与手术吻合相关。直线切割闭合器进行胃肠吻合时,为纵行切开吻合,不同于圆形吻合器,在其前端为闭合器刀头切割最顶端,缺少钉子的缝合,若正好为胃臂内动脉血管,会导致术后持续性出血。在大量临床病例中,笔者发现此种情况,因此在进行胃肠吻合后,建议检查吻合口情况,一方面可以了解有无吻合口出血情况,另一方面了解胃管的位置情况,是否给以固定于胃肠吻合口。

若术中未发现胃肠吻合口出血,术后出现吻合口出血的情况,应给以保守治疗,保守方法,常规给以冰氯化钠 100ml+去甲肾上腺素注射液 8mg,胃管内注入,已达到收缩小动脉作用,同时要配合止血药物,如凝血酶冻干粉等胃内注入效果好些。保守治疗效果不佳时,一周以内,进行胃镜检查风险大,可以行胃左动脉栓塞,控制胃部血流情况,部分患者能够有效控制。

4. **术后腹腔内出血**　胰瘘继发性并发症中最为凶险的是动脉断端破裂出血或假性动脉瘤破裂出血,预防的关键在于减少胰瘘的发生、保持引流的通畅和适当的动脉断端保护。减少胰瘘的发生主要在于胰肠吻合的方法和熟练程度,通畅引流如前文有述。对于动脉断端的保护笔者所在团队没有进行相关的操作和研究,有作者建议采用肝圆韧带或空肠浆肌层对胃十二指肠动脉断端进行包埋的方法减少动脉腐蚀破裂出血。

非胰瘘相关性腹腔出血多发生在学习曲线内,主要跟术中血管处理不牢靠有关,主要发生在超声刀离断和血管夹钳夹后的血管断端。机器人胰十二指肠切除术中使用最为频繁的是超声刀,虽然超声刀可以安全离断 7mm 以下血管,但前提一定是咬合完全、原位离断,牵引状态下离断血管不能达到完整的血管闭合,术后存在出血可能。此外,对于较粗动脉,如胃十二指肠动脉,血管夹存在钳夹力过大,术后可能形成血管瘤,笔者所在团队即遇到过无胰瘘情况下胃十二指肠动脉破裂出血的病例,现阶段笔者均再用丝线结扎联合动脉夹的方法进行胃十二指肠动脉的离断。采用血管夹夹闭血管断端时同样应注意原位垂直钳夹的问题,此外,还需要在血管钳夹外侧保留一定长度的血管,夹子保留侧血管过少时易造成术后夹子脱落。早期开展机器人胰十二指肠切除术,建议多采用缝扎的方法处理血管,较能量器械和血管夹而言更为牢靠。

八、与常规腹腔镜手术比较

腹腔镜胰十二指肠切除,手术过程复杂,难度高,对术者技术及助手配合要求较高,当前能够很好开展的中心不断扩大,但仍存在着诸多问题,如2D下的手术操作视野,虽然可以采用3D腹腔镜辅助手术,但仍存在着3D视野拉伸过大等诸多问题;LPD学习曲线过长,需要对开腹胰十二指肠有着较高的手术经验与技巧,以及较长的手术时间等。

手术机器人的出现对于胰十二指肠切除的微创化提供了新的方向。达芬奇机器人设备具有三维的手术视野、灵活的腔内手术器械等,尤其适合需复杂重建手术。笔者于2007年开展腹腔镜胰十二指肠切除,当前已经积累了超过100余例腹腔镜胰十二指肠切除的经验,2015年开始开展机器人联合腹腔镜胰十二指肠切除,已经完成70余例,2011年开展机器人胰十二指肠切除,已经超过650余例,为国际最大宗病例数据。总结经验,笔者认为早期开展机器人胰十二指肠切除,可以先开始腹腔镜胰十二指肠切除技术,两者有着相似的地方,在进行解剖、游离及组织切除顺序上有着相似点,待经验积累到一定程度后,再行开展杂交的胰十二指肠切除,而后过渡到完全机器人下的胰十二指肠切除,能有效缩短学习曲线。

参 考 文 献

1. Palanivelu C, Rajan PS, Rangarajan M, et al. Evolution in techniques of laparoscopic pancreaticoduodenectomy: a decade long experience from a tertiary center. Journal of hepato-biliary-pancreatic surgery, 2009, 16(6): 731-740.

2. Hongbeom Kim, Jae Ri Kim, Youngmin Han, et al. Early experience of laparoscopic and robotic hybrid pancreaticoduodenectomy. Int J Med Robotics Comput Assist Surg, 2017, 13: e1814.

3. Jang JY, Chang Y, Kim SW, et al. Randomized multicentre trial comparing external and internal pancreatic stenting during pancreaticoduodenectomy. Br J Surg, 2016, 103(6): 668-675.

4. Chen S, Chen JZ, Zhan Q, et al. Robot-assisted laparoscopic versus open pancreaticoduodenectomy: a prospective, matched, mid-term followup study. Surg Endosc, 2015, 29(12): 3698-3711.

5. R. Matthew Walsh, Sricharan Chalikonda. How I Do It: Hybrid Laparoscopic and Robotic Pancreaticoduodenectomy. J Gastrointest Surg, 2016, 20: 1650-1657.

6. Zeh HJ, Zureikat AH, Secrest A, et al. Outcomes after robot-assisted pancreaticoduodenectomy for periampullary lesions. Annals of Surgical Oncology, 2013, 19(3): 864-870.

7. Kendrick ML, Cusati D. Total laparoscopic pancreaticoduodenectomy: feasibility and outcome in an early experience. Archives of surgery, 2010, 145(1): 19-23.

8. Gumbs AA, Gayet B, Hoffman JP. Video: laparoscopic Whipple procedure with a two-layered pancreatojejunostomy. Surgical endoscopy, 2011, 25(10): 3446-3447.

9. Croome KP, Farnell MB, Que FG, et al. Total laparoscopic pancreaticoduodenectomy for pancreatic ductal adenocarcinoma. Annals of Surgery, 2014, 260: 633-640.

10. Corcione F, Pirozzi F, Cuccurullo D, et al. Laparoscopic pancreaticoduodenectomy: experience of 22 cases. Surgical endoscopy, 2013, 27(6): 2131-2136.

11. Lee JS, Han JH, Na GH, et al. Laparoscopic pancreaticoduodenectomy assisted by mini-laparotomy. Surgical laparoscopy, endoscopy & percutaneous techniques, 2013, 23(3): e98-e102.

12. Wang Y, Bergman S, Piedimonte S, et al. Bridging the gap between open and minimally invasive pancreaticoduodenectomy: the hybrid approach. Canadian journal of surgery Journal canadien de chirurgie, 2014, 57(4): 263-270.

13. Giulianotti PC, Sbrana F, Bianco FM, et al. Robot-assisted laparoscopic pancreatic surgery: single-surgeon experience. Surgical endoscopy, 2010, 24(7): 1646-1657.

第三十章

机器人胰腺手术中血管重建技术与技巧

一、概述

胰腺恶性肿瘤患者被确诊时多为进展期,毗邻血管侵犯较为常见,对于局限性侵犯血管患者术中应行血管切除重建,以提高 R0 手术切除率和肿瘤根治率,对于患者生活质量的改善作用是明确的,但能否改善患者远期预后目前仍存争议,有 Meta 分析表明联合血管切除重建的胰十二指肠切除术患者术后中位生存时间为 15 个月(9~23 个月),与行标准胰十二指肠切除术的结果相似。

此外,术中误伤重要血管时也应行血管修复或重建术,如部分右肝动脉、肝总动脉等,联合血管重建手术多为近端胰腺恶性疾病,其中最常见的受侵血管为门静脉。笔者迄今共完成 1600 余例机器人胰腺手术,其中 8 例为联合血管重建,5 例为门静脉阶段性切除重建,2 例为右肝动脉重建,1 例为肝总动脉重建,临床疗效佳。

联合血管切除重建的胰腺手术,因肿瘤侵犯血管,机器人下完成难度大、时间长,技术上可行,但技巧上要求极高,建议手术团队在经过机器人胰腺手术百例之后再做尝试。

二、适应证

胰腺恶性肿瘤,局限性侵犯门静脉,受侵长度最好不超过 3cm,3cm 以上的镜下对端吻合困难,需要进行人工血管,排除远处转移。动脉侵犯长度 3cm 以内,动脉条件良好。

三、禁忌证

肿瘤侵犯血管长度过长,长度>3cm;肿瘤体积较大,直径>6cm;联合两支以上血管侵犯,周围转移,全身状况差无法耐受手术。

四、体位及穿刺孔布局

参考胰十二指肠切除术布孔,该布孔方式适用于所有机器人胰腺手术。

五、手术步骤

静脉血管切除重建最好放在手术切除的最后一步进行,从而缩短血流阻断时间,减少肠道瘀血、水肿、毒素吸收和血栓形成。受侵血管切除有两种方法,一种为联合标本一并切除,该操作手术难度大,但符合肿瘤根治原则,需要进行切除血管以外的标本完整的游离与切除,并进行血管两侧端的血流阻断。另一种为标本与受侵血管分开切除,部分肿瘤体积较大或位置不佳时,影响解剖和游离操作,术中应先切除标本,后将可疑受侵血管切除。切除血管前将拟吻合血管,上下游离足够的长度,降低气腹压,使用镜下哈巴狗钳夹受侵血管两端,机器人下电剪切除受侵血管。

静脉和动脉重建方法不同。静脉重建可采用双针端侧缝合打结后,前后壁连续外翻缝合,对侧打结,预留生长因子,打结前先行放开远心端排空血管内空气,重建方法等同开腹手术。切除血管长度较长,难以进行对端吻合时,可以选择管径合适的人工血管替代,进行重建。动脉重建建议采用单针间断缝合的方法,缝合时注意内膜和外鞘一并缝合,打结前同样先行放开远心端。

六、技巧与方法

血管重建手术机器人操作具有优势,其3D高清放大视野和精细稳定的操作使得血管吻合更为精准。

静脉血管切除重建的方法主要包括三种:①血管壁楔形切除术;②血管节段切除+端端吻合术;③血管节段切除+自体或人造血管架桥重建。

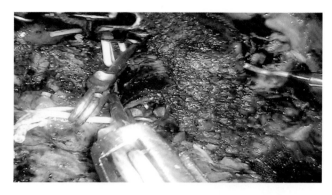

图30-1　阻断肿瘤两侧肠系膜上静脉及门静脉

1. 当肿瘤侵犯范围仅局限于门静脉和肠系膜上静脉周径<1/3时,可采用血管壁楔形切除术,将受侵犯血管壁切除后,Prolene线缝合修补血管,特别是在胰腺体尾部癌进行联合血管切除时,不建议进行门静脉的节段性切除,因胰腺头部未切除,导致血管周围组织张力过高,难以对端吻合(图30-1、图30-2、图30-3)。

2. 当肿瘤侵犯范围超过门静脉和肠系膜上静脉管周1/3并且长度<3cm时,可行血管节段切除+端端吻合术,注意要保持吻合口无张力,也有医师切除更长节段的血管后直接行端端吻合,但除松解肝镰状韧带外,多须松解较大范围的肠系膜根部,创面大,不利于恢复(图30-4、图30-5、图30-6、图30-7、图30-8)。

3. 若肿瘤侵犯血管长度>3cm,可利用自身血管或人工血管行血管移植或架桥+端端吻合术。采用人工血管重建时,注意血管要做外翻缝合,不能将血管外膜翻转到人工血管腔内(图30-9、图30-10)。

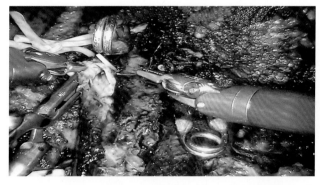

图30-2　切除部分门静脉壁,并修补门静脉侧壁

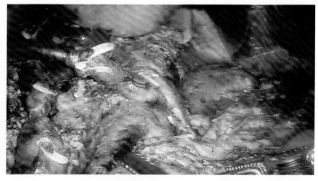

图30-3　修补完成术后的门静脉

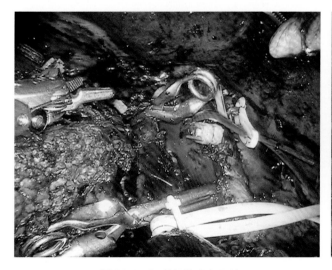

图30-4　阻断门静脉上下端

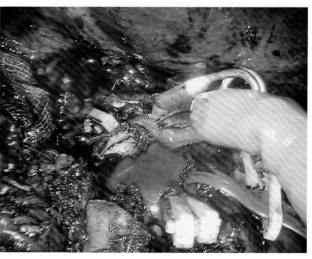

图30-5　完全离断门静脉上端

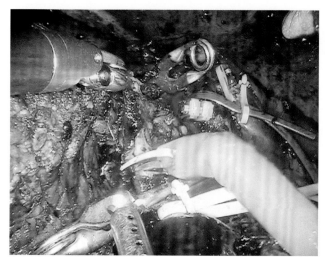

图 30-6　完全离断门静脉下端

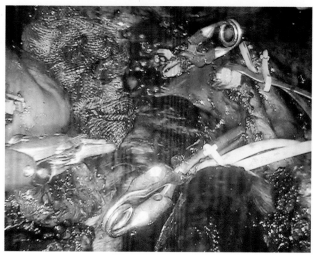

图 30-7　完整切除受侵犯的部分门静脉

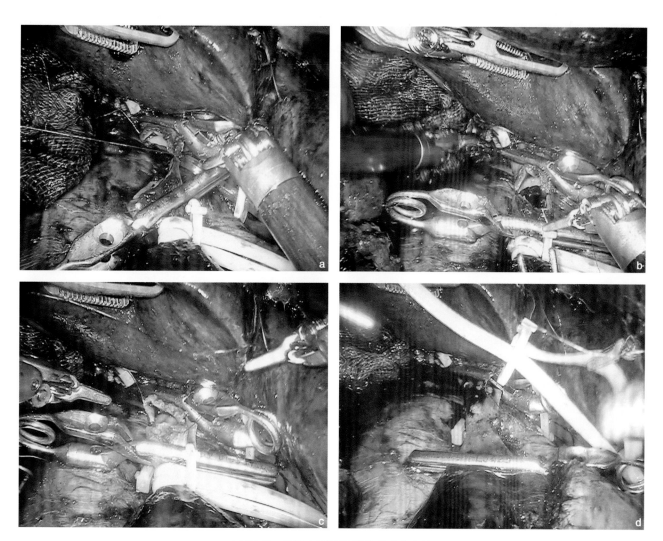

图 30-8　机器人下门静脉重建吻合方法

a:3 点钟方向缝合门静脉侧壁;b:9 点钟方向缝合门静脉侧壁;c:门静脉后壁连续缝合;d:门静脉前壁连续缝合

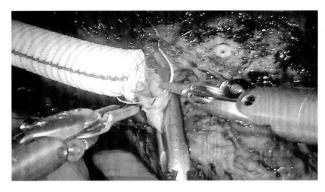
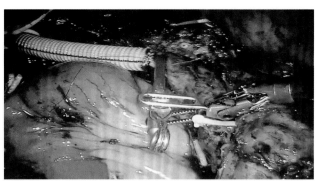

图30-9　人工血管重建门静脉进行缝合　　　　　图30-10　人工血管重建后门静脉

4. 动脉血管重建　动脉血管重建的难点是血管的状况是否良好,多数情况下,肝动脉重建时,游离度良好,但因血管内膜与外膜脱离等,进行重建困难,术后出血或者血管闭塞可能性大。

动脉重建时,一般采用7-0 prolene线进行间断缝合,要求由镜下缝合的医师进行缝合操作。缝合中器械臂力量与角度掌握不佳,可能导致缝合线断裂或者血管壁撕扯(图30-11、图30-12、图30-13、图30-14)。

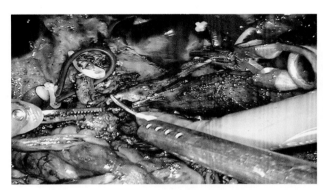
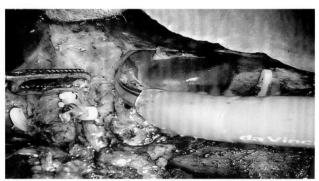

图30-11　离断肝总动脉　　　　　　　　　　　图30-12　打开动脉鞘,进行修剪动脉

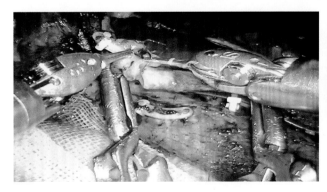
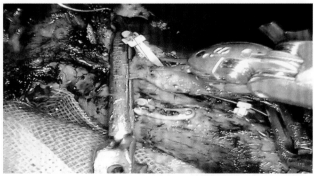

图30-13　间断对端吻合动脉　　　　　　　　　图30-14　完成动脉重建

5. 血管重建时,术中要充分做好血管的游离,并进行充分阻断。门静脉或肠系膜上静脉切除,对端重建时,因脾静脉的牵扯,对端吻合时,张力过大,可以将脾静脉离断,以减少血管对端吻合时所产生的张力情况。

术前综合各项检查,做好各种预案。如采用血管重建方法,是否需要备好自体血管或人造血管;计划门静脉阻断时间,一般而言,门静脉可耐受1小时阻断时间,如血管重建复杂,机器人下1小时难以完成的建议中转开腹,尝试辅以暂时性门腔分流。

七、并发症及处理

血管重建术中并发症主要为出血和阻断过程中肠道静脉内血栓形成。如吻合时间过长时术中应静脉注射肝素,减少回流脏器血管内血栓形成的可能。术后常见并发症为狭窄和血栓形成,笔者建议排除活动性出血后,可以在术后 24 小时开始给予抗凝治疗。人造血管架桥重建患者术后应常规口服阿司匹林,定期复查,对于慢性血栓形成也不必进展,多数会出现侧支循环的形成。

八、与常规腹腔镜手术比较

联合血管重建的机器人胰腺手术临床报道少见,目前尚无相关对比研究。笔者进行腹腔镜下门静脉重建与机器人下门静脉重建,两者在重建方式上基本相同,不同在于机器人下进行血管重建时,要方便、灵活,血管吻合方法接近于开腹手术下的吻合。动脉吻合,因血管管腔细,在腹腔镜下进行吻合困难,机器人下放大的视野,精细操作,便于动脉重建。

参 考 文 献

1. Moore GE, Sako Y, Thomas LB. Radical pancreatoduodenectomy with resection and reanastomosis of the superior mesenteric vein. Surgery, 1951, 30(3):550-553.

2. Nakao A, Harada A, Nonami T, et al. Regional vascular resection using catheter bypass procedure for pancreatic cancer. Hepatogastro-enterology, 1995, 42(5):734-739.

3. Tseng JF, Raut CP, Lee JE, et al. Pancreaticoduodenectomy with vascular resection:margin status and survival duration. J Gastrointest Surg, 2004, 8(8):935-949.

4. Chua TC, Saxena A. Extended pancreaticoduodenectomy with vascular resection for pancreatic cancer:a systematic review. J Gastrointest Surg, 2010, 14(9):1442-1452.

5. Stitzenberg KB, Watson JC, Roberts A, et al. Survival after pancreatectomy with major arterial resection and reconstruction. Ann Surg Oncol, 2008, 15(5):1399-1406.

6. Riediger H, Makowiec F, Fischer E, et al. Postoperative morbidity and long-term survival after pancreaticoduodenectomy with superior mesenterico-portal vein resection. J Gastrointest Surg, 2006, 10(8):1106-1115.

7. Mollberg N, Rahbari NN, Koch M, et al. Arterial resection during pancreatectomy for pancreatic cancer:a systematic review and meta-analysis. Ann Surg, 2011, 254(6):882-893.

8. Bockhorn M, Burdelski C, Bogoevski D, et al. Arterial en bloc resection for pancreatic carcinoma. Br J Surg, 2011, 98(1):86-92.

9. Zhou Y, Zhang Z, Liu Y, et al. Pancreatectomy combined with superior mesenteric vein-portal vein resection for pancreatic cancer:a meta-analysis. World J Surg, 2012, 36(4):884-891.

第三十一章

机器人胰十二指肠切除围术期管理

胰十二指肠切除,手术创伤大,对患者生活质量影响较多,且术后并发症发生率高,并有着较高的围术期死亡率,其死亡率可以达到 2%~5%。随着机器人胰十二指肠切除的开展,在术后严重并发症的发生率以及围术期死亡率方面,较开腹手术与腹腔镜手术未见增加。如何做好围术期管理工作,在机器人胰十二指肠切除中显得尤为突出,并且有着自身特点,本章节主要介绍机器人胰十二指肠切除的围术期管理工作。

一、术前评估

1. 特殊的鉴别诊断 胰十二指肠切除的适应证主要为胰腺头部的良、恶性肿瘤,胆管下段肿瘤、十二指肠肿瘤以及壶腹部肿瘤等,如何做好术前的诊断及鉴别诊断,对手术方式的制定尤为重要。其中重点需要提到的诊断与鉴别诊断为胰腺恶性肿瘤与自身免疫性胰腺炎相鉴别,其他疾病基本可以经过影像学检查以及内镜下病理检查,诊断明确。

临床实际工作中,笔者发现存在自身免疫性胰腺炎,术前影像学检查与胰腺癌难以区分,特别是肿块性胰腺炎。

自身免疫性胰腺炎(autoimmune pancreatitis,AIP)是一种由自身免疫介导引起,影像学特征为胰腺肿大、胰管不规则狭窄,通常以梗阻性黄疸为首发症状的慢性胰腺炎。临床病理学分型为 I 型和 II 型。I 型称为淋巴浆细胞硬化性胰腺炎(lymphoplasmacytic sclerosing pancreatitis,LPSP),占亚洲 AIP 患者中绝大多数,通常见于老年男性,以梗阻性黄疸为首发症状,伴随胰腺外组织器官受累情况,对激素治疗敏感。但实验室检查发现,其与 IgG4 水平相关,被认为是 IgG4 相关疾病在胰腺的局部表现。II 型为特发性导管中心性胰腺炎(idiopathic duct-centric pancreatitis,IDCP),其主要特征为粒细胞上皮病变,通常伴有胰管破坏和闭塞,但胰腺组织内很少见或没有 IgG4 阳性浆细胞。随着对 AIP 认识的进一步加深,相继有多个国家出台 AIP 的诊断标准,但其与胰腺癌鉴别仍相对困难,临床中误诊为胰腺癌行胰十二指肠切除的主要疾病。

在临床中,对于伴有梗阻性黄疸的胰腺占位病例,建议常规筛查 IgG4,以初步排除自身免疫性胰腺炎,特别是 IgG4 相关性胰腺炎。考虑为 IgG4 相关性胰腺炎后,可以请免疫专业医师协助诊断,进一步行 CT、MRI、MRCP 检查以及自身免疫指标的化验,以进一步明确,必要时进行诊断性治疗。

2. 术前检查 机器人胰十二指肠切除患者与常规开腹胰十二指肠切除或腹腔镜胰十二指肠切除患者相同,需要进行心肺评估等工作,在本书第三章中,对患者术前准备与麻醉已经做了相关介绍。

笔者主要介绍胰腺癌患者行胰十二指肠切除术时,进行术前影像学评估工作,明确胰十二指肠的可切除性以及是否能够进行机器人胰十二指肠切除或者腹腔镜胰十二指肠切除。

机器人胰十二指肠切除中,机械臂无力反馈作用,难以像开腹手术那样进行术中充分评估,因此要做好术前影像学评估工作,对于边缘可切除性肿瘤,慎重选择微创方法。

术前影像学检查,建议进行胰腺的核磁共振平扫加增强,特别是对于胰腺癌患者,部分情况下还需要进行胰腺薄层 CT 平扫加增强,联合评估肿瘤的进展情况。

CT Loyer 分级标准

A 型:低密度肿瘤和(或)正常胰腺与邻近血管之间有明确脂肪间隙。

B 型:低密度肿瘤和血管之间有正常胰腺组织。

C 型:低密度肿瘤和血管之间有凸面点状接触。

D 型：低密度肿瘤与血管之间有凹面接触或者为部分包绕血管。

E 型：低密度肿瘤完全包绕血管，但未造成血管腔的变化。

F 型：低密度肿瘤阻塞血管或者浸润血管，已经导致管腔部分或全部狭窄。

其中 CT 评价里面，A 型~B 型为可切除性肿瘤，C 型~D 型为可能切除性肿瘤或边界可切除性肿瘤，而 E 型~F 型是不能进行切除的肿瘤。其中 C 型~D 型肿瘤不是腹腔镜或机器人下胰十二指肠切除的最佳适应证，而是相对的禁忌证。

对于胰腺恶性肿瘤，在有条件的情况下建议把 PET-CT 检查作为常规检查。临床工作中，部分病例术前 MRI 检查明确无转移性病灶，但 PET-CT 检查却明确有转移情况。同时，部分病例术前 PET-CT 检查未见转移性病灶，而 MRI 能够明确肝转移性病灶。因此，笔者认为 MRI 与 PET-CT 检查，能有效提高胰腺癌转移的阳性率。同时，对于自身免疫性胰腺炎及肿块性胰腺炎也有着一定的鉴别作用。

术前的病理检查，不作为常规的临床检查，除非对于明确自身免疫性胰腺炎或肿块性胰腺炎等，需要与胰腺癌相鉴别时，采用超声引导下穿刺活检或胃镜超声下穿刺活检。

胆管下段肿瘤、十二指肠肿瘤等能够进行十二指肠镜检查的病例，可以进行术前检查诊断的同时进行病理活检，但部分病例并不一定能够完全取到肿瘤，明确病理情况，同时也面临着活检后导致肿瘤转移等情况。

二、术前准备

1. 术前胆道梗阻，减黄的处理　多数胰腺肿瘤或胆道下段肿瘤，是由于胆道梗阻导致黄疸才就医。对于梗阻性黄疸的患者，术前是否需要进行减黄处理以及胆红素在什么水平需要减黄处理，当前仍有争论。胰腺手术过程中，多数不需要用联合肝脏切除，因此在进行术前减黄处理上，不需要积极处理。

胆道梗阻导致肝功能、肾功能损害，并胃肠道功能减退及菌群失衡，消化不良，肠道营养吸收障碍，食欲下降等，引起一定的营养不良情况，这也是需要进行及早胆道引流的原因。

在临床实际操作中，笔者认为，当患者血清胆红素>300μmol/L 时，进行常规术前胆道减压处理，如经皮经肝胆管引流术（percutaneous transhepatic biliary drainage，PTBD）或内镜鼻胆管引流术（endoscopic nasobiliary drainage，ENBD）等，要完全改善肝脏功能，需要 6 周以上时间。因此基于胆道减压后，对于黄疸情况短期内并不能完全改善，但胰腺肿瘤相对进展较快等情况，患者往往不能等到肝功能完全恢复，已经出现肿瘤转移情况。笔者认为血清胆红素水平在 500μmol/L 以下者，人血白蛋白水平在 30g/L 以上，仍可以进行手术治疗。但是否进行胆道减压，应根据以下情况判断：①存在胆道感染情况的患者，需要进行积极胆道减压，改善胆道内微环境，控制感染情况；②胆红素>300μmol/L 时，营养状况不良，难以进行近期手术，需要进行营养状况纠正患者，仍要进行及早胆道减压；③常规进行胆道减压，笔者主要采用胆道外引流，虽然增加一根体外引流管，给患者带来不便及增加护理难度，但在临床观察中，发现有胆道外引流的患者发生胆瘘的几率要低于未做胆道外引流患者，这可能因为进行胆道外引流后，胆汁部分经 PTBD 管引出体外，减少了胆肠吻合胆汁流量，从而减少胆瘘发生的几率情况。

胆道减压的方式，可以选择 ENBD、胆管内支架（塑料支架与金属支架）以及 PTBD 等，部分学者认为，进行 ENBD 或胆道内支架植入应作为胆道减压的首选治疗方式。一方面在支架植入过程中，可以进行胆道减压，同时也可以进行组织学病理检查；另一方面，胆道内支架植入，减少胆汁的丢失，能够减少发生电解质紊乱的可能，并能改善肠道的微生态情况。临床实际观察中发现，对于放置胆道支架患者，特别是胆道内金属支架患者，放置胆道支架后，导致胆道及其周围组织水肿，增加外科手术难度，并增加术后胆瘘风险，而 ENBD 与 PTBD 引流，对胆道的影响相对较小。且放置胆道支架过程中，对于导管下段肿瘤患者，笔者认为操作过程中，可能会导致肿瘤细胞脱落，引起种植，基于以上情况，笔者认为能够进行短期内手术患者，建议进行 PTBD 引流或者 ENBD 引流，术后 6~8 周后，可以拔出 PTBD 引流管。

2. 术前营养支持　营养不良主要出现在长时间梗阻性黄疸且高龄、进食不良的患者中，对于部分存在胆道感染，且发热的患者表现地尤为突出。

存在术前营养不良患者，应给以积极纠正营养状况，可以给以肠外营养支持，一般在 5~7 天内。长时间肠外营养支持，可能导致胃肠道吸收功能减退，屏障功能降低，胃肠道黏膜萎缩，术后出现肠道菌群失调的风险增加,术后胃肠道功能的恢复减慢等。

黄疸患者术前给以积极胆道减压,进行胆道外引流,可以将胆汁过滤后口服,以促进胃肠道内对食物的吸收,配合肠外营养支持。肠外营养支持,短期内5~7天的营养支持,以葡萄糖等为主,脂肪乳以中长链脂肪乳为主,能够减少肝脏负担并能够充分利用能量。

术前需要纠正低蛋白血症,在改善营养状况后,给以补充人血白蛋白,尽可能保证术前人血白蛋白水平在30g/L,或者在术前给以输入人血白蛋白20g,能够减少术中组织水肿情况,降低术后发生消化道瘘发生。

3. 患者及家属心理指导 机器人在肝胆胰外科领域发展缓慢,普及率较低,因此,患者及家属对于机器人手术的操作认识不足。特别是对于我国内地来说,当前共有机器人设备75台,而且主要分布在国内大的医疗中心,中国人民解放军总医院拥有7台达芬奇机器人设备,在国内是拥有设备最多的医疗中心。

近3年来,随着机器人技术的开展以及患者数量的不断积累,患者及家属对机器人手术有着一定的认识,但仍存在诸多顾虑。术前医生应向患者及家属交代机器人手术仍是由医生来操作,多数患者及家属存在误区,认为机器人手术就是机器人在操作,而不用人去操作。充分告知患者及家属,机器人手术相对常规腹腔镜手术有着诸多优势:如操作更加精细,肝胆胰复杂手术的微创治疗成功率更高;手术的3D放大视野,更加便于主刀医师的观察与发现;灵活的机械臂,术中对组织的分离以及处理更加灵活等,从而以消除患者及家属担忧。

三、术中注意事项

术中操作情况,已经在各个章节进行详细描述,但对于机器人手术中一些共性的注意问题,有待于解决以及注意。

1. 术中高碳酸血症 机器人手术,特别是在早期开展阶段,手术时间长,必然导致长时间二氧化碳气腹压,引起患者高碳酸血症或检测循环二氧化碳明显增高,导致手术暂停。临床实际工作中,降低二氧化碳气腹压能减少腹腔内对二氧化碳的吸收,从而减轻高碳酸血症情况。

减少二氧化碳的吸收,主要是降低二氧化碳气腹压以及腹腔的压力。二氧化碳气腹压的降低可以经过气腹机的压力调整,正常情况下可以调整到10mmHg;另一方面降低腹壁的张力,要依靠肌肉松弛药,减轻腹肌紧张导致的腹腔压力增大。

机器人手臂经腹壁穿刺孔的穿刺器固定于腹壁上,且需要上抬机器人机械大臂后,有一定张力,牵拉腹壁后,方能有效保证腹腔内手术操作的空间。因此,在机器人手术操作中,腹部外科手术,可以将气腹压降低到10mmHg以下,但需要麻醉的充分配合,加深麻醉与肌肉松弛药物,减轻腹肌带来的压力,同时,采用机器人臂悬吊技术,协助显露空间,保证手术空间的操作。能有效减少二氧化碳在腹腔内的吸收以及高碳酸血症。

2. 术中液体容量控制 2011年至今笔者已完成机器人胰十二指肠切除近650例,总结术中出血量,平均出血量低于100ml,多数情况下,机器人胰十二指肠切除,术中出血量在50~100ml,因此,术中失血的发生率非常低。但在实际手术操作中,部分麻醉医师并未按照实际术中液体丢失的情况进行术中补液,而是通过经验来补液,特别是对于未有固定麻醉师配合的情况,往往导致术中过多液体补充,引起组织水肿,因此术中要及时和麻醉医师沟通,控制液体入量,减轻组织水肿。

机器人胰十二指肠切除不但要求术中严格控制液体入量,同时也要求术后严格控制液体入量。在术中,观察患者生命体征,在生命体征平稳情况下,尽可能控制液体容量。特别是胶体溶液,如琥珀酰明胶等,因术后利尿药物排除效果不佳,大量胶体溶液会增加心肺负担,特别是老年患者以及心脏功能不全患者,可能会引起术后心脏功能不全或心脏功能衰竭等。

3. 引流管的放置 胰十二指肠切除术后,放置引流管数量各个中心不同,部分医师认为,应尽可能放置较多的引流管,以保证引流通畅。笔者中心常规放置引流管两根,个别情况下,如腹腔内渗出较多时,可能放置3根。引流管放置时,应适当远离吻合口,不应过于靠近吻合口。因所有引流管在放置一周以上均可能存在细菌种植情况,形成腹腔内感染源,而成为导致吻合口瘘或长期不愈合的主要因素。特别是对于放置在异常吻合口后方的引流管,应杜绝该放置方法。

四、术后快速康复

胰十二指肠切除手术是一个固定的、规范化的手术,术后并发症的发生主要在于术后消化道瘘、腹腔出血、腹腔感染以及胃肠功能紊乱等。但仍有人提出快速康复理念,并采用不同的方法,如早期利用胃肠道营养支持,给以术中留置空肠营养管等。机器人胰十二指肠切除,手术创伤小,患者疼痛轻,胃肠道功能恢复快,更能适合术后的快速康复。在笔者完成的胰十二指肠切除中,术后平均住院日在 10.6 天,最快出院为术后 6~7 天。笔者就机器人胰十二指肠切除快速康复经验,总结如下:

1. **术后营养支持** 机器人胰十二指肠切除手术大、创伤大,从理论上讲应给以加强营养支持治疗,但术后 1~3 天机体处于应激状态与调整状态,并不能完全利用能量,因此在能量补充上笔者认为术后患者每日给以的能量在 60~80Kcal/kg,相当于日常需要量的 1.5~2.0 倍。能量的补充应根据患者肝肾功能情况调整碳水化合物与脂肪乳剂的比例,对于肝功能异常患者,应以碳水化合物为主,并配合中长链脂肪乳剂进行肠外营养支持。患者术后第 3 天,开始进食后,降低肠外营养所占比例,增加肠内营养支持量。早期进食,以无渣饮食为主,且少量多次进食。

营养支持兼顾电解质稳定,必要时可以给以微量泵泵入电解质等,在控制液体同时,保证电解质的补充量。

2. **术后液体容量控制** 胰十二指肠切除术后液体量要严格控制,做到宁干勿湿的补液要求。补液的最好方法要控制 24 小时内液体量,给以输液泵进行泵入,先快后慢。晨起患者多数液体量不足,应给以调整液体输入速度,可以调整到 150~250ml/h,若患者心率、血压平稳,未自诉明显口渴感,可以降低输液速度,维持液体入量,24 小时均匀给入,尽可能避免出现营养液输入过程中,开始快速给液而当日后半时段无液体维持又增加液体量的情况。

如何评估患者液体入量情况是相对较难的。液体量过多会造成患者组织水肿、胃肠道水肿,导致吻合口愈合缓慢,胃肠功能恢复不良。且肝脏水肿导致肝脏功能不良,蛋白生成减缓等诸多不利。

笔者认为可以从以下方面进行评估患者液体量情况:

(1) 患者心率、血压情况:术后患者心率增快原因较多,如手术创伤、疼痛、既往心脏病史、液体量过多或过少等,均可能会引起心率的变化。术后询问患者有无明显疼痛、既往无心脏病史等,对照患者术前基础心率情况,如果患者心率明显增快,首先要考虑液体出入量情况。多数情况下,患者术后当天及术后第 1 天,多是因患者液体入量过多导致,此时可以适当给以利尿药物,观察尿量情况,若利尿效果明显,且患者心率有好转趋势并血压稳定,考虑液体入量过多。

中心静脉压的测定为评价液体量的一种方法,但因各种因素干扰,在临床评估中考虑选择性采用。

(2) 患者口渴感情况:患者口渴感觉受到其本人的主观感受影响较多,只是作为一个参照标准。患者感觉口渴明显,可能为液体量不足,也可能为高渗透压导致。了解患者化验结果,若患者电解质水平均正常,不足以构成高渗性缺水情况,此时要评估患者液体量的入量情况,是否足够。若患者稍有口渴感,但能够耐受,此时每日液体入量与尿量及非显性失水评估基本平衡,说明患者液体量入量本平衡。

(3) 皮肤弹性情况评估:患者皮肤弹性情况及干燥程度是患者液体量评估的一个相对客观的指标,但在评价时,以主管医师的经验判断为准,要求有着足够的临床经验。皮肤明显干燥呈现缺水表现,若呈现明显发光及皮肤张力明显增高为补充液体量过多。在调整液体量后,患者皮肤出现褶皱,表示液体入量控制有效。正常皮肤应温暖,稍湿润,皮肤弹性良好。

(4) 腹腔引流液引流情况:机器人胰十二指肠切除对于腹腔内干扰较开腹手术小,手术创伤区域小,术中渗出液不应过多。术后评价引流管引流液情况,术后当天及术后第 1 天,患者腹腔引流管内引流液可能会较多,与术后腹腔冲洗积液有关,但术后第 2 天以后,若不存在消化道瘘及乳糜漏等情况,引流液量应在 100ml 以内,且各个引流管周围及切口均不能存在渗出液。引流管引流液应清亮,无浑浊,必要时做引流液淀粉酶及胆红素检测,评价有无胰瘘及胆瘘情况。

3. **术后人血白蛋白的补充** 维持患者术后蛋白水平,是维持患者胶体渗透压的基础。术后患者因创伤等,导致肝功能应激状态,蛋白合成减低,因此,笔者在术后当天给以 10~20g 人血白蛋白,若术后第 1 天复查人血白蛋白水平能维持在30g/L以上,可以按10g/d人血白蛋白,连续补充3天,并检测人血白蛋白水平能否维持或者有上升趋势,否则应增加补充量,但必须在保证患者能量补充足够的情况下。

若术后当天补充人血白蛋白20g后,术后第1天蛋白水平在25g/L以下,应加大人血白蛋白补充量,同时加利尿药物,并给以加强保肝药物,改善肝脏功能。

手术中补充人血白蛋白并适当给以利尿药物,可降低术中组织水肿,有利于手术中组织间隙的辨识与组织解剖分离,同时也有助于减少术后消化道出血及瘘的风险。

4. 胃管的拔除与进食 机器人胰十二指肠切除术后无须等到患者排气,便可以拔除胃管,部分医疗中心在手术后患者清醒后,拔除胃管,未尝不可。但考虑患者清醒程度不同,笔者仍建议保留胃管至术后第1天,若胃液量低于200ml/24h,即可拔除胃管,给以清流食进食,观察患者腹部情况及引流液情况。

患者术后胃液量大于300ml/24h,可以给以乳果糖等药物,促进胃肠道排空,出现腹胀时,给以甘油灌肠,并给以西甲硅油,每次5~10滴,3~4次/日,改善腹胀,降低腹腔内压力。

5. 引流管的拔除 患者腹腔引流管根据引流液量与化验情况,确定是否拔除,一般情况下,若患者引流管引流液清凉,且淀粉酶及胆红素正常,并低于100ml,应在术后第4天或第5天逐一拔除,先行拔除胆肠吻合后方,然后再行胰肠吻合下引流管,再行拔除胰肠吻合上引流管,最后拔除胆肠吻合后方另一根引流管。在放置两根引流管情况下,建议拔除胆肠引流管后方早于胰肠吻合上方引流管。

五、术后并发症的管理

患者术后并发症的发生与处理在机器人胰十二指肠切除与机器人联合腹腔镜胰十二指肠切除中已经做了详细描述,此处不做赘述。

对于术后并发严重出血情况,应给以积极处理,生命体征平稳,且手术超过一周,可以先行腹部强化CT检查(图31-1),但医院有条件行介入性治疗时,首要选择介入治疗。介入中,对于可疑肝动脉出血(如肝动脉痉挛、变形),虽然未见造影剂外溢,但仍建议进行肝动脉栓塞治疗。此种情况多数由于肝动脉假性动脉瘤破裂导致,呈现间歇性出血,因此要充分重视此种情况下出血的发生。

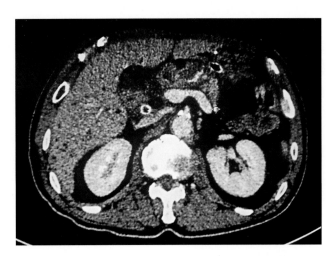

图31-1 增强CT检查提示,胰腺断面出血至肠腔内

六、小结

机器人胰十二指肠手术后患者能否快速康复与患者术前准备、病例的合理选择、术后的精细管理等直接相关。其中早期胃肠道恢复对于预防胰瘘有着一定的积极作用。对于内置性胰管支撑管患者,肠道的蠕动类似于负压的吸引,能减少胰管内压力,我们称之为吸管效应或者吮吸效应,胰液快速进入空肠后,并给以排空到远端空肠内。但早期的胃肠道功能恢复,要依托于术后的营养支持与液体容量的严格控制,可借助于外在药物(如乳果糖、四磨汤等),促进胃肠道排空,必要时可以行针灸治疗,能够改善胃肠道蠕动。

胰十二指肠切除术后管理是多方面的,有着术前、术中的注意事项,也有着严格的术后管理以及并发症的处理与预防,只有这样才能相得益彰,取得良好效果。

参 考 文 献

1. Giulianotti PC, Sbrana F, Bianco FM, et al. Robot-assisted laparoscopic pancreatic surgery: single-surgeon experience. Surg Endosc, 24:1646-1657.

2. Winer J, Can MF, Bartlett DL, et al. The current state of robotic-assisted pancreatic surgery. Nat Rev Gastroenterol Hepatol, 2012, 9: 468-476.

3. Enomoto LM, Gusani NJ, Dillon PW, et al. Impact of surgeon and hospital volume on mortality, length of stay, and cost of pancreaticoduodenectomy. J Gastrointest Surg, 2014, 18:690-700.

4. Cai X, Wang Y, Yu H, et al. Completed laparoscopic pancreaticoduodenectomy. Surg Laparosc Endosc Percutan Tech, 2008, 18: 404-406.

5. Kleespies A, Rentsch M, Seeliger H, et al. Blumgart anastomosis for pancreaticojejunostomy minimizes severe complications after pancreatic head resection. Br J Surg, 2009, 96:741-750.

6. 刘荣. 腹腔镜胰腺外科手术操作要领与技巧. 北京:人民卫生出版社. 2016.

7. Chalikonda S, Aguilar Saavedra JR, Walsh RM. Laparoscopic robotic-assisted pancreaticoduodenectomy: a case-matched comparison with open resection. Surg Endosc, 2012, 26:2397-2402.

8. 沈柏用,彭承宏. 机器人胰腺外科手术学. 上海:上海科学技术出版社, 2014.

第三十二章

机器人脾切除术

一、概述

自 1991 年 Delaitre 等报道首例腹腔镜脾切除术(laparoscopic splenectomy,LS)以来,LS 在临床上得到广泛应用,已成为脾脏良性肿瘤或血液性疾病(如霍奇金或非霍奇金淋巴瘤、自身免疫性溶血性贫血等疾病),行脾脏切除的"金标准"术式。腹腔镜脾切除,由于手术创伤小,患者疼痛轻,住院时间短等优点,被逐渐推广开来。尽管腹腔镜外科具有很多优点,但仍存在其他方面的不足,如二维的手术视野,较长的手术时间,精细操作存在不足等问题,进行复杂的脾脏切除,如脾脏肿瘤切除、伴有门静脉高压症的脾脏切除等方面,仍存在困难。手术中需要主刀医师有着熟练的腹腔镜技术以及对手术过程的全面掌握。而机器人的应用克服了这些不利因素,机器人采用三维放大的视野为手术提供了更好的视野,同时也提供了比标准腹腔镜更为精准的操作,特别是对于复杂脾脏切除方面,对比腹腔镜下脾脏切除,明显有着手术时间短、术中出血少、术后并发症少等优点。

二、适应证

机器人脾切除的手术适应证主要为一些血液性疾病,如特发性血小板减少性紫癜、遗传性球型细胞增多症、自身免疫性溶血性贫血等;脾脏血管瘤病、脾脏错构瘤等良性疾病;脾脏恶性肿瘤或转移性肿瘤;脾脏囊肿或脾脏脓肿;脾脏外伤,病情稳定患者。对于伴有门静脉高压的脾脏切除,为相对适应证。

三、禁忌证

机器人脾脏切除的禁忌证主要为患者不能耐受气腹或者全麻手术,不能纠正凝血的血小板减少性紫癜等。因术中出血较多,严重的门静脉高压症肝硬化患者脾切除为相对禁忌证。脾脏的体积直径最好小于 20cm,有文献研究提示脾脏重量最好低于 3200g,因在 3200~3600g 之间,有着较高的中转手术情况,建议行手助腹腔镜下脾切除,但对于患者腹腔较小,体积相对较大者,因腹腔内器械操作空间受限,应归为相对禁忌证。肥胖为影响手术的一个主要因素,对于 IBM 指数大于 35 者,要慎重选择。

四、体位与穿刺孔布局

机器人脾脏切除或部分脾脏切除术,患者采取体位与机器人下胰腺体尾部联合脾脏切除相同,只是机器人穿刺孔布局有所不同。对于机器人 1 号机器臂穿刺孔相对胰腺体尾部更加靠近外侧,靠近左侧腋前线,平肚脐或者稍高肚脐平面。机器人 3 号臂穿刺孔位置,相对机器人胰腺体尾部切除及胰十二指肠切除术中的穿刺孔位置,稍靠近腹中线位置,约在肋缘下 3~4cm,锁骨中线右侧 3~4cm 位置(图 32-1)。

3 号机械臂穿刺孔位置过多靠近右侧,会带来机器人 3 号臂器械显露脾脏上、下极时,器械

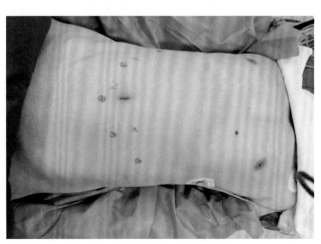

图 32-1　机器人脾切除体位及穿刺孔标示图

长度不足,难以协助手术完成。

五、手术步骤

1. **腹腔探查**　机器人手术平台建立后,由头侧进入,并固定好各个机械臂,置入镜头,观察腹腔内情况,评估脾脏大小、位置以及与周围脏器关系,特别要关注脾脏肿瘤与横结肠脾区的关系,是否存在结肠侵犯等情况。

2. **脾脏周围韧带的离断**　机器人下脾脏切除时,单纯进行脾脏切除,可以不予离断胃结肠韧带,或者仅仅离断靠近脾门处胃结肠韧带,以便于显露脾门结构情况。

脾脏的周围韧带离断,先由左侧腹壁进行游离,显露脾脏下极,离断脾结肠韧带,至脾门处。脾结肠韧带内多数存在1~2支血管,注意给以游离后,结扎离断(图32-2)。

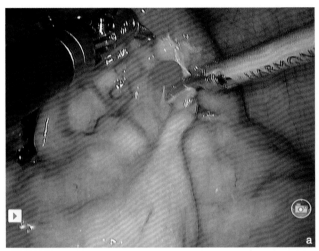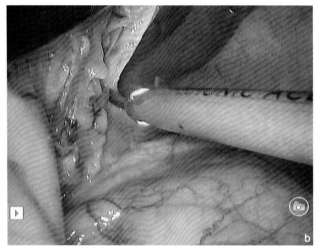

图 32-2　游离脾脏下极,分离左侧腹膜

游离及离断脾胃韧带,脾胃韧带内有胃短血管、胃网膜左血管等,给以解剖后,以 Ligasure 进行离断脾胃韧带,至脾脏上极。肝硬化伴门静脉高压时,胃短血管扩张、增粗,且交通血管支明显增多,注意仔细分离,分别结扎后进行离断,防止导致血管损伤,引起难以控制的出血情况(图32-3、图32-4、图32-5)。

经过脾脏下极,由机器人3号机械臂协助显露脾脏下极,经脾脏膈面游离及离断脾膈韧带。并经过脾脏下极向脾门后方游离,经肾脏上缘游离脾蒂后方,完整显露脾蒂。

3. **脾蒂的离断**　脾蒂的离断多数情况下建议采用直线切割闭合器(EC-60),采用白色钉舱,钉高1.8mm进行脾门脾蒂的离断。部分情况下,可以完整游离脾脏动脉及静脉后,分别结扎进行离断,特别是在胰腺尾部与脾门关系密切情况下,可以减少对胰腺尾部的损伤(图32-6、图32-7、图32-8、图32-9)。

4. **标本取出**　标本在原位,采用机器人3个手臂,将标本上抬后,内径取物袋经脾脏后方置入,一边外推取物袋一边体外退出,直至内镜下取物袋完全展开后,将标本置入取物袋内。

标本是否为恶性肿瘤,若只是为定性诊断,可以进行粉碎后,扩大助手孔取出。或者经过扩大的助手孔完整取出。

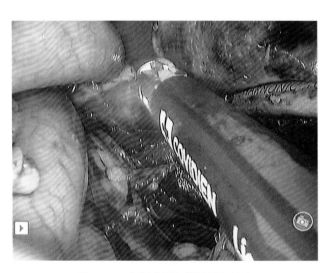

图 32-3　离断脾胃韧带及胃短静脉

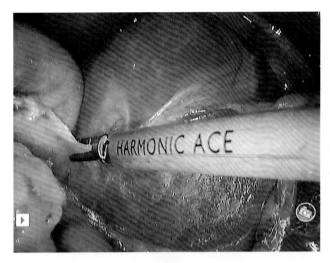

图 32-4　游离脾上极及肿瘤

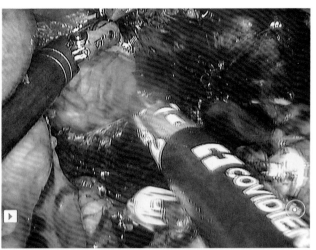

图 32-5　离断脾膈韧带

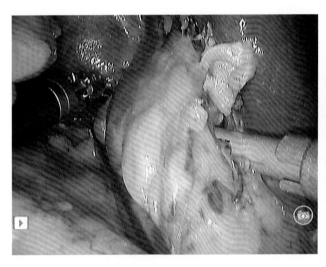

图 32-6　游离脾蒂

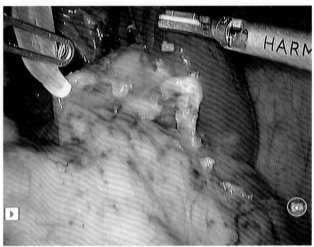

图 32-7　悬吊脾蒂

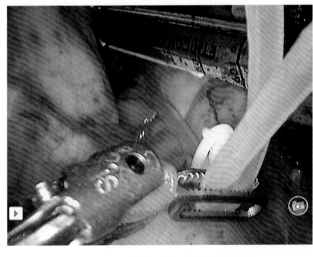

图 32-8　直线切割闭合器离断脾蒂

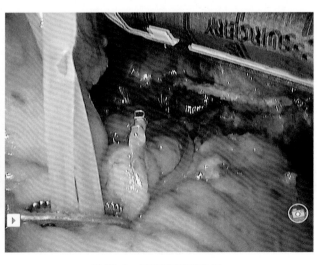

图 32-9　离断脾蒂后效果

六、操作要点与技巧

1. 脾脏周围韧带离断要充分,减少在游离中,张力过大,导致脾脏被膜撕扯,引起脾脏出血情况。游离中,可以借助机器人 3 号机械臂夹持纱布情况,做好保护,防止机器人 3 号臂对脾脏损伤。

2. **脾门解剖**　部分胰腺尾部会深入脾门内,导致在进行脾蒂离断时,伴有胰腺尾部部分实质的离断,引起术后胰瘘,导致腹腔感染的存在。因此,进行脾门解剖,完整游离脾蒂内血管,进行逐一结扎,相对安全,但要操作精细,防止血管损伤,导致术中出血,从而中转开腹。

3. **脾蒂的离断**　建议采用直线切割闭合器,但尽可能显露脾动静与脾静脉,可以分别给以离断,也可以连同部分实质离断,离断后注意观察脾动脉断端,有活动性出血或结扎不牢靠情况,再次给以行镜下缝合处理。

七、常见术后并发症处理

1. **术后出血**　术后腹腔内出血是脾切除术后较为凶险的并发症之一,原因多为活动性出血和腹腔内渗血。包括胰尾血管、脾蒂血管、胃短血管的出血以及膈肌、脾床的渗血。部分可能因为凝血机制差,导致手术创面渗血,可以给以纠正凝血后,方可有效控制。对于术后发现有腹腔内活动性出血,应立即进行手术探查止血。

2. **感染**　术后早期感染包括肺部感染、膈下脓肿、切口感染、泌尿系感染等,根据感染的致病因素和患者情况不同,其影响也不同。脾切除术后凶险感染(overwhelming postsplenectomy infection,OPSI),是全脾切除术后发生的特有的感染性并发症,发生率为 0.5%,死亡率 50%。患者终身均有发病风险,但绝大多数均发生于全脾切除术后前两年。

3. **血栓与栓塞**　脾切除后血小板数升高和血液黏稠度增加引起。脾切除 24 小时后即有血小板回升,一般于术后 1~2 周达高峰即是血栓形成的高发期。最常见的是门静脉的栓塞,亦可发生于视网膜动脉、肠系膜动静脉等部位,引起相应的临床表现。预防脾切除术后血栓形成可采用肝素疗法。

4. **脾热**　脾切除术后患者常有持续 2~3 周的发热,体温多数不超过 39℃。脾热持续的时间、程度与手术创伤成正比。脾热为自限性发热,如能排除其他感染性并发症,自需要对症治疗。

5. **胰瘘**　胰腺尾部与脾门关系密切,术中游离脾床时损伤胰腺尾部导致。如术后血清淀粉酶升高超过血清淀粉酶 3 倍以上,并超过 3 天伴有症状者,则可确定诊断。使用生长抑素治疗以及通畅引流治疗为主。

6. **脾切除后胃瘘**　较少见但后果严重。一般发生于脾切除贲门周围血管离断术后,少数亦可为单纯脾切除所致。预防措施包括:①操作轻柔以减轻对胃壁的挫伤,术中如发现胃底浆膜损伤,应将胃底大弯侧作浆肌层包埋;②胃底大弯侧如血供不佳,应将胃大弯进行折叠缝合;③术区充分引流以防范因胰瘘、膈下感染等侵蚀已薄弱的胃壁;④术后适当延长禁食时间并保持通畅的胃肠减压。

八、与常规腹腔镜手术比较

机器人脾脏切除是安全、可行的,能够取得很好的临床效果以及较少的并发症,这已经被临床实际工作所证实。机器人脾脏切除,基于机器人系统的 3D 成像系统以及 7 个自由度的器械,其在进行脾门血管解剖及分离方面明显优于常规腹腔镜技术。因此,机器人技术在部分脾脏切除、肝硬化伴有门静脉高压的脾脏切除以及脾脏恶性肿瘤或转移性肿瘤等复杂脾脏手术中有着绝对的优势,其能够缩短手术时间、减少术中出血以及控制术后并发症的发生。但不能取代常规腹腔镜技术,如 ITP、溶血性贫血等血液性疾病脾脏的切除方面或巨大脾脏等,由于手术空间的限制,凝血功能纠正不良等,仍需要常规手术的保障。

参 考 文 献

1. Delaitre B,Maignien B. Splenectomy by the laparoscopic approach. Report of a case. Presse Med,1991,20(44):2263.

2. Feldman LS. Laparoscopic splenectomy:standardized approach. World J Surg,2011,35(7):1487-1495.

3. Imura S,Shimada M,Utsunomiya T,et al. Impact of splenectomy in patients with liver cir-rhosis:Results from 18 patients in a single

center experience. Hepatol Res,2010,40(9):894-900.

4. Maeso S,Reza M,Mayol JA,et al. Efficacy of the Da Vinci surgical system in abdominal surgery compared with that of laparoscopy: a systematic review and meta-analysis. Ann Surg,2010,252(2):254-262.

5. Vasilescu C,Stanciulea O,Tudor S. Laparoscopic versus robotic subtotal splenectomy in hereditary spherocytosis. Potential advantages and limits of an expensive approach. Surg Endosc,2012,26(10):2802-2809.

6. Wang X,Li Y,Peng B. Hand-assisted laparoscopic tech-nique in the setting of complicated splenectomy:a 9-year experience. World J Surg,2013,37(9):2046-2052.

7. Alexandre Balaphas,Nicolas C. Buchs Partial splenectomy in the era of minimally invasive surgery:the current laparoscopic and ro-botic experiences Surg Endosc,2015,29:3618-3627.

8. Giulianotti PC,Buchs NC,Addeo P,et al. Robot-assisted partial and total splenectomy. Int J Med Robot Comput Assist Surg,2011,7:482-488.

英文缩略词表

简写	英文全称	中文全称
1. ACEI	Angiotensin converting enzyme inhibitors	血管紧张素转化酶抑制剂
2. AIP	Autoimmune pancreatitis	自身免疫性胰腺炎
3. ALPPS	Associating liver partitioning and portal vein occlusion for staged hepatectomy	联合肝脏离断和门静脉结扎的二步肝切除术
4. APTT	activated partial thromboplastin time	活化部分凝血活酶时间
5. CBDC	Congenital bile duct cysts	先天性胆总管囊肿
6. CVC	Central venous catheter	中心静脉导管
7. DJ	Duodenojejunostomy	胃肠吻合
8. DP-CAR	Radical distal or left pancreatectomy with resection of the celiac axis	联合腹腔干切除的根治性远端胰腺癌切除术
9. ERCP	Endoscopic Retrograde Cholangiopancreatography	经内镜逆行性胰胆管造影
10. HCCA	Hilar cholangiocarcinoma	肝门胆管癌
11. HJ	Hepatojejunostomy	胆肠吻合
12. IDCP	Idiopathic duct-centric pancreatitis	特发性导管中心性胰腺炎
13. LDP	Laparoscopic distal pancreatectomy	腹腔镜胰腺体尾部切除
14. LLLR	Laparoscopic left lateral segment liver resection	腹腔镜肝左外叶切除
15. LPD	Laparoscopic pancreatoduodenectomy	腹腔镜胰十二指肠切除术
16. LPSP	Lymphoplasmacytic sclerosing pancreatitis	淋巴浆细胞硬化性胰腺炎
17. LS	Laparoscopic splenectomy	腹腔镜脾切除术
18. MELD	Model for end-stage liver disease	终末期肝病模型
19. MV	Minute ventilation volume	分钟通气量
20. NSAIDs	Nonsteroidal antiinflammatory drugs	非甾体抗炎药
21. OPSI	overwhelming postsplenectomy infection	脾切除术后凶险感染
22. PD	Pancreaticoduodenectomy	胰十二指肠切除术
23. PICC	Peripherally inserted central catheter	外周中心静脉导管
24. PIP	Peak respiratory pressure	呼吸峰值压力
25. PJ	Pancreaticojejunostomy	胰肠吻合
26. PT	Prothrombin time	凝血酶原时间
27. PTCD	Percutaneous transhepatic cholangial drainage	经皮超声引导肝胆管穿刺置引流

28.	RADP	Robot-assisted distal pancreatectomy	机器人胰腺体尾部切除
29.	RAMPS	Radical antegrade modular pancreatosplenectomy	根治性顺行胰腺体尾部癌整体切除术
30.	RAPD	Robot-assisted pancreaticoduodenectomy	机器人胰十二指肠切除
31.	RLPD	Robotic hybrid laparoscopic pancreaticoduodenectomy	机器人联合腹腔镜下胰十二指肠切除术
32.	VTE	Venous Thromboembolism	静脉血栓栓塞

55检